一些药性较强的药材，
如果没用对症，
或者药材配伍不当、
药食之间搭配不当，
很可能会成为危害健康的「毒药」。

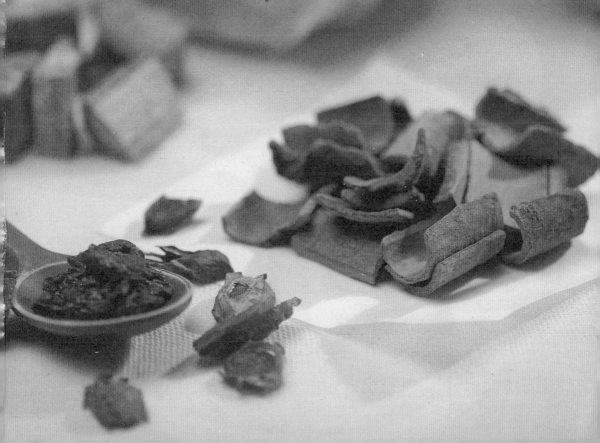

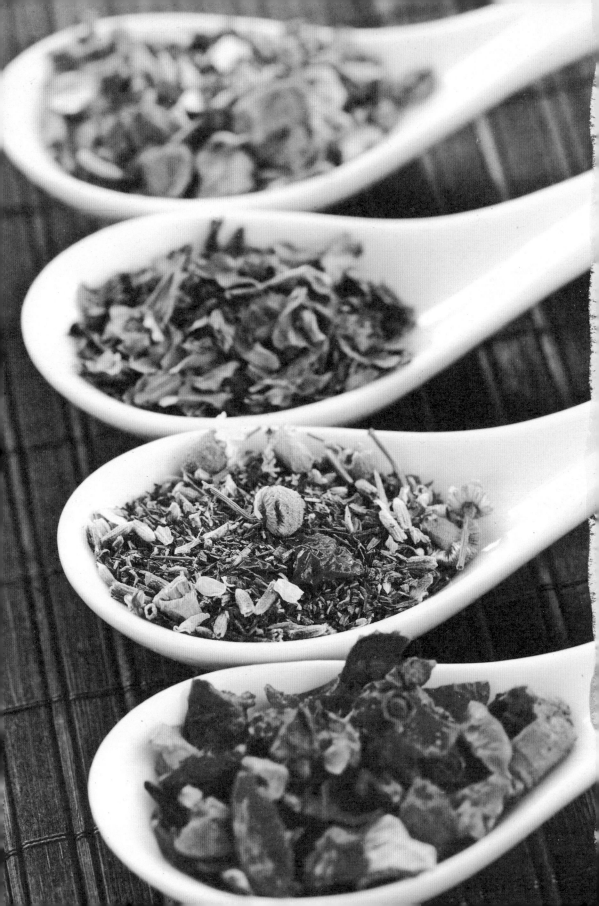

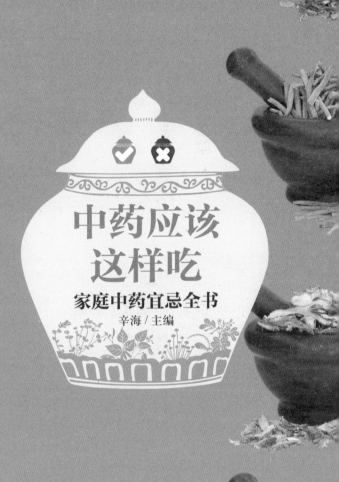

中药应该
这样吃

家庭中药宜忌全书

辛海 / 主编

海峡出版发行集团 | 福建科学技术出版社
THE STRAITS PUBLISHING & DISTRIBUTING GROUP | FUJIAN SCIENCE & TECHNOLOGY PUBLISHING HOUSE

图书在版编目 (CIP) 数据

中药应该这样吃：家庭中药宜忌全书 / 辛海
主编 . —福州：福建科学技术出版社，2017.6
ISBN 978-7-5335-5255-8

Ⅰ . ①中… Ⅱ . ①辛… Ⅲ . ①中草药－用药法 Ⅳ .
① R28

中国版本图书馆 CIP 数据核字（2017）第 041063 号

书　　名	中药应该这样吃——家庭中药宜忌全书	
主　　编	辛海	
出版发行	海峡出版发行集团	
	福建科学技术出版社	
社　　址	福州市东水路76号（邮编350001）	
网　　址	www.fjstp.com	
经　　销	福建新华发行（集团）有限责任公司	
印　　刷	深圳市雅佳图印刷有限公司	
开　　本	710毫米×1020毫米　1/16	
印　　张	18	
图　　文	288码	
版　　次	2017年6月第1版	
印　　次	2017年6月第1次印刷	
书　　号	ISBN 978-7-5335-5255-8	
定　　价	39.80元	

书中如有印装质量问题，可直接向本社调换

前言

不少中药既是药材，也是食物，既能治病，又是佳肴，是老百姓餐桌上的常客。

受寒感冒了喝点姜汤，吃点大枣补补气血，泡杯菊花茶去去火气……

这类生活中常见的中药药性温和，即使没用对，一般也不会对身体产生什么大的损害。但一些药性较强的药材，如果没对症使用，或者药材配伍不当、药食之间搭配不当，很可能会成为危害健康的"毒药"。

比如人参，对于气血两虚的人来说，这是一味进补的好药材；对湿热内盛、有热证的人来说，却会加重病情。而且，服用人参的同时，如果吃了萝卜，还会大大降低人参的功效。如果与强心苷类药物同时服用，还可能引起强心苷中毒。

因此，要想吃对中药、吃好中药，仅仅懂点皮毛是不够的，必须了解中药的各种使用宜忌，才能让中药材发挥它真正的功效。包括中药的四性五味、七情配伍，中医的辨证施治原则，不同体质对用药的影响，不同煎煮方法对药效的影响等，这些都是使用中药材之前，需要一一了解的。

本书详细地介绍了每一味常见中药的适用人群以及煎煮、储存、服用、搭配宜忌，还列举了常见病症的用药、饮食宜忌，并推荐了相对应的药膳。语言通俗易懂，是老百姓居家使用中药的好帮手。

是药三分毒，即便是大枣，吃多了也会上火。使用中药一定要慎重，必要时还应咨询有资质的中医师。

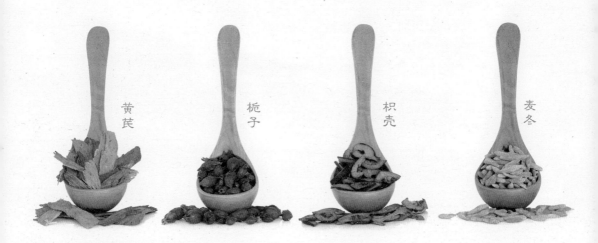

黄芪　　栀子　　枳壳　　麦冬

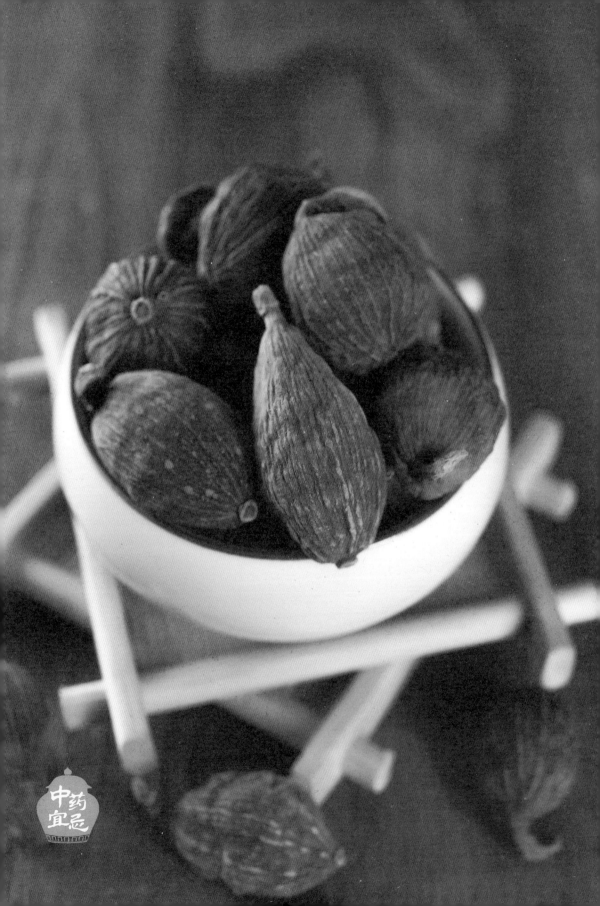

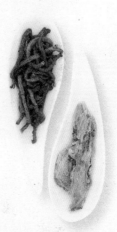
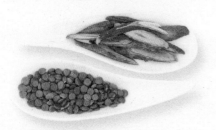

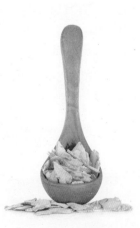

第二章

常见中药使用宜忌大盘点 / 61

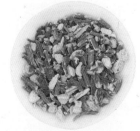

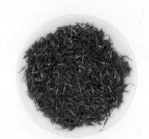
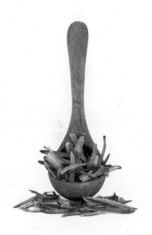

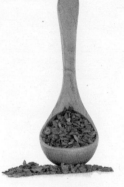

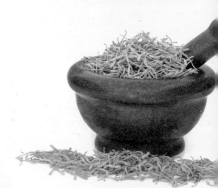

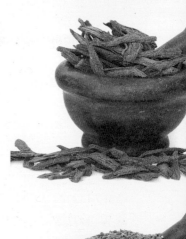

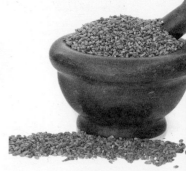

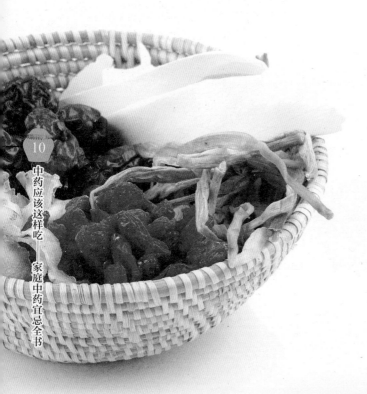

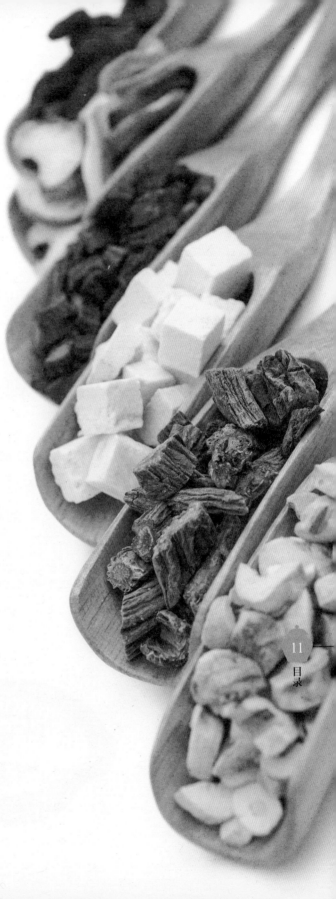

对症调理用药宜忌 / 235

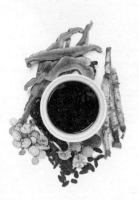

中药应该这样吃——家庭中药宜忌全书

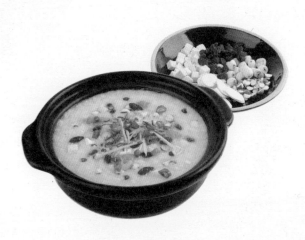

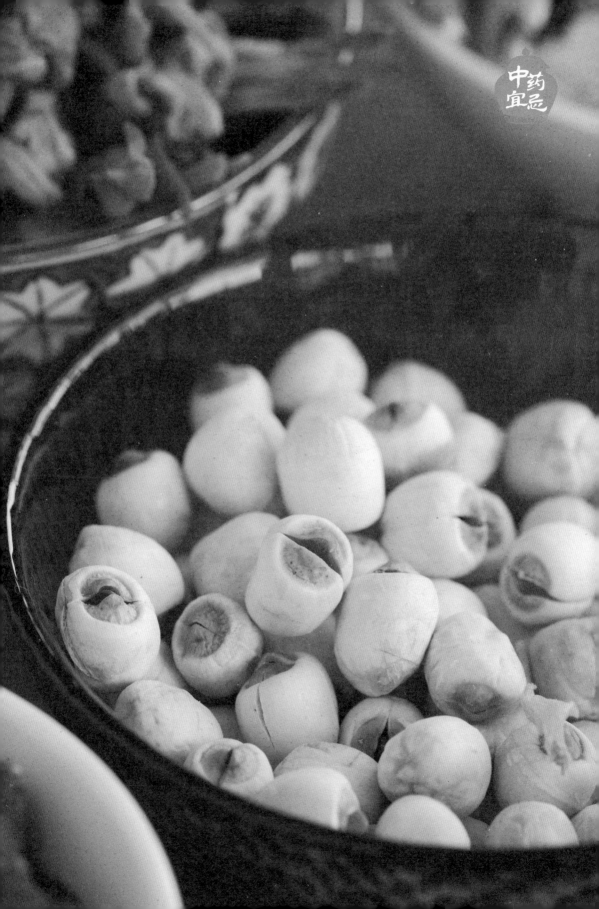

中药
宜忌

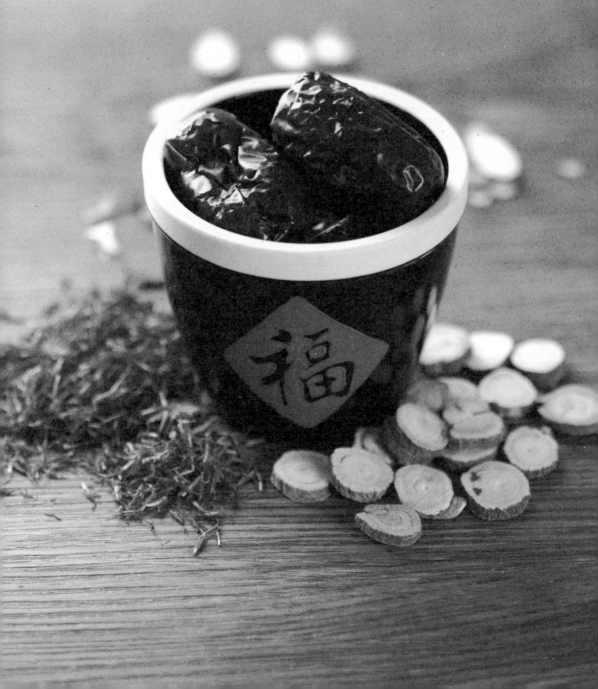

第一章

中药应用宜忌常识

最早的中药著作可追溯至汉代的《神农本草经》，中药历经岁月长河的洗练，却长盛不衰，中药养生祛病的理念已经深入了中国人的骨髓。然而，中药的使用禁忌颇多，家中自行配制容易出错，不但没有疗效，还可能对身体产生毒副作用。因此，了解中药的性味及配伍原则等知识至关重要。

掌握中药使用宜忌，用着才安心

◎ 中药使用有宜忌，科学煎煮才安全

不同药材的煎煮方法是不一样的，只有煎煮方法对了，才能让药材的药效真正地发挥出来，达到祛病强身的目的。

在家煎煮中药时主要需考虑以下几个问题：

1. 用什么器皿？比如家庭常用的铁锅就不适合煎药，其中的金属成分会与药物发生化学反应，产生副作用。

2. 药材要不要先洗洗？煎药用什么水，用多少水？对于不懂中药的老百姓来说，这些疑问都会成为在家煎药的障碍。

3. 哪种药材先下锅，还是一起下锅？某些药材因为自身特点，需要先煎或者后下，或者需要用特殊方法煎服，不能乱煎一气，否则不仅可能无法发挥药效，还可能出现副作用。

4. 煎药的时候要不要盖锅盖？煎药的火力，是大火一直煮还是小火慢慢熬？煎煮多长时间合适？不同的药材对火力和煎煮时间的要求也各有不同，不能一概而论。

诸如此类的问题，是家庭煎药时经常遇到的。所以说，煎药可不是一个简单的工作，需要我们认真、耐心地对待，只有科学煎煮，药才能发挥最佳治疗效果，身体才能尽快恢复。

具体的煎煮宜忌请参考本书第 33~35 页的内容。

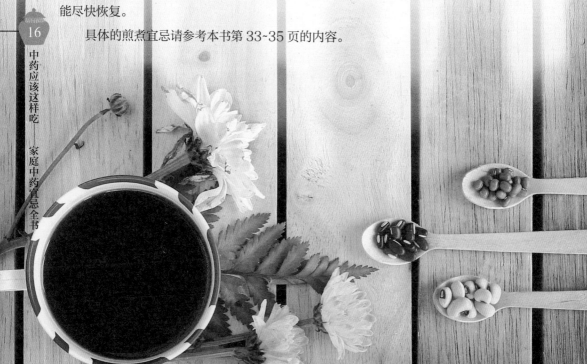

◎ 了解中药使用宜忌，才能对症用药

中医讲究辨证施治，不能孤立地看待病症，而是通过望、闻、问、切，判断、辨清疾病的原因、性质、部位以及邪正之间的关系，以此为依据选用药方。而了解中药药性、药理则是辨证施治的前提，主要包括以下几点：

中药的四性

寒、凉、温、热，又可以简单概括为寒凉与温热。寒凉属阴，温热属阳。寒凉药具有清热、泻火、解毒的作用，主治热性病证；温热药具有散寒、助阳的作用，主治寒性病证。《神农本草经·序例》提出了"疗寒以热药，疗热以寒药"的用药原则。如果不明白药的四性及其作用，不加选择地用药，则达不到治疗目的，甚至会产生不良后果。如一个人患了风热感冒，开药的人却不了解病因，一概当成风寒感冒来治，给他服用了治疗风寒感冒的辛温解表的药材，那就只能起到反作用了。

中药的五味

辛、甘、酸、苦、咸，分别与人体的肺、脾、肝、心、肾相对应，作用各不相同。《黄帝内经》根据中药对人体生理、病理所产生的影响而将五味归于五脏，提出了"酸入肝，辛入肺，苦入心，咸入肾，甘入脾"的理论。了解中药的五味，才能针对具体症状给出正确用药。

中药的配伍

包括单行、相须、相使、相畏、相杀、相恶、相反。这是中药搭配的基础常识，搭配得当，药效更强；搭配不当，可能药性全无，甚至会有毒性。

中药的升降浮沉

升浮性中药大多为温性、热性、味辛及味甘的药材，常用于治疗病邪陷下及病位在上、在表的病症，如胃下垂，宜用升麻、黄芪等升浮性中药治疗；风寒感冒宜用麻黄、苏叶等升浮性中药治疗。沉降性中药大多为凉性、寒性、苦味及咸味的药材，常用于治疗病势逆上及病位在下、在里的病症，如咳嗽、哮喘、呕吐宜用法半夏、杏仁等沉降性中药治疗。

中药的炮制加工对药性的影响

多数中药要经过加工炮制方可入药，经过不同的炮制方法后，使药物的内在成分和性能发生变化，以增进药效，降低毒副作用。如天南星就因为炮制方法不同而产生了三种不同功效的药材。生南星主要用于治疗痈疽瘰疬、痰核肿痛；制南星性温，味辛、苦，具有燥湿化痰、祛风止痉的功效；胆南星性凉，味苦，具有清热化痰、息风定惊的功效。三者区别极大。

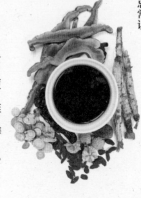

弄清楚了药材的药性、药理等使用宜忌，才能更准确地运用药材，辨证施治，祛病强身。

◎ 掌握中药使用宜忌，吃得才放心

"是药三分毒"，中药也不例外。中药有温和的一面，也有药性猛烈的一面。中药可以治病，但也可以致病，关键在于是否对症用药及服用是否得当。中药使用不当主要会出现以下几种情况。

1 过量反应。多因急病快治超量服用所导致，如超量服用甘草就会出现高血压、低血压、水肿。

2 过敏反应。多发于一些特殊人群，易引起过敏反应的中药有鱼腥草、麦冬、丹参、当归、人参等。

3 中毒反应。在中药里，有些中药具有很强的毒性，植物类中药中的川乌，动物类中药中的蜈蚣，矿物类中药中的朱砂、雄黄等。一旦发生中毒，后果十分严重，甚至危及生命，一定要在医师指导下谨慎服用。

4 妊娠服药反应。妊娠期有很多中药都要禁用，如攻破、峻泻、大毒、大热的药，一旦误食，轻则动胎，重则堕胎。

除了因服用不当而导致产生毒副作用外，还应注意中药的服用时间、服用方法等。

另外，中药是要温服、热服还是冷服等，都需要我们谨慎对待。只有在具体了解了中药使用宜忌的基础上，才能放心吃药，让药效得以充分发挥。

熟悉中药药理，当服则服保健康

◎ **使用中药宜注意寒热药性之别**

中药有寒、热、温、凉四性，这是对中药性能疗效的综合概括。

中医认为，药物是通过调节机体寒热变化来纠正人体阴阳盛衰的，因此，性质不同的中药其效用也不相同。

四性可以简单概括为寒与热，因为温与热之间或寒与凉之间的差别仅仅是程度的不同，很难精确加以区分，因此从本质上讲，中药"四性"主要表现为寒凉、温热两性。温热属阳，寒凉属阴。对于有些药物，通常还标有大热、大寒、微温、微寒予以区别。一般来讲，寒凉类中药具有清热泻火、凉血解毒等功效；温热类中药则具有温里散寒、通经活络、回阳救逆等功效。此外，还有一类平性药物，是指此类药没有明显的属寒或属热的特性。

◆ **寒凉药**

凡是能减轻或消除热证的中药，一般属于寒性或凉性。寒凉药可减弱人体的功能活动，或降低人体病理性的功能亢进，具有疏散风热、清热泻火、凉血解毒、平肝潜阳的作用。常见的寒凉中药有桑叶、葛根、金银花等。

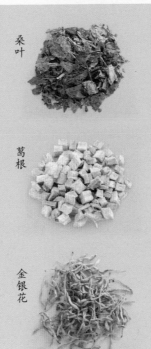

桑叶

葛根

金银花

❌ 在寒冷的季节要避免使用寒性药，在清凉的季节要避免使用凉性药。

❌ 孕妇、哺乳期女性、经期女性以及老年人和久病身体虚弱者忌用寒凉类药物。

❌ 寒凉药具有寒凉损中、克伐阳气的副作用，因此阳虚者忌用此类药物。

❌ 如果表现为怕冷、手脚冰凉、面色苍白，则忌用寒凉性质的药物，否则会加重病情。

◆ 温热药

凡是能减轻或消除寒证的药物一般属于热性或温性。温热药能升发阳气，增强人体功能活动，具有温里散寒、助阳益火、活血通络、行气解郁、芳香开窍的作用。常见的温热中药有当归、肉桂等。

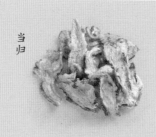

当归

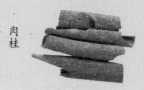

肉桂

❌ 在炎热的季节要慎用热性药。

❌ 孕妇、婴幼儿慎用温热药。

❌ 温热药具有耗伤气血、损津劫液、动火生热的副作用，因此阴虚者忌用此类药物。

❌ 如果出现口渴烦躁、眼睛发红、脸面发红等症状，则忌用温热药。

◆ 平性药

凡是寒热界限不明显、药性平和、作用较缓的药物都属平性，当患者表现为体质衰弱、寒证、热证时，皆可使用滋补性质的平性药。常见的平性药有党参、太子参等。

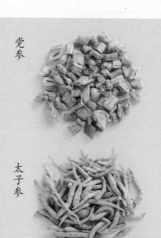

党参

太子参

❌ 平性药虽然性质偏向不明显，但只要是药就必定有其特定的性质，因此切不可以为平性药皆是药性缓和的滋补类药物，便随意服用，一定要根据具体病情而定。

弄清楚了中药的四性，才能准确对证用药。中医认为，病证有寒热之分，在实际使用过程中应严格遵守"治寒以热，治热以寒"的原则，治疗热证要用寒性或凉性的药物，治疗寒证则应使用热性或温性的药物。不同药性适用于不同的症状和体质，一旦无法正确使用，就会导致病情恶化。

由于寒与凉、热与温之间具有程度上的差异，因而也要求中医在用药时要注意，当用热药而用温药、当用寒药而用凉药，就会达不到治愈疾病的目的。同样，当用温药而用热药、当用凉药而用寒药则会给身体带来伤害。由于每种药都具有性味，所以四性也要与五味来相配，才能更好地发挥药效，达到治愈疾病的目的。

◎ 养生祛病宜辨清中药五味

中药的五味是指其具有的辛、甘、酸、苦、咸五种最基本的滋味。中药的五味有两种意义，一是药物本身的滋味，这是五味的本义；二是药物的作用范围。古人在长期生活实践中，除了对食物的味道加以区分，还对中药的味道及作用加以体会总结。《黄帝内经》对中药五味的作用做了总结，"辛散、酸收、甘缓、苦坚、咸软"，后世医家在此基础上又作了补充，"辛能散能行，甘能补能和，苦能燥能泻，酸能收能涩，咸能软能下"。

其实，药物的滋味不止五种，此外还有淡味、涩味，由于涩依附于酸，淡依附于甘，以合五行配属关系，故称为"五味"。

另外，中药五味的作用还与脏腑有着密切的关系，五味是五脏精气之本，它们分别与人体的肺、脾、肝、心、肾相对应。《黄帝内经》根据中药对人体生理、病理所发生的影响而将五味归于五脏，提出了"酸入肝，辛入肺，苦入心，咸入肾，甘入脾"。我们在日常饮食中须调和五味，才能满足人体各部分的营养需求，如果五味有偏嗜，就会影响到脏腑功能。

◆ 辛味药

辛味中药与食物具有发散、行气、行血的作用，常用于治疗外感表证、气血瘀滞等。辛味中药"能散能行"，所谓"辛散"，是指辛味中药（如麻黄）具有发散表邪的作用；"辛行"，是指辛味中药（如木香、川芎）具有行气活血的作用。一般来讲，解表药、行气药、活血药多属辛味。需要注意的是，辛不等于辣，辣属辛味，但除了辣，腥膻、味冲（刺激性气味）的食物都算"辛"，比如羊肉、葱、韭菜等。

✓ 辛入肺，辛味食物或药物，如生姜、白芷、橘皮、当归等可以养肺。秋天，肺气虚的人可多吃点辛味的食物，以增强肺气。

✗ 食用过多辛味药及食物会加重上火症状，对心脏和肝脏有不利影响，出现便秘、指甲干枯、失眠、血亏、气虚等。

✗ 患有痔疮、便秘的人应少食辛味食物。

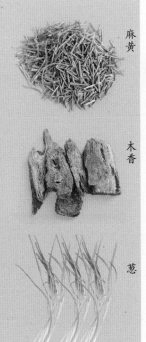

麻黄

木香

葱

◆ 甘味药

甘味中药及食物具有补益、和中、缓急等作用，常用于治疗虚证、脾胃不和、拘急疼痛等病症。甘味药"能补、能和、能缓"，所谓"能补"，是指甘味药多具有补益作用；所谓"能和"，是指甘味药多具有调和脾胃及药性的作用；所谓"能缓"，是指甘味药多具有缓和脘腹及四肢痉挛的作用。一般来讲，滋补养虚、调和药性及止痛的药物多具有甘味。如人参可大补元气、熟地黄可滋补精血。

✓ "甘"在中医里不仅指口感上有点甜，更主要是指它可以补益脾胃，平常可以适当吃一些甘味食物或中药来补脾，如人参等。

✗ 食用过多甘味药及食物会导致血糖升高、胆固醇升高以及出现脸色黑，胃痛、毛发脱落等。

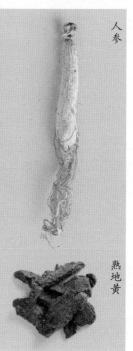

人参

熟地黄

◆ 酸味药

酸味中药及食物具有收敛、固涩的作用，用于治疗虚汗、久泻、尿频及出血证等。一般来讲，固表止汗、敛肺止咳、润肠止泻、固精缩尿、固绷止带的药物多具有酸味。如五味子可固表止汗、乌梅可敛肺止

✓ 酸味药具有生津、开胃、消食的作用，可用于食积、燥渴、胃阴不足等疾病。如山楂、枇杷、醋、乌梅等。

✗ 食用过多酸味药及食物会导致小便不畅和牙齿损害等。

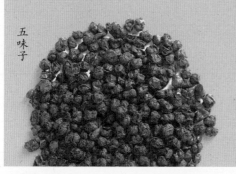

五味子

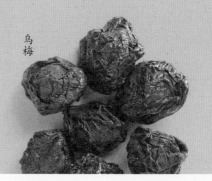

乌梅

◆ 苦味药

苦味中药及食物具有泻下、燥湿和坚阴等作用，多用于治热证、火证、喘咳、呕恶、便秘、湿证、阴虚火旺等。苦味药"能泻能燥能坚"，所谓"能泻"，是指苦味中药具有通泻、降泻、倾泻的作用，如黄芩、栀子可清热泻火；所谓"能燥"，是指苦味中药具有燥湿的作用，如杏仁、葶苈子可降气平喘；所谓"能坚"，是指苦味中药具有泻火、滋阴养阴的作用，如橘皮可降逆止呕。

✅ 轻度的苦味可以起到开胃、增进食欲的作用。

✅ 苦入心，心一旦上火，就会出现脸色发红、口舌生疮甚至赤烂疼痛等，这时就要吃一些苦味中药和食物来调理。

❌ 苦味药用量如果过大，会引起恶心呕吐、抑制胃酸分泌、影响食欲、伤及脾胃等。

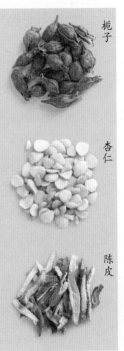

栀子

杏仁

陈皮

◆ 咸味药

咸味中药及食物具有润下和软坚散结的作用。咸味药"能下能软"，所谓"能下"，指咸味药具有润下通便的作用，可用于大便干结；所谓"能软"，指咸味药具有软坚散结的作用，可用于治疗痰核等疾病。一般来讲，泻下或润下通便及软化坚硬、消散块结等药物多具有咸味，如芒硝能泄热通便。

✅ 咸入肾，适度的咸味食物或中药可以养肾。

❌ 食用过多咸味药及食物会导致血流不畅，另外，高血压及有骨病者不宜多食咸味药及食物。

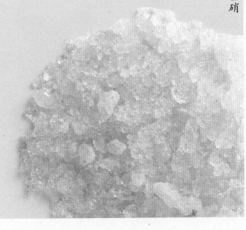

芒硝

◎ 中药护健康，忌忽视药物的升降浮沉

升降浮沉是指中药作用于人体的几种药效倾向。从字面上理解，升为上升、升提；降为下降、降逆；浮为轻浮、上行发散；沉为重沉，下行泻利。其中升与降、浮与沉是相对的，而升与浮，降与沉，分别又是相互关联、相互交叉的，故实际上常常是升浮并提，沉降并提，难以区分。

人体气机升降正常，出入有序，则功能活动正常，否则，人就会生病，出现病势向上（如呕吐、哮喘）、向下（如泻痢、内脏下垂）、向外（如阳气浮越而汗出、发热）、向内（如疹毒内攻、表邪内传）等几种不同的病势趋向。当出现以上这些病势趋向时，就需要我们服用具有和病势相反趋向的药物来治疗，或因势利导驱邪外出，使身体归于平和。

◆ 升浮

一般来说，升浮性中药大多为温性、热性、味辛及味甘的，有升阳发表、祛风散寒、催吐开窍等功效。升浮性中药可治疗病邪陷下及病位在上、在表的病症。如胃下垂，宜用升麻、黄芪等升浮性中药治疗；风寒感冒宜用麻黄、苏叶等升浮性中药治疗。

胃气上逆引起的恶心、呕吐，如果用常山、瓜蒌等升浮性中药来催吐会加重病情。

如病因在内里，而用解表药升浮，不但起不到作用，还会影响病情。

◆ 沉降

一般来说，沉降性中药大多是凉性、寒性、苦味及咸味的，有泻下、清热利尿、镇静安神、消导积滞、降逆平喘、利水渗湿等功效。沉降性中药能治疗病势逆上及病位在下、在里的病症。如咳嗽、哮喘、呕吐宜用法半夏、杏仁等沉降性中药治疗。

久泻脱肛用大黄、芒硝等沉降药治疗会加重病情。

外感表证，如用龙骨、牡蛎来收敛止汗就会适得其反。

此外，药物的升降浮沉大多会随着配伍和炮制方法不同而有所改变。比如说，药物以酒炒则升，以姜汁炒则散，以醋炒则收敛，以盐水炒则下行。

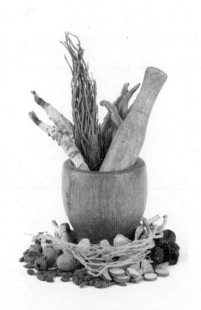

◎ 中药应用宜讲究七情配伍之道

所谓中药的配伍，就是根据病情、治法和药性等因素，将两种及两种以上的药搭配使用，使治疗效果增强，治疗范围扩大，能适应同时出现多种症状的复杂病情，减少不良反应，更安全有效地用药。

◆ 中药之间的配伍宜忌

中药与中药之间讲究七情配伍，所谓"七情"，就是将两药配合使用后可能产生的效果进行了拟人化的描述，共有七种情况，如下表。

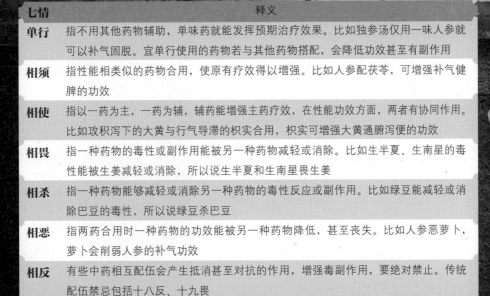

七情	释义
单行	指不用其他药物辅助，单味药就能发挥预期治疗效果。比如独参汤仅用一味人参就可以补气固脱。宜单行使用的药物若与其他药物搭配，会降低功效甚至有副作用
相须	指性能相类似的药物合用，使原有疗效得以增强。比如人参配茯苓，可增强补气健脾的功效
相使	指以一药为主，一药为辅，辅药能增强主药疗效，在性能功效方面，两者有协同作用。比如攻积泻下的大黄与行气导滞的枳实合用，枳实可增强大黄通腑泻便的功效
相畏	指一种药物的毒性或副作用能被另一种药物减轻或消除。比如生半夏、生南星的毒性能被生姜减轻或消除，所以说生半夏和生南星畏生姜
相杀	指一种药物能够减轻或消除另一种药物的毒性反应或副作用。比如绿豆能减轻或消除巴豆的毒性，所以说绿豆杀巴豆
相恶	指两药合用时一种药物的功效能被另一种药物降低，甚至丧失。比如人参恶萝卜，萝卜会削弱人参的补气功效
相反	有些中药相互配伍会产生抵消甚至对抗的作用，增强毒副作用，要绝对禁止。传统配伍禁忌包括十八反、十九畏

七情中除了"单行"外，其余都是从双元配伍用药角度说明了单味中药在经过简单配伍后其性能功效发生改变的规律。其中，"相须""相使"的配伍形式，可以相互促进，发挥协同作用，从而提高药效，是中医处方用药最常用的配伍形式。而"相畏""相杀"则是同一配伍关系的两种不同提法。

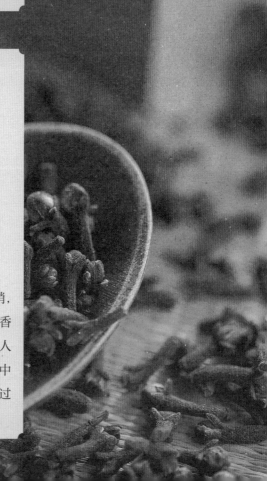

◆ 中药的"十八反"歌诀

> 本草明言十八反，
>
> 半蒌贝蔹及攻乌，
>
> 藻戟遂芫俱战草，
>
> 诸参辛芍叛藜芦。

"十八反"歌诀的内容分别为：乌头（附子）反半夏、瓜蒌、贝母、白蔹、白及；甘草反海藻、大戟、甘遂、芫花；藜芦反人参、丹参、玄参、沙参、细辛、芍药等中药。本草著作中已明确提出中药配伍时有十八味中药相互配伍应用时会产生毒副作用，对人体造成损害，不能相互配伍。其中玄参为《本草纲目》增入，所以实有十九种中药，但仍沿袭"十八反"的说法。

◆ 中药的"十九畏"歌诀

> 硫黄原是火中精，朴硝一见便相争；
>
> 水银莫与砒霜见，狼毒最怕密陀僧；
>
> 巴豆性烈最为上，偏与牵牛不顺情；
>
> 丁香莫与郁金见，牙硝难合荆三棱；
>
> 川乌草乌不顺犀，人参最怕五灵脂；
>
> 官桂善能调冷气，若逢石脂便相欺；
>
> 大凡修合看顺逆，炮爁炙煿莫相依。

"十九畏"歌诀的内容分别为：硫黄畏朴硝，水银畏砒霜，狼毒畏密陀僧，巴豆畏牵牛，丁香畏郁金，牙硝畏荆三棱，川乌、草乌畏犀角，人参畏五灵脂，官桂畏石脂。这些药物在诸多的中药之中，均不能相互配伍应用，在炮制和使用过程中都要特别注意。

◎ 中药组方宜注意君臣佐使

药物的配伍是组方的基础，在常用配伍的基础上将药物按"君臣佐使"来加以组合，并确定一定的分量比例，制成方剂。"君臣佐使"，就是指单味药在方剂中的地位和作用。《柏斋三书》中讲述到"药之治病，各有所主。主治者，君也；辅治者，臣也；与君相反而相助者，佐也；引经及引治病之药，使也"，由此可见每味药在药方中所处的地位和所起的作用是不一样的。

◆ 君药

君药，即在处方中对处方的主证或主病起主要治疗作用的药物。它体现了处方的主攻方向，是组方中不可缺少的药物。俗话说"一山不容二虎，一国难容二君"，但在处方药里，君药可以作为单味药，也可以由两三味药组成。如解热退热的经典配方白虎汤，其君药只有一味，就是生石膏。

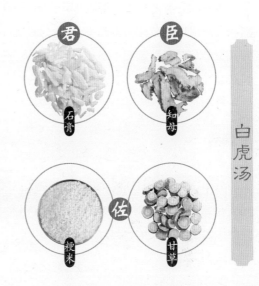

白虎汤

◆ 臣药

臣药，即辅助君药以加强治疗作用的药物。臣药与君药共同构成方剂的主要基石，不可或缺。例如麻黄汤中的桂枝可以助麻黄发汗解表，故为臣药，但如果没有桂枝的"助力"，麻黄发汗的功效就会显得平淡。

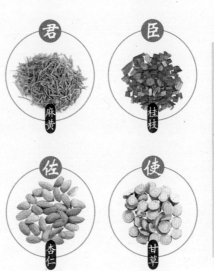

麻黄汤

◆ 佐药

佐药有三个用途。一是佐助药，协助君药和臣药加强疗效或治疗次要兼证的药物；二是佐制药，用以消除或减缓君药、臣药的毒性或烈性的药物；三是反佐药，在治疗中与君药药性相反而又起相成作用的药物。例如在"玉屏风散"里，黄芪大补脾肺之气，固表止汗，为君药，防风能使黄芪固表而不留邪，而黄芪又能使防风祛风而不伤正，因此防风在此方里为佐药。

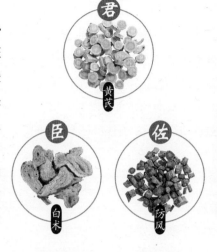

玉屏风散

◆ 使药

药力较轻，用量也少，一是引经药，引导方中诸药直达病灶的药物，二是调和药，调和诸药作用的药物，使其合力祛邪。如在桂枝汤中，甘草能调和诸药，为使药。

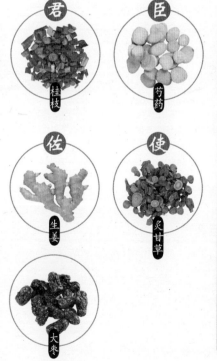

桂枝汤

此外，并不是说同一味中药在所有处方里的地位都是不变的，它其实是有转换的。如有"国老"之称的甘草，生用可泻火，制熟用可散寒，能治表里，可升可降，通十二经，解百毒。它在炙甘草汤中为君药，在补中益气汤中为臣药，在白虎汤中为佐药，到了麻黄汤里成了使药。

◎ 中药材宜科学加工炮制

为了充分发挥中药防治疾病的作用，并克服某些毒副反应，保证安全有效，中药材在使用前必须根据病情和实际需要，采用不同的方法进行炮制处理。

中药炮制的目的是多方面的，如可降低或消除药物的毒副作用、转变药物的性能、增强疗效、便于制剂和调剂、矫味等，往往一种炮制方法或者炮制一种药物同时可具有几方面的目的。对于不同的药材需采用不同的炮制方法，有些药材还需要在炮制过程中加入适量的辅料。

现代实用的炮制方法大概可分为五类，分别为修制、水制、火制、水火制及其他制法。

◆ 修制

修制主要有纯净、粉碎、切制等处理方法，使药材便于制剂和进行其他炮制。

1. 纯净： 借助一定工具，采用挑、拣、簸、筛、刮、刷等方法，将非药用部分及杂质去掉，使药物更纯净。如可刷除枇杷叶、石韦叶背面的绒毛等。

2. 粉碎： 可采用捣、碾、镑、锉等方法，使药材粉碎，供制剂使用。如牡蛎、龙骨要捣碎才便于煎煮服用。

3. 切制： 采用切、铡的方法，用刀具将药材切成段、片、块等一定的规格，以便于调剂和制剂。如橘皮切丝、荆芥切段等。

◆ 水制

水制是指用水或其他液体辅料处理药材的方法。其目的主要是清洁药物、软化药物、调整药性等。水制有淋、洗、泡、漂、浸、润、水飞等方法。

1. 漂： 将药材置于水中浸渍一段时间，反复换水，以去除药物腥味、盐分及毒性成分。一般情况下不宜将药材长期浸泡，应浸泡一段时间后就做干燥处理，以防药效降低。

2. 润： 在不损失药效的前提下，将药材放入清水或其他辅料中浸泡，润透软化药材，便于切制。

3. 浸： 用清水或添加辅料长时间浸泡药材，减低药材毒性。如用清水浸泡生半夏，用酒洗润当归，用姜汁浸泡厚朴等。

4. 水飞： 不溶于水的药材置于研钵内加水共研，搅拌后，较粗的粉粒下沉，细分悬于水中，倾出沉淀，干燥后即为极细粉末。

◆ 火制

火制是将药材用火加热处理，或药材中加入一定辅料的处理方法。

1. 炒： 将药物入锅中加热，不断翻动，炒至一定程度后取出。根据炒的时间和火力大小，分为炒黄、炒焦、炒炭。炒至黄或是炒至焦，更易于粉碎加工，并缓和药物的烈性和副作用。种子类药材不宜炒焦或炒炭，会降低药性，炒黄即可。

2. 炙： 将药物和辅料放于锅中加热，使辅料渗入药材内部或附着于药物表面，使药性发生改变，增强疗效、减少毒副作用等。黄芪、甘草不宜用酒或醋炙，会使药性降低或丧失，应采用蜜为辅料，可增强其补中益气的作用。

3. 煅： 将药物用猛火直接或间接烧，使药物质地发生改变，便于煎出水分，发挥药效。矿物药或贝壳类药物不宜用间接火烧，很难将药物烧至质地松脆，宜用大火直接烧。

4. 煨： 将药物裹上湿纸或面糊，放在近火处受热，至面或纸焦黑为度，这样可减轻药物的毒性和副作用。

◆ 水火制

水火制是既用水又用火的加工方法。

1. 煮： 用清水或液体辅料与药物共同加热，去除药物毒性或附加成分，如芫花要用醋煮才能降低毒性，黄芩要用酒煮才能增强清肺热的功效。

2. 蒸： 可利用水蒸气将药物加热，有清蒸和加辅料蒸。何首乌反复蒸晒后不再有泻下力而能补肾、益精血。

3. 淬： 将煅烧红后的药物迅速投入冷水或液体辅料中，使其改变质地与性质。这样不仅易粉碎，而且辅料被其吸收，能增强药效。

4. 焯： 将药物快速放入沸水中翻动片刻后捞出，可用于种子类药物的去皮和肉质多汁的药物的干燥处理。

其他制法

除了上述我们提到的药材的炮制方法外，还有法制（如法半夏）、制霜（如西瓜霜）、药拌、精制、发酵等方法，可改变药物原有性能，增加疗效，减少毒副作用，让药效更高、质量更纯。

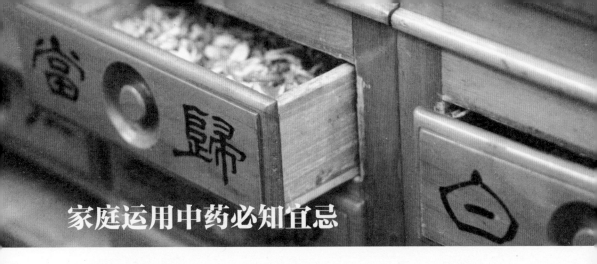

家庭运用中药必知宜忌

◎ 中药储存宜忌

中草药如果储存不当，会发霉，甚至生虫，为了避免中药霉变或是虫蛀，要将药材放在阴凉、干燥、避光的地方保存。我们总结了几种现在人们常用的储存方法。

◆ 干燥储存法

干燥是保存药材的最基本条件，在这种条件下，药材不易发生质变，也不易生虫。

将不怕光的药材摊开放在席子上曝晒。

含水分或淀粉较多的药物不宜直接曝晒，要经过开水烫或蒸后才能晒干。

高温、日晒易失效的药物可放在通风的室内或遮阴处，利用空气流通将药材中的水分蒸发掉。

在阴湿多雨的季节，可将药材利用火炕低温烘烤，使药材干燥。

含有油性的果实、种子等药材烘烤温度不要超过40℃。

◆ 低温储存法

一般在温度低于10℃的环境下，药材就不易发生霉变虫蛀。

人参、鹿茸等名贵中药材可置于低温、背光、阴凉干燥处储存。

◆ 埋藏储存法

将药材用双层净纸包好后放在广口瓶、坛子等容器内，加入填埋物，密封后放在阴凉、干燥的地方保存，可达到防潮、防蛀的效果。

储存鹿茸时，可加入少量当年的花椒来填埋，利用花椒的挥发气味来达到预防虫蛀的目的。

对于易发生变色、虫蛀、霉变的药材，如三七、黄芪、冬虫夏草等，宜用石灰埋藏。

根类药材，如党参，宜用谷、麦糠来埋藏。

◆ 化学药物熏杀法

此方法主要适用于储存大量药材的仓库，可以起到防虫、灭虫的目的。常用氯化苦或硫黄来熏蒸，以保证药材不被虫蛀。

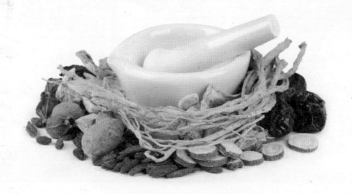

◆ 酒精储存法

含糖量较高且不易干燥的药材宜使用酒精贮存法。比如枸杞子含糖量较高，易发霉和虫蛀，且其色质极不稳定，容易变色，因此宜用酒精喷雾拌匀，用无毒塑料袋包好后封口储存。

 储存时塑料袋里不宜有空气，否则会使药材生虫发霉。

◆ 炒米保管法

这是很多家庭常用的一种方法，主要是用适量的糯米炒成暗黄色，冷却后放于广口瓶中，与药材一同密封保存。

 不宜将密封后的药材放于光照强烈处，否则易生霉菌，要置于阴凉通风处。

此外，储存中药的方法还有很多，如具有挥发性成分或是特殊气味的药材，宜放在干净的玻璃瓶中，盖紧瓶盖，并用蜡转圈滴在瓶口处封严，放在冰箱中冷藏后就不担心变味了。芒硝易风化，冰片易挥发，应密闭保存。新鲜药材要经常洒水防干燥。种子类药材要注意防鼠。

储存中药时一定要注意清除灰尘，还要定期消毒，以防细菌滋生。不管采用何种方式保存药材，时间都越短越好，以防变质。有毒的药材一定要妥善保管，勿让人误服，引起中毒。

小贴士

储存中药常见的变质现象

"霉变"是由于温度过高或湿度过高，其寄生或繁殖的霉菌所致的发霉现象。

"虫蛀"是指药材内附着有害虫或虫卵，对药材的破坏性很大，可使药性降低或丧失。

"变色"指药材因储存不当或是存放时间过长，使原有的颜色发生改变。

"气味散失"指药材因储存时间过长，固有的气味变淡或散失，会影响药性。

"腐烂"指新鲜药材受空气温度、湿度或微生物的影响，而发生腐烂败坏。

"走油"指含脂肪油或挥发油的药材、含糖量高的药材由于存放过久、储存方法不当等原因导致油类变质并向外溢出的现象。应将此类药材置于干燥、密封和避光条件下贮存。

中药应该这样吃——家庭中药宜忌全书

◎ 中药煎煮宜忌

俗话说："十分药力五分煎，不会煎煮白花钱。"中药的疗效与剂型有关，而汤剂是实际应用中最常见的剂型，汤剂中的中药成分在煎煮过程中会产生化学反应，煎煮方法不当就会影响汤剂的疗效。因此为了保证实际用药能取得预期的疗效，就必须采取正确的煎煮方法。

中药煎煮工具宜忌

宜用砂锅或瓦罐煎煮中药，最好是砂锅。此类锅传热和缓均匀且耐高热，药物在器皿内可充分受热而溶出有效成分，且材料稳定，不会影响药物成分的合成和分解。实在没有砂锅或瓦罐，也可用玻璃锅、不锈钢锅煎煮，但效果稍差。

忌用铁锅、铜锅、铝锅，这类锅具有的化学性质不稳定，其中的金属元素易和草木药中的化学成分发生反应，轻则降低疗效，重则产生毒副作用。如铁锅煎药，往往会生成一种不溶于水的鞣酸铁，使药液变黑变绿，药味又涩又腥。

中药煎泡用水宜忌

煎煮中药用水以清洁为原则，自来水、深井水都可以。

忌直接用含氯自来水煎药。自来水接好后，可静置几个小时再用来煎药，可明显减少氯含量。

煎煮前宜浸泡药材30~60分钟。夏季气温高，浸泡时间可短些，冬季气温低，浸泡时间可长些。

忌用沸水浸泡药，以免中药中的蛋白质受热凝固，不利于药物中的有效成分浸出。浸泡用水以常温或温水（25℃~50℃）为宜。

头煎药用水量一般以将草药加压后，液面没过饮片两横指（约2厘米）为宜。其中，芳香易挥发及质地疏松的药物（如薄荷、木香等），水量以淹没药物为度；质地坚硬黏稠需久煎的药物（如龟板、鳖甲等），加水量可略多。

二煎用水量以没过药面为宜，给小儿煎药时用水量可相对减少。

中药煎煮次数宜忌

每剂药一般需煎煮2次，第一煎先用大火将浸泡好的药煮沸后，改用小火，维持药物沸腾；第二煎加水适量少些（淹没过药面），火候同第一煎。较难煎出有效成分的药材，如滋补类药材，宜煎3次。

第一章 中药应用宜忌常识

中药煎煮时间宜忌

✅ 一般中药头煎 20~30 分钟，二煎 15~25 分钟。

❌ 滋补及质地坚实的药物忌煎煮时间过短，一般头煎 40~60 分钟，二煎 30 分钟左右。

❌ 解表、理气及质地轻松、芳香的药物忌煎煮太长时间，一般头煎 6~15 分钟，二煎 5~10 分钟。

中药煎煮火候宜忌

✅ 一般煎煮中药宜先用大火烧开，煮沸后改为小火慢熬，以促进有效成分的溶出和减少水分蒸发量。

❌ 火力不宜过强，否则水分蒸发得快，使煎煮时间不能延长，导致药材成分不易充分溶出，且易焦化。

❌ 火力不宜过弱，否则达不到使有效成分溶出的目的。

中药煎煮方式宜忌

✅ 中药在最后一次煎煮时将药液倒出后可用双层纱布滤取药渣，绞取药渣内剩余药液可增加药液有效成分，增强药效。

✅ 在煎煮中药时为了使药效发挥到最好，可盖上盖子煎煮。

❌ 中药在出售前一般都要经过加工炮制，所以没有必要在煎前清洗，以防易溶于水的有效成分丢失，影响药效。

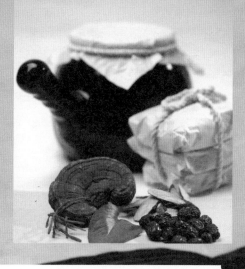

小贴士

煎药并非越浓越好

大多数人都以为中药煎得越浓效果越好，认为煎药时间长些，中药里的有效成分可以都煎出来，溶于汤里。其实，这样做是错误的。

实际上，煎中药是中药有效成分不断释放、溶解的过程，当中药与药液中的有效成分浓度平衡后，这一过程就停止了。再连续不断地煎，不仅不会使药物内的有效成分继续溶解，反而令药液中的有效成分因不断蒸发而减少，甚至使有效成分在长时间的高温中遭到破坏，导致药效降低。其次，过分浓缩的药汁会加重苦味，给患者服药带来困难，服药后会产生恶心、呕吐等副作用。

由此可见，中药并非煎得越浓效果越好。煎中药时，药液应保持一定的"量"。一般而言，中药的煎出量应保持在 200 毫升左右。

不同中药的煎煮方法

先煎　1. 矿物类药材、贝壳类药材，如石膏、珍珠母、龟板、鳖甲等，较难溶出有效成分，应先煎 15 分钟左右，再放入其他药材同煎。

2. 有毒中药忌煎煮时间太短，如附子中的乌头碱毒性极大，一般水煎三四个小时可以被破坏，所以在煎煮乌头、附子这类药物时，必须先煎、久煎以去除毒性。

后下　1. 含有一定的挥发成分的中药，如薄荷、苏叶、藿香、佩兰、西洋参等忌久煎，以免药性随气味发散，降低药效，应在其他药材煎好前 5~10 分钟放入同煮，煮时宜盖着盖子。

2. 钩藤、杏仁、大黄、番泻叶等不宜久煎，应后下。

包煎　1. 带毛、粉末或毒刺的药材（如枇杷叶、辛夷等）、细小种子类药材（如葶苈子），忌直接入锅煎煮，应用纱袋装好再入锅同煎。

2. 含淀粉、黏液质较多的药物，如车前子，在煎煮过程中易粘锅糊化、焦化，宜包煎。

烊化冲入　胶类或糖类药物，如阿胶、鹿角胶、蜂蜜、饴糖等等，忌与其他药物混煎，会导致药液的黏性增大，影响其他成分的溶出。宜加适量开水溶化后冲入汤液中或入汤液中烊化服用。

另煎　贵重药材如人参等，忌与其他药材同煎，而应单独煎煮，然后再将其汁与其他药汁混合服用。

生汁兑入　鲜生地黄汁、生藕节、梨汁、韭菜汁、姜汁、白茅根汁等，不宜入煎，可兑入煮好的汤剂中服用。

合药冲服　某些贵重药物的有效成分不在水中溶解，或是加热后有效成分易分解，可将不宜分解的贵重药物磨成粉状后合于已煎好的方剂中搅拌服用。如人参粉、三七粉、牛黄粉等。

泡服　一些用量少，而且药物中的有效成分易溶出的中药可直接用开水浸泡后服用。

冲服　某些细粉类中药或液体可直接用开水冲服，以避免药效损失。

煎汤代水　材料较轻、体积很大的药材，如夏枯草、金钱草、丝瓜络等，可以揭开盖煎煮，且不时搅拌，以免药液往外溢出。此类药材建议先煎煮取得药汁后用药汁代替水来煎其他药材。

其他　1. 用菊花、胖大海等药材冲泡药茶时，忌用温水泡饮，而应用开水泡饮。

2. 外皮较厚的药材如大枣等，忌直接煎煮，而要剥成碎瓣后再煎煮。

3. 桃仁、茯苓等药材忌整体入锅煎煮，而应捏碎或压碎后再煎煮。

◎ 中药服用宜忌

正确地服用中药，不仅能最大程度地使药效得到发挥，还能避免浪费。中药的服用也要因人、因病情而异。

服用剂量宜忌

✅ 如果是服用单味药，用量宜重，服用复方药，用量宜轻。

✅ 汤剂用量比丸剂用量要重。

✅ 在同一处方药中，主药用量一般要比其他辅药重。

✅ 性质平和的药物用量可稍重。

❌ 毒性、烈性药物用量过多会产生副作用甚至导致中毒，要严格控制用量。

✅ 矿物类及贝壳类质重而无毒性、烈性的药物用量可稍大。

✅ 白茅根等花叶类药物用量宜轻；肉苁蓉等味厚滋腻的药物用量宜重；木香等芳香走散的药物用量宜轻。

✅ 服药用量要根据患者的年龄、体重和体质等情况来使用。一般来说，老年人和儿童对药物的耐受力较差，用量宜轻。

✅ 五岁以下儿童用药量为成人的四分之一；五六岁以上者为成人用量的一半；久病者应低于新病者的使用量。

❌ 若给予老年人和体质弱者大量补药，会导致药力过猛，虚不受补，反致委顿。

服用温度宜忌

✅ 张仲景在《伤寒论》《金匮要略》中所记载的汤剂，大都去滓温服，所以汤剂以温服居多。

❌ 治热病的清凉药物不应热服，宜冷服。

❌ 如果服用治寒证的祛寒药，不应冷服，要热服。

✅ 如果是热证反现厥逆的真热假寒证，就要使用寒药热服的方法。

✅ 如果是寒证反现燥热的真寒假热证，就要使用热药冷服的方法。

✅ 一般情况下，丸、散等固体药剂以温开水吞服。

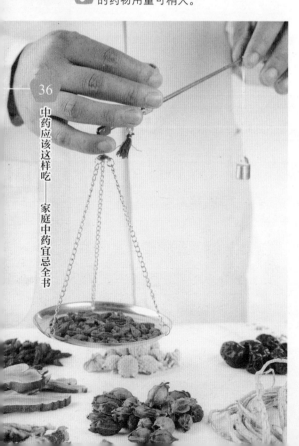

中药应该这样吃——家庭中药宜忌全书

服用时间宜忌

服用中药应于饭前或饭后1小时进行，以免影响药物与食物的消化吸收和药效的发挥。

服用中药也不是必须每日2次或3次，比如病情危急了，就需要频服。

治疗咳嗽或者咽喉疾病等，最好的服药方式是小口喝，在嘴里含一会儿，再慢慢地咽下去。

如果服用的是补益类的中药，那么不宜在饭后服用，饭前服用药效才能得到更好的发挥。

如果服用的是治疗上焦疾病的药物，则最好在饭前服用，这样疗效更好。

驱虫药和泻下药大多在空腹时食用。

补益脾胃的药不宜在饭后食用，否则很难被吸收。

中西药不宜同时服用，最好间隔1个小时以上，分开服用。

服药的时间要根据患者自己的体会来调整，比如有的患者一服用中药就感觉胃不舒服，那么就可以在饭后服用，以减少药物对胃肠的刺激，一般不建议饭后马上服药，最好是2个小时以后再服。

如果服用的是安神镇静药，最好在睡前30分钟至1小时内服，以便及时发挥药效。

有些定时而发的病只有在病前某时服用才能见效。

服用方法宜忌

一般中药可每日服用3次。恶心、呕吐时应少量频服，可减少对胃部的刺激，不致药入即吐。

如果病缓，每日可服2次；病急可每隔4小时服药1次，昼夜不停。

在服用发汗、泻下类药时，要注意服用至出汗、泻下即可，适可而止，否则会导致出汗过多，损伤正气。

服用中药时最好以温水送服，不宜用茶水、牛奶及果汁送服。茶叶中所含的鞣质等成分会使药物失去疗效，并刺激肠胃；牛奶中的蛋白质成分会破坏药效；果汁送服会降低药效。另外，酒、咖啡、碳酸饮料等均不可用于送服中药，以防其中的某些成分与中药发生反应，产生毒副作用，甚至危及生命。

如果病人有呕吐症状，吐而不纳，应先让病人喝少许姜水止呕，然后以少量频饮的方式来服用。

对于不耐药味者，应尽量不闻药味，或使用少量频饮的方式。

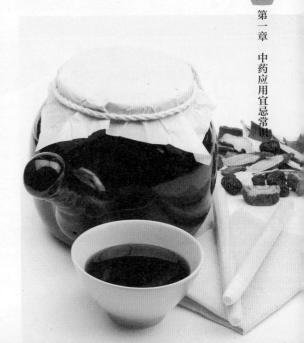

◆ 服中药期间的饮食宜忌

❌ 一般在服药期间，应忌食生冷、油腻、腥膻及有刺激性的食物。生冷及刺激性食物会刺激肠胃，影响药物的吸收；油腻食物不易消化，会影响药物的疗效。

❌ 服用中药时忌服用发物，如韭菜、羊肉、虾、蟹等，极易诱发其他疾患。

✅ 将功效相近的中药和食物合理搭配，可起到增强体质和防病祛病的功效。如人参、黄芪等具有补脾益气功效的中药，搭配乌鸡、莲子等食物食用，可有效增强补脾益气的功效，从而增强人体抵抗力和免疫力。

❌ 治疗热证的中药忌与热性的食物搭配，例如双黄连与大蒜搭配使用会降低双黄连清热解毒的功效。

❌ 有些甜味食物与苦味中药搭配会降低药物的功效，如龙胆酊的苦味可刺激味觉神经，起到健脾养胃的功效，倘若搭配味甜的大枣食用，就会降低健胃的功效。

❌ 具有滋补作用的中药不宜与具有促进消化作用的食物配伍。如人参是大补之药，若与有促进消化作用的萝卜同食，会使人参的药力降低。

◆ 服中药期间用西药的宜忌

✅ 中药和西药的合理配伍，可起到协同增效的作用。如金银花与青霉素合用，对抑制耐药菌体蛋白质合成有协同作用。中药和西药合理搭配使用还能减轻或消除西药的不良反应。如珍珠母粉和氯丙嗪合用，可有效减轻或消除氯丙嗪对肝脏的损害。

❌ 中药和西药如果搭配的不合理就会产生沉淀或络合物，妨碍吸收，降低药效。中西药的不合理搭配还可能产生毒性，引起不良反应甚至危及生命。

❌ 有的中药和西药合用会降低甚至破坏原有的功效。如含鞣质的中药与红霉素等抗生素联用，会阻碍抗生素药效的发挥。甚至有的中药和西药混用会导致产生或增加毒副作用。如含钙较多的中药或中成药与洋地黄合用，会加重洋地黄的毒副作用。

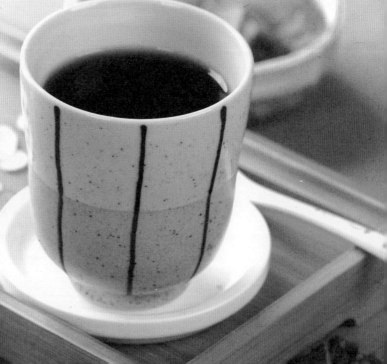

九种体质中药使用宜忌

◎ 气虚体质

所谓气虚体质通常表现为肌肉松弛，形体消瘦或偏胖，经常感到疲劳，精神不振、面色经常苍白无血色，气短，稍微运动就气喘，说话无力，经常出虚汗，舌边有齿痕，舌苔发白。

除了先天禀赋，气虚体质多与大病久病、长期用脑过度、长期重体力劳动、节食等因素相关。治疗应以"补气养气"为总原则。根据"气血同源"理论，还要适当加用补血药。

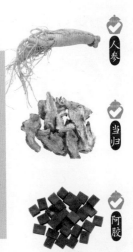
人参

当归

阿胶

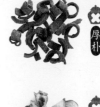
厚朴

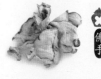
佛手

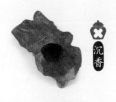
沉香

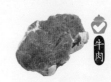
牛肉

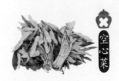
空心菜

【中药宜忌】

✓ 可选用具有补气作用，且性平味甘的中药。如人参大补元气，是最好的补气中药，具有养气补血、温补肠胃的功效。其他中药如西洋参、黄芪、党参、太子参、山药等，都具有补气养血的功效。

✓ 气为血之帅，血为气之母，两者相互协调、相互为用。气虚的人通常伴有血虚，可适当食用补血药材，如当归、阿胶、熟地黄、桑椹等。

✗ 忌服用破气、耗气类中药，如青皮、厚朴、佛手、木香、乌枣、大腹皮、沉香等，否则会加重气虚症状。

【饮食宜忌】

✓ 气虚体质者宜食用具有补气功效的营养丰富、容易消化的平补食物，如大米、牛肉、鸡肉等。

✓ 大多数气虚体质者都有肠胃方面的问题，尤其是胃下垂。所以要补气，首先要补肠胃，可多吃一些温补益气、滋养肠胃的食物，如黄豆、香菇、大枣、龙眼、蜂蜜等。

✗ 不宜吃性寒、辛辣、行气、破气类食物，如大蒜、辣椒、葱白、茶叶等食物。

✗ 不要吃太多易耗气食物，如空心菜、生萝卜、山楂、柿子、胡椒等。

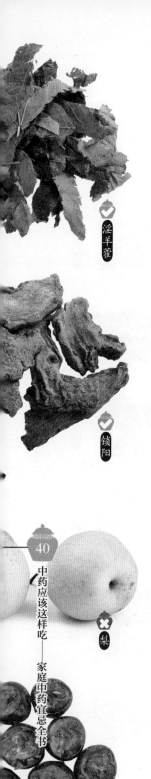

◎ 阳虚体质

阳虚是指由于体内阳气不足而表现出的一系列症状，常见的症状为手足冰冷、畏寒，腰膝酸软，全身无力或肢体浮肿，精神不振，面色苍白、嘴唇颜色淡，失眠、脱发、有黑眼圈，舌淡胖嫩，两边有齿痕，舌苔淡白等。

阳虚体质多因先天禀赋不足，加上寒邪外侵或过食寒凉食物，忧思过极，房事不节，久病之后而发病。治疗上最重要的是扶阳固本、温阳散寒为主。

【中药宜忌】

阳虚的人脏腑功能减退，出现恶寒喜暖症状，因此这种人平时畏寒喜热或体温偏低，耐夏不耐冬，所以在饮食上要以温补阳气为主，可适当吃一些壮阳中药，如淫羊藿、锁阳等。

需要注意的是，伴有阴虚者要禁食壮阳中药，否则有可能造成出血、烦热不安等不良反应。

阳虚的人对外界的寒湿邪气很敏感，冬天容易生冻疮。因此，入冬后应适当使用补阳的药物，如杜仲、肉苁蓉等。

【饮食宜忌】

宜吃性属温热、具有温阳散寒作用的食物，如牛肉、羊肉等。另外，常见的补阳气食物还有虾、韭菜、龙眼、海参等。

北方冬季寒冷，可进食热性食物，如牛肉、羊肉；而南方气候较温和，应清补甘温之味，如鸡、鸭、鱼类才更加适合。

男性肾阳虚体质者宜补充锌及精氨酸来补肾壮阳，提高精子活力，增强机体免疫力。含锌较多的食物如牡蛎、牛肉、鸡肝、蛋、花生米等；精氨酸含量较多的食物有泥鳅、山药、银杏、海参、墨鱼等。

尽量不吃或者少吃寒性水果，如梨、荸荠等，少饮绿茶。

禁止酗酒。

禁食肥腻、过甜、过咸的食物。

◎ 阴虚体质

阴虚多是源于脏腑功能失调，出现体内阴液不足，常见症状有形体消瘦，头发、皮肤干枯，脾气急躁，心烦易怒，燥热，盗汗，头晕，耳鸣，两颧潮红，口燥咽干，手足心发热，小便短且泛黄，大便干结，舌干红，少苔，甚至光滑无苔。

阴虚体质多因燥热之邪外侵、过食温燥之品、忧思过度、房事不节、久病之后而发病。治疗应以滋补阴液为主，同时佐以清热治疗。根据"阴阳互根"理论，还需加少量补阳之品。

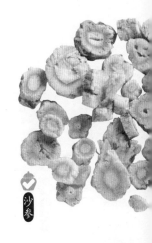
沙参

【中药宜忌】

阴虚体质进补以滋养防燥为主，应服用具有滋阴防燥、降阴火、去除燥热功效的中药。如沙参、麦冬、天冬、枸杞子等都具有滋阴润肺的功效，可适当食用，改善阴虚体质。

阴虚的人易疲劳，晚上睡觉还容易失眠多梦，对外界环境适应能力表现在耐冬不耐夏，受不了热、燥等。银耳可补肺、润肠，石斛可生津止渴，适量食用可改善睡眠，缓解阴虚症状。

阴虚体质养生重在滋阴降火，生津补液，镇静安神。可在炖制乌鸡、老龟、鲫鱼汤时加入生地黄、麦冬、玉竹、珍珠粉、银耳等中药，具有健脾利肺、滋阴除燥的功效。

阴虚体质且体胖者要注意泻火，而阴虚体质且瘦弱者应该补血。

不宜食用杜仲、冬虫夏草、干姜、肉桂等具有补阳功效的中药，否则会加重阴虚症状。

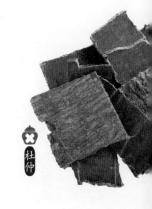
杜仲

【饮食宜忌】

饮食应清淡，宜多吃养阴清热的食物，如莲藕、银耳、百合、雪梨、蜂蜜、甘蔗等。

阴虚体质者食用食物时要注意滋阴防燥，常见的防燥食物有阿胶、大枣、山药、梨、葡萄、木耳、黑芝麻、小核桃等。

阴虚体质者应适当吃些含有动物优质蛋白的精细肉质，如猪肉、兔肉、鸭肉、牡蛎等，可滋养阴液。

阴虚体质者要少吃炸、烤类的食物，否则会增加火气，易生燥。

要少食羊肉、韭菜、辣椒等性温燥烈之品及肥腻、辛辣食物。

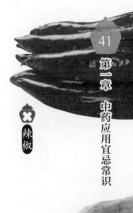
辣椒

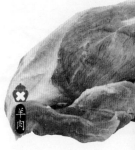
羊肉

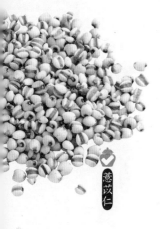

薏苡仁

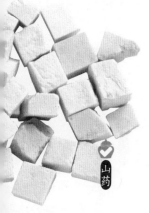

山药

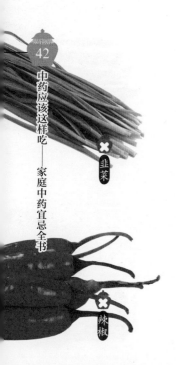

韭菜

辣椒

中药应该这样吃——家庭中药宜忌全书

◎ 湿热体质

湿热体质的常见症状为：面垢油光、多有痤疮粉刺，常感口干口苦，舌质偏红苔黄腻，男性多有阴囊潮湿、女性常有带下增多等。

中医认为脾有"运化水湿"的功能，若周边环境过湿或是体虚消化不良、吃过多甜食等会使脾不能正常运化而使"水湿内停"。所谓"热"，则是一种热象。

外部环境湿热也会侵入人体引起湿热体质。调养应遵循"清热除湿"的原则。

【中药宜忌】

湿热体质者体内积攒的毒素过多会使肠胃运转不顺，容易变生恶气和废气，宜服用排毒清热的中药，如薏苡仁、茯苓、赤小豆、玄参等，具有清热利湿的功效，有利于排出体内湿热。

脾胃虚弱导致消化不良也是湿热体质的成因之一，因此脾胃不好的人平时应注重保养肠胃，适当服用一些健脾、养胃、利湿的中药，如山药、芡实等。

湿热体质者可用决明子、金银花等泡茶饮用，对于驱散湿热效果很好。

忌食大热大补的中药，如燕窝、鹿肉等，否则会加重脾脏负担，湿热症状更明显。

【饮食宜忌】

应适量食用一些性寒凉、味淡或苦，具有清热利湿作用的食物，如绿豆、薏苡仁、莲子、红豆、苦瓜、黄瓜、莲藕等。

可多吃一些气味香醇的食物，如芫荽、藿香、荆芥等，中医学上讲，气味香醇的食物可以化除湿邪，但一次不可食用过多。

少食羊肉、韭菜、生姜、辣椒、胡椒、花椒等甘温滋腻的食物及火锅、烹炸、烧烤等方法制成的辛温助热的食物。

适度饮水，避免水湿内停或湿从外入。

湿热体质者不宜暴饮暴食、酗酒，要少吃肥腻食品、甜味品，以保持良好的消化功能，避免水湿内停或湿从外入，这是预防湿热的关键。

◎ 痰湿体质

痰湿体质者的常见症状有：体形肥胖（尤以腹部肥满突出），面色发黄、面部皮肤油脂分泌较多，出汗多，痰多，易困倦、乏力，容易身重不爽，胸口闷，舌体胖大，舌苔发白。

痰湿多是脾虚所导致，体内食物没有被转化成人体需要的营养物质反而变成黏稠物（这里的痰并非只指一般概念中的痰，而是指人体津液的异常积留，是病理性的产物）在体内堆积，这就是痰湿。此外，寒湿侵袭、年老久病、缺乏运动都可能引起痰湿体质。日常调养应以燥湿化痰为主，可服用温燥化痰药物。

【中药宜忌】

痰湿体质者可选用芳香化浊、健脾化湿、升清降浊功效的药物。如茯苓、冬瓜、薏苡仁、葛根等，可逐渐化解体内痰湿。

痰湿体质者多因脾虚，可服用具有健脾利湿、温补肾阳功效的中药，如赤小豆、扁豆、薏苡仁、橘皮、茯苓等。

在服用一些具有滋补作用的中药时，容易导致腹胀、食欲减退等不适症状，此时食用一些具有健脾化湿的中药，可减少不适症状的发生。

忌长期服用性寒、味苦的中药，否则可能会伤及脾胃。如板蓝根、大黄等，药性苦寒，久服损伤脾胃，不利于痰湿体质的调养。

【饮食宜忌】

痰湿一般是脾胃功能下降，也就是脾虚引起的，每天早晨煮小米粥时加入些花生和红豆，可有效调理脾胃，减轻痰湿症状。

宜多喝水，帮助稀释痰液，促进痰液咳出和有害物质的排泄。

痰湿体质者要避免油腻味重、酱油多的食物，戒酒，并改掉暴饮暴食等不良习惯。

李子、石榴、荔枝等多食易生痰，生病的人和痰湿体质者应少食或不食。

要少吃寒性及酸涩食物，减少高糖食物的摄入，如饴糖、石榴、柚子、枇杷、砂糖等。

要限制盐的摄入量。

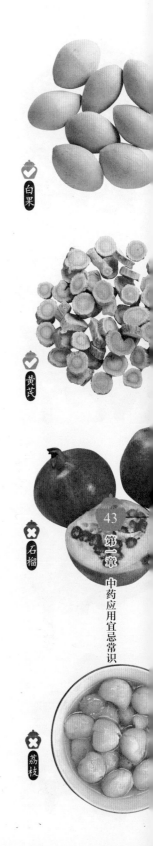

白果

黄芪

石榴

荔枝

第一章　中药应用宜忌常识

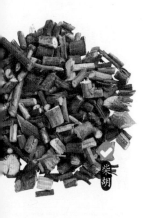

柴胡

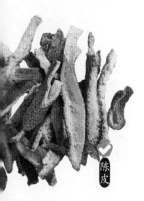

陈皮

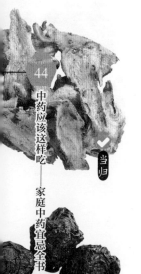

当归

乌梅

中药应该这样吃——家庭中药宜忌全书

◎ 气郁体质

气郁体质，顾名思义就是长期气机郁滞而形成的性格内向、情绪不稳定、忧郁脆弱、敏感多疑的状态，常表现为形体消瘦、敏感多虑、抑郁、失眠、精神状态较差。

中医认为，人体"气"的运行主要靠肝的调节，气郁主要表现在肝经所经过的部位气机不畅，所以又叫做"肝气郁结"，调理应以疏肝理气为主。

【中药宜忌】

气郁体质者应当服用一些具有疏肝、理气、解郁功效的中药，如柴胡、香附、莱菔子、橘皮等。

气郁体质者大都心神失养，出现失眠、焦虑、抑郁等症状，应服用一些具有养心安神功效的中药，如大枣、百合、酸枣仁、玫瑰花、茉莉花等。

气郁体质者宜补肝血，可适当服用何首乌、当归等药材。

气郁体质者忌喝凉茶，如苦丁茶，会导致血气不足，影响精神状态。

【饮食宜忌】

气郁体质者大都气机郁结而不舒畅，应选用具有理气解郁、调理脾胃功能的食物，如金橘、佛手、玉米、萝卜、橙子等。

多吃一些理气降燥的食物，如豌豆、荞麦等。

可少量饮葡萄酒，能舒筋活血，改善情绪。

气郁体质者应少食收敛酸涩之物，如乌梅，以防气血不通。

少食冰冷食品及寒性食物，如雪糕、冰激凌、冰冻饮料等。

睡前一定避免饮茶、咖啡等具有提神醒脑作用的饮料。

勿食烧烤、火锅、麻辣烫等，否则伤肺阴生燥火，对身体、精神都不利。

◎ 特禀体质

特禀体质的人更多是由于天生禀赋的偏颇，造成生活中的各种问题。特禀体质者大多容易过敏，易患哮喘、荨麻疹、花粉症及药物过敏等，对外界环境的适应力较差。此类体质人群的调养要以清淡平调为主。

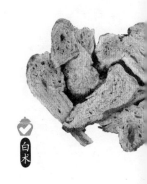

白术

【中药宜忌】

服用中药时以清淡平调为主，常见的有蜂蜜、大枣、芝麻等，其中蜂蜜里含有一定的花粉颗粒，经常喝会对花粉过敏产生一定的抵抗能力；大枣不仅具有养血安神、补脾益气、缓和药性的功效，还能增强体质、延缓衰老，尤其是大枣中含有大量抗过敏物质，可缓解过敏反应的发生，凡有过敏症状的患者，可以经常服食大枣，可生吃或水煎服，每天3~6颗。

特禀体质者应避免使用易引起过敏的中药，如黄连、蒲公英、穿心莲、何首乌等。

【饮食宜忌】

饮食宜清淡、均衡，粗细搭配适当，荤素配伍合理，以清淡平补为主。常见清淡平补的食物有猪肉、土豆、西蓝花、菌类、番茄等。

特禀体质者宜多食用胡萝卜和金针菇。胡萝卜中含

有的β-胡萝卜素能有效预防花粉过敏症、变应性皮炎（过敏性皮炎）等过敏反应，改善特禀体质症状；金针菇中含有的一种蛋白，能调节免疫，抑制哮喘、湿疹等过敏症状，特禀体质者多食还可以有效增强机体活力。

中医认为，糯米可补养人体正气，温补脾胃，还能够缓解气虚所引起的出汗、气短乏力等症状，对预防和辅助治疗变应性（过敏性）疾病有良好的作用，特禀体质者可适量食用。另外，燕麦可调节身体免疫功能，预防和治疗过敏，适合特禀体质者食用。

少吃荞麦、蚕豆、扁豆、羊肉、鹅肉、虾、蟹等腥膻发物，以防过敏。

忌食烟酒、咖啡、浓茶及含致敏物质的食物。

不要吃生冷、辛辣、油腻食物。

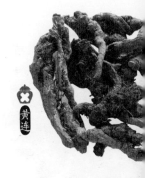

黄连

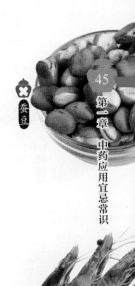

蚕豆

虾

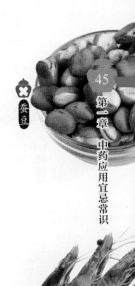

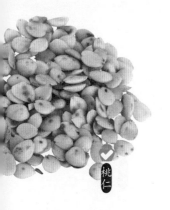

桃仁 ✓

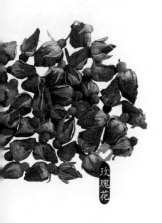

玫瑰花 ✓

◎ 血瘀体质

　　血瘀体质就是全身性的血脉不畅通，常见症状为：面色晦黯，皮肤粗糙呈褐色，色素沉着，或有紫斑，口唇黯淡，舌质青紫或有瘀点。

　　血瘀体质的形成常与长期情绪抑郁有关，若情绪长期抑郁，肝失疏泄，气机瘀滞会形成血瘀；思虑过度、劳伤心神易致心失所养、脾失统摄，也会造成血瘀；寒冷侵袭、年老体弱、久病未愈也会引起血瘀。调养上以"活血化瘀"为原则。因血瘀体质多伴有气血亏虚，因此要同时注意补气养血。

【中药宜忌】

　　血瘀体质者养生之道的关键在于畅通气血，勿使滞塞，内外兼施，缓慢调理，改变体质状态。因此，服用中药时以活血化瘀为主，丹参、三七、熟地黄、地榆、五加皮、川芎、桃仁等都有很好的活血化瘀的功效。

　　中医认为，"气行则血行，气止则血止"。因此，血瘀体质者在活血调体时需配合理气。常见的具有理气功效的中药有橘皮、枳实、荔枝核、玫瑰花、香附、乌药等。

　　忌食性寒的中药，如黄连、蒲公英、芦根、夏枯草、草决明等，否则易造成气滞血瘀。

【饮食宜忌】

　　在饮食方面，血瘀体质的人宜多吃一些具有补气补血、活血行气功效的食物，以促进身体血液循环。常见的活血食物有山楂、金橘、油菜、核桃、茄子、菠菜等。

　　很多黑色食物都具有养血活血的功效，如黑豆具有活血祛瘀的作用；黑木耳可益气活血，降低血液黏稠度，清除血管壁上的瘀积。血瘀体质者可适量多食。

　　可以少量地饮用红葡萄酒、糯米甜酒，既可活血化瘀，又不会对肝脏造成不利影响，尤其适合女性血瘀体质者。

　　忌食寒凉的食物，如乌梅、苦瓜、柿子、李子等。

　　忌食高脂肪、高胆固醇的食物，如蛋黄、肥肉、奶酪等。

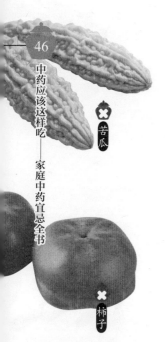

苦瓜 ✕

柿子 ✕

中药应该这样吃——家庭中药宜忌全书

◎ 平和体质

平和体质又叫"平和质"，是所有体质中最稳定的、最健康的。平和体质者大都体形匀称、肤色润泽、唇色红润、性格开朗、精力充沛、胃口良好、舌色淡红、舌苔薄白。

平和体质不需要服用药物，否则会破坏体内的阴阳平衡。

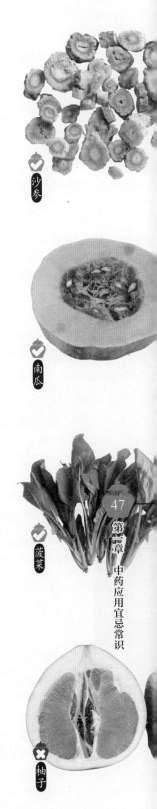

沙参

南瓜

菠菜

柚子

【中药宜忌】

平和体质一般无需调理，只需根据季节气候变换，适当调养，以保持自身与自然界的整体阴阳平衡。如夏季气候炎热、干燥少雨、出汗较多，易耗气伤阴，可适当选用一些益气养阴的药膳，如沙参山药粥、沙参老鸭汤。具体内容可参考本书第一章。

忌乱用中药，平和体质者体内阴阳和谐，并不需要药物来纠正阴阳偏颇，乱用药反而会破坏平和体质。

【饮食宜忌】

日常饮食中，要注意粗细搭配，荤菜与素菜合理搭配，保证均衡饮食。日常生活中可多食用一些具有缓补营养作用的食物，如粳米、薏苡仁、甘薯、南瓜、核桃、龙眼、莲子等，可增强体质。

饮食要有节制，要避免摄入过凉、过热或不干净的食物。

不应挑食和偏食，否则会破坏身体平衡，使免疫力下降，体质变差。吃饭要遵循"早饭宜好，午饭宜饱，晚饭宜少"的饮食原则。

平和体质的人应该根据自然界的四时阴阳变化适当调整饮食，以保持自身与自然界的整体阴阳平衡。春季宜吃薏苡仁、萝卜、鱼肉等养肝护肝的食物；夏季宜吃菠菜、黄瓜、绿豆等清热养心的食物；秋季宜吃百合、银耳、梨等滋阴润肺的食物；冬季宜吃冬瓜、白菜、羊肉等温补助阳的食物。

春季忌吃酸性食物，如蛋黄、乳酪、甜食等；夏季忌吃肥甘厚味食物，如肥肉、油炸食物等；秋季忌吃辛散之品，如韭菜、虾子等；冬季忌寒凉食物，如雪糕、凉茶、柚子等。

忌食烟酒。烟草易生热助湿，出现咳嗽、咳痰等现象；酒易助阳热、生痰湿，均对身体不利。

◎ **体质自测表**

体质类型	体质特征	精神特征	患病倾向
气虚体质	面色苍白、说话无力、形体消瘦或偏胖、身体乏力、盗汗、食少苔白	性格内向、情绪不稳定、胆小	感冒、免疫力低、易患内脏下垂，如胃下垂等
阳虚体质	怕寒喜暖、四肢倦怠，形体白胖、面色惨白、小便清长、大便稀薄、脉沉无力、舌大苔厚	性格内向、安静	水肿、腹泻
阴虚体质	怕热、手脚心发热、面颊潮红或偏红、形体消瘦、心烦少眠、便干尿黄、皮肤干燥、口干舌燥、舌红苔少	外向、好动、性急	咳嗽、干燥综合征、甲亢
湿热体质	脸部 T 区出油较多，易生粉刺、疮疖、口臭、大便黏滞，小便发黄	外向、好动、反应快	疮疖、黄疸
痰湿体质	体形肥胖、脸部易出油、腹部肥胖松软、出汗多且黏腻	易困倦，不适应潮湿环境、好坐懒动	关节酸痛、胃肠不适、失眠、抑郁症、神经症
气郁体质	形体消瘦或偏胖，面色苍白或晦黄、舌头淡红、有白苔	性情急躁易生气、郁郁寡欢、胸闷不舒、情感压抑，情志不畅	凡是遗传性疾病者多与亲代有相同疾病或缺陷。比如出现药物过敏、花粉症、哮喘等
特禀体质	容易对花粉或某食物过敏，多是遗传所致	一般无特殊精神情绪	出血、脑卒中、冠心病
血瘀体质	眼眶发黑、舌头暗紫、面色发暗、口唇颜色较深、皮肤干燥甚至疼痛、刷牙时牙龈易出血	容易烦躁，健忘	易患症瘕、痛证及血证
平和体质	身体健康、不胖不瘦、很少得病	性格开朗、精力充沛	不易患病，免疫力和抵抗力都较好

中药应该这样吃——家庭中药宜忌全书

春夏秋冬中药使用宜忌

春季

春季属木，而人体的五脏中肝脏也属木，春季通肝，春季到来时人体阳气开始上升，新陈代谢也很旺盛。肝脏可调节气血、促进脾胃消化及调畅情志、疏通气机。春季养生要以养肝为主。

【中药宜忌】

春季进补以"平补"为原则，可食用性温味甘的中药，如大枣、枸杞子、山药、龙眼肉、柏子仁等。

春季一般宜采用具有益气升发、养阴柔肝、疏泄条达的中药，如何首乌、熟地黄、白芍、枸杞子、川芎、太子参、黄芪、芡实等。

春季避免服用过于升散及寒凉的中药。

春季不能一味食用温热补品，以免春季气温上升，加重体内湿热，损伤人体正气。

要少食滋腻性补品，如阿胶。春季人体的胃肠功能消化较差，食用滋腻性补品会加重脾胃负担，不利于食物的消化吸收。

春季易生流感，感冒时不宜进补，否则会加重病情或引发胃肠炎等疾病。

【饮食宜忌】

春季饮食应以清淡为主，多吃些具有温补阳气的食物，如葱、姜、大蒜、韭菜、芥末等。

要多吃蔬菜。经过冬季之后，人们会因体内微量元素摄取不足而产生口腔炎、口角炎、舌炎和某些皮肤病等，因此，一定要多吃时令蔬菜以补充微量元素。

春季可选择一些养肝、疏肝、健脾、理气的食物，如萝卜、山楂等。

少吃性寒食品，如黄瓜、茭白等，以免阻碍阳气生发。

少吃酸味食物，酸会抑制肝气的生发，春天应少吃或者不吃酸味食品，否则会导致脾胃的消化、吸收功能下降，影响身体健康。

少吃不易消化的食物和生冷、油腻、腌制、熏烤食品，以防体内积热。

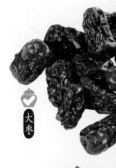

大枣

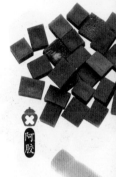

阿胶

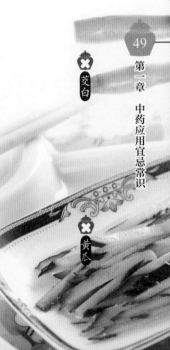

茭白

黄瓜

夏季

夏季天气炎热，暑湿较重，如果极度缺水，身体体温调节中枢功能会发生障碍，汗腺功能会相对衰竭，水电解质丧失过多，人就会中暑，严重的会引发热病，所以夏季一定要做好解热消暑的工作。

【中药宜忌】

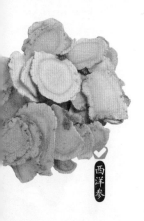

夏季温热，人体新陈代谢旺盛，汗易外泄，耗气伤津，故宜吃些具有祛暑益气、生津止渴、养阴清热作用的中药，如白茅根、葛根、芦根等。

人体在夏季里易缺水，宜选用益气生津的中药，如西洋参（或太子参、北沙参、党参）、扁豆、莲子、薏苡仁、茯苓、砂仁等。

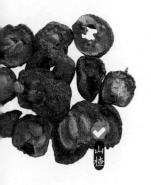

夏季潮湿温热，蚊虫较多，为预防皮肤感染，可将薄荷、桑叶等用于洗浴中，即可清凉爽身，又能预防痱子。

暑湿之气易侵扰人体，使人倦怠乏力、食欲不振、口腻无味，所以应吃些具有芳香开胃、健脾化湿作用的食物，如芫荽、橘皮、山楂等。

夏季天气湿热，应少服用具有滋补作用的中药，如附子、熟地黄、阿胶等，否则会加重消化道负担，引起便秘等上火症状。

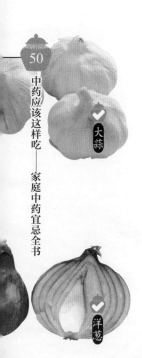

夏季体寒的人不宜食用过于寒凉的药物，如决明子、牛蒡子等。

【饮食宜忌】

夏天宜多吃一些苦味食物及凉性蔬菜，如苦瓜、苦菊等，有助于生津止渴、除烦解暑、清热泻火，对排毒通便也有一定的作用。

夏天出汗多，体内盐分丧失比较快，此时要注意补盐补钾，可多吃一些咸味的食物，或者喝一些淡盐水。另外，新鲜蔬菜和茶饮中含有较多的钾，夏天可多吃。

多吃"杀菌"蔬菜。夏季是人类疾病尤其是肠道传染病多发的季节，多吃些"杀菌"蔬菜，可预防疾病，如大蒜、洋葱、葱等。

夏季多吃粗粮能补充人体矿物质，如铁、锌、锰、铜等，能起到促进食欲和增强体质的作用。

脾胃虚寒的人在夏季忌多吃生冷性寒之物。冰箱内食物必须加热后方可食用。

夏季不可食用过多生冷、肥腻食物。

中药应该这样吃——家庭中药宜忌全书

秋季

秋季，气温开始降低，雨量减少，空气湿度相对降低，气候越发干燥。在长期干燥的环境中易伤损肺阴，从而产生口干咽燥、干咳少痰、皮肤干燥、便秘等，因此秋季养生最主要的是滋阴润燥。

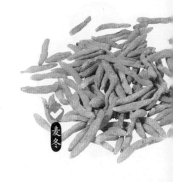

麦冬

【中药宜忌】

秋季气候干燥凉爽，津液易伤，宜予平补，宜采用生津养阴、润肤的中药，如麦冬、沙参、白芍、百合、熟地黄、当归、桑椹、菊花等。

秋季应以润肺为主，可适量多吃润肺祛燥的药物，如枸杞子、蜂蜜、橘皮等。

秋季忌食燥热的中药，如生姜、麻黄等。

【饮食宜忌】

秋季气候干燥，身体易倦怠、乏力，人容易烦躁不安，可适当食用具有健脾、清热、润燥作用的食物，如百合、莲藕、梨、花生、银耳等。

秋季宜养肺，可多食杏仁、山药、白萝卜等，可以起到预防肺病，提高人体免疫力的作用。

秋季饮食以清淡为宜，适当多食酸味果蔬，有助生津止渴，但不能过量。

秋季宜多吃柑橘类水果，其中含有叶黄素，能有效保护视网膜中的"黄斑"，防止"黄斑"退化和视力模糊，能起到很好的保护眼睛的作用。

秋季饮食宜补充维生素 B_2。秋天空气干燥，易诱发或加重维生素 B_2 的缺乏症状，出现脸庞紧绷、嘴唇干裂等现象。维生素 B_2 也叫做核黄素，动物肝、肾、心等含维生素 B_2 量较高，奶类、禽蛋类、豆类及其制品中也含有维生素 B_2。

在初秋时节应少吃或不吃辛辣香燥食物，如葱、生姜等，以免加重秋燥。

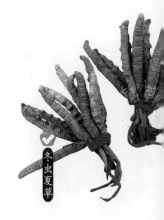

冬虫夏草

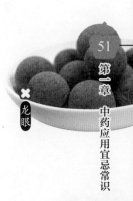

龙眼

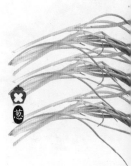

葱

51

第一章 中药应用宜忌常识

冬季

冬季气候寒冷，阴盛阳衰，万物敛藏，是进补的最佳时节。此时应合理地调整饮食，保证人体摄入充足的营养素，对于提高人体耐寒能力和免疫功能，都有很大作用。冬季进补以温肾补阳为主。

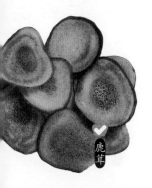

鹿茸

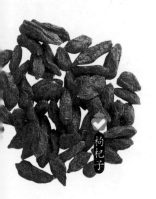

枸杞子

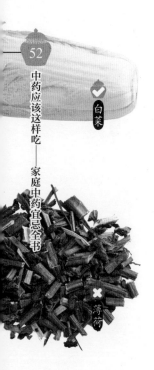

白菜

薄荷

中药应该这样吃——家庭中药宜忌全书

【中药宜忌】

冬令是进补的最好季节，此时宜服用温补肾阳、益精填髓的中药，如当归、鹿茸、核桃仁、菟丝子、肉苁蓉、熟地黄、山茱萸、枸杞子、海马等。

冬季药补时要根据实际情况进行变通，如采用补泻双施，或先消后补，或消补兼施，或以通为补等方式进行。

对于体质虚弱者或是老年人而言，冬季要注意平补、缓补，应选药性平和、补而不滞、滋而不腻之品，如党参、杜仲、山药、枸杞子等。

冬季不宜吃或少吃性寒、性凉的中药，如黄连、菊花、苦参、大黄、牛黄、薄荷等。

脾胃虚弱者即使在冬季也不宜大量进补，以防加重脾胃负担。

注意不要盲目进补，要根据自己身体的实际情况，辨证施补。如热性体质者冬季进补热性补品，无疑是雪上加霜。再如身体强健者若乱用人参、鹿茸等进补，也易引发内热阳亢，表现出过度兴奋、烦热、鼻衄等。

在患有感冒、咳嗽等外感病症时不宜进补，否则会对身体不利。

【饮食宜忌】

冬季适宜吃些温补的食物来滋养五脏、扶正固本、培育元气，促使体内阳气升发。这样不仅能使身体更强壮，还可以起到很好的御寒作用，如羊肉、牛肉、鹌鹑、海参等。

冬季可适当多摄入富含糖类和脂肪的食物，如海带、紫菜、菠菜、白菜等，增强人体的抗寒能力。

对于老年人和肥胖者而言，在冬季应摄入优质蛋白质，如豆制品、鱼类等，增加人体的耐寒和抗病能力。

少吃辛辣厚味、烧烤油炸食物。

特定人群中药使用宜忌

婴幼儿

> 婴幼儿是指出生28天至3岁的孩子,他们生长发育较快,所需营养也更为丰富。但是,婴幼儿的各个器官发育还不成熟,消化功能也比较弱,对药物的代谢和排泄与成人不同。而中草药中一般都含有鞣质、生物碱等化学成分,婴幼儿食用后会加重肝脏负担,损伤肝脏。所以给婴幼儿服用中药更要谨慎。

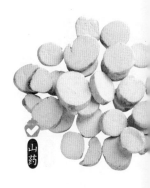

【中药宜忌】

一定要选用安全无毒的中药。

婴幼儿脏腑器官比较娇嫩,应选用药性平和、药食两用的药材,如山药、枸杞子、山楂等,适量选用一般不会对婴幼儿脏腑造成伤害。

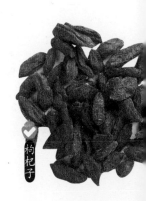

谨慎使用大苦、大辛、大寒、大热及药性太猛烈的药物,食用稍有不当,易对婴幼儿脏腑造成伤害。如朱砂中所含有硫化汞有毒性,人在少量食用后会有安神的功效,但一旦服用过量就会导致齿龈肿胀、咽喉肿痛等现象。

婴幼儿脾胃功能较差,服用中药时最好配以健胃养胃、消食导滞的中药,如山楂、橘皮、山药等。

婴幼儿服用中药一定要选择合适的剂型,避免苦味和副作用对孩子产生不利影响。

婴幼儿食用中药时一定要控制好剂量,1岁以下者用量要控制在成人的1/5以内,1~3岁者用量要控制在成人的1/4以内。

婴幼儿生机旺盛,不宜滥用滋补性中药,否则会使身体阴阳失衡,伤及脏腑。即便是婴幼儿存在虚证,也要慎用补药。如果婴幼儿平时较易感冒,出汗多,那么可能是气虚,此时就要服用具有益气固表作用的中药,如黄芪、太子参等,但应在中医师指导下使用。

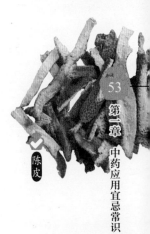

一定要慎用中药注射剂。婴幼儿正处于生长发育阶段,肝、肾功能不完善,注射中药用剂易引起过敏反应,甚至造成更严重的后果。

忌食泻下类中药,婴幼儿脾胃功能差,擅用泻下类中药会伤及脾胃,引起消化紊乱等。

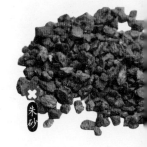

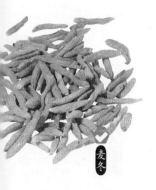

麦冬

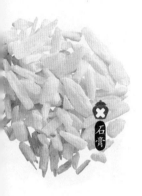

石膏

青少年

> 青少年是智力和体质发育的黄金时期。这一时期最重要的是保证充足营养，如需服用中药，最好在医师指导下服用。

【中药宜忌】

✅ 青少年生机旺盛，服用中药时温度最好控制在20~30℃，过热会烫伤食管，过冷则影响生长发育，伤及脾胃，引起腹胀、腹泻等问题。

❌ 谨慎服用大热、大寒类中药，青少年处于性发育的阶段，食用性大热、大寒的中药（如干姜、石膏等）可能会刺激性激素的分泌，使体内阴阳失衡。

❌ 不可盲目服用补益类中药。补益类中药主要适用于中老年体质虚弱者食用，而青少年身体处于发育旺盛阶段，没必要服用大补之药，如青少年服用人参等滋补性中药，会引起心火旺盛，甚至流鼻血。

✅ 服用中药时要尽量选用安全无毒的中药，如有干咳、便秘、心烦口渴、咽干舌燥时可服用麦冬来治疗，麦冬没有毒性，服用起来比较安全。

✅ 青少年食用中药时一定要控制好剂量，一般要控制在成人量的1/2以内。

✅ 青少年服用中药最好安排在两餐之间（如上午10点或下午3点），如果在感到口渴时服用，既容易服药又有利于充分吸收。

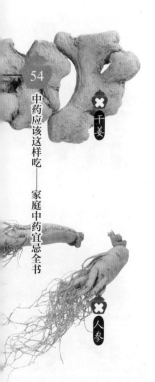

干姜

人参

中药应该这样吃——家庭中药宜忌全书

小贴士

随着生活水平的提高，青少年肥胖的问题越来越严重，但由于青少年正处于长身体的阶段，过多地减少进食量不利于生长发育。因此，在坚持锻炼和适当减少进食量的同时，可以服用一些中药方，例如具有清湿热、养肝肾、清心神功效的参鹿龙牡膏。

经期女性

月经是女性在一定年龄阶段内有规律、周期性的子宫出血现象。经期是指月经的周期，有的女性会在经期产生痛经或是行经紊乱等症状，此时，如果调理不当，会加重经期不适症状。

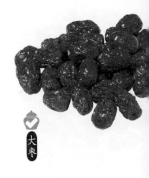

大枣

【中药宜忌】

中医认为月经失调和血液循环不畅有关，应服用一些具有活血化瘀功效的中药来调理，如当归、山药等。需要注意的是服用当归最好在经期过后，因为它有活血补气的功效，经期使用会增加出血量。

对于身体较虚、气血不足、疲乏无力、月经不调的女性，可在经期适量服用中药炖鸡汤，如人参鸡汤。

一定要根据自身经期情况来确定服药时间。如果月经经期紊乱，经血量过多或过少，伴有经前乳房发胀，头痛及小腹疼痛等，应在来潮前5~7天服用调经止痛的中药；如果月经量过少，且伴有全身酸痛，腹泻等症状，应在月经第1天服用调经活血的中药；如果月经期提前，经血量较少且干净天数不定，则应在行经第28天服用调经活血的中药。如果自己无法准确把握经期情况，应遵医嘱服用中药。

月经过后要注意滋阴养血，可服用一些滋补的汤，如乌鸡汤中加入枸杞子、大枣等。

如果月经期间即使患有风热感冒、便秘，一般也不宜服用清热泻火的中药，清热泻火的中药大都性凉，服用易导致宫寒，引起腹痛。

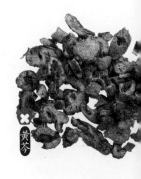

黄芩

女性在经期不宜盲目服用收敛止血功效的中药，如阿胶有补血止血的功效，经期服用阿胶易使月经量减少或排不干净。

忌食寒性中药，如黄连、大黄、黄芩、石膏等，否则易造成宫寒，并引发其他妇科疾病。

在月经期间，尤其是经血量大的情况下，最好忌食具有活血通络功效的中药，如丹参、三七、红花、桃仁等。

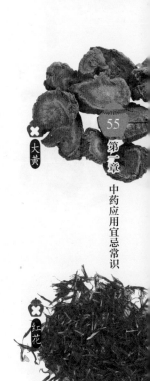

大黄

红花

第二章　中药应用宜忌常识

孕妇

中医认为，肾主生殖。若身体虚弱，肾气不足，就会导致胎气不宁，易引发流产。因此，怀孕期间可选择有补气养血和补肾安胎作用的中药，使气血充盈、胎元稳固，以达到安胎的目的，建议在医生指导下服用。

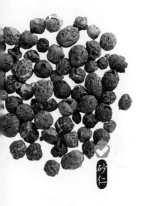
砂仁

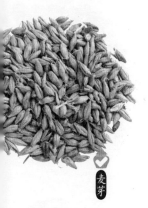
麦芽

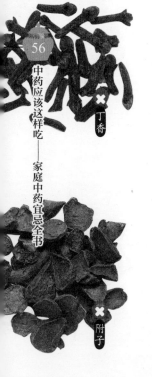
丁香

附子

【中药宜忌】

✓ 妊娠期如果生病需要服用中药，就要选用药性温和的，既有安胎功效又可治病的中药。如妊娠期得了风寒感冒，并伴有恶心呕吐、胸胁胀满等症状，可采用紫苏、橘皮、砂仁等配伍使用。

✓ 怀孕期间女性脾胃较弱，食量却增多了，易给脾胃造成负担，可适量服用补气健脾类中药，如太子参、橘皮、淮山药、炒麦芽和黄芪等。

✗ 孕期忌服活血化瘀的药物，如桃仁、红花、枳实、当归、益母草等，服用后会使血液循环加快，刺激子宫，引起子宫强烈收缩，导致宫内胎儿缺血缺氧，严重的还会引起流产、早产和死胎。

✗ 忌服滑利攻下类中药，如大戟、牵牛子、甘遂等，它们会使消化系统及胃肠道受到强烈刺激，引起子宫反射性的强烈收缩，使胎儿着床不稳而导致流产、早产。

✗ 忌服芳香走窜的中药，如丁香、降香、麝香等，这些药物可通过神经刺激子宫收缩，引起流产或早产。

✗ 忌服含有一定毒性的中药，如附子、乌头、川椒、蜈蚣、甘遂、芫花、巴豆、朱砂、雄黄等，它们所含的各种生物碱及化学成分很复杂，产生的毒性进入母体后会传给胎儿，影响胎儿的生长发育。

✗ 燥热体质者不宜服用滋补性中药，如人参是大补元气的药材，如果女性本身是燥热体质，在孕期又伴有感冒、便秘等上火症状，食用人参会更加口干舌燥，上火症状更明显。

✗ 体质虚寒的孕妇不宜服用清热祛火的中药，如黄连可清热解毒，服用不当会引起腹泻，造成肠胃不适，甚至引起全身过敏、瘙痒等不适。

中药应该这样吃——家庭中药宜忌全书

哺乳期女性

女性在哺乳期从食物中摄入的营养是否均衡、科学，不仅影响产后身体恢复，还决定了乳汁的质量，影响着婴儿的生长发育和智力发育水平。适当通过中药进补，可为女性补充生产时所消耗的体力和血气，让其能更好地分泌乳汁。

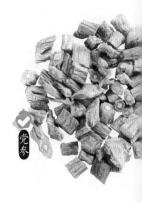
党参

【中药宜忌】

处于哺乳期的女性由于生产时消耗了气、血、津液，应服用一些补血养血、益气生津的中药来调理，如党参、黄芪、麦冬、枸杞子、山药、益母草、莲子等，同时将它们与食材搭配，煮粥或煲汤喝可促进乳汁分泌。

处于哺乳期的女性由于在产后长期卧床休息，易发生便秘，产生痔疮，可选用一些润肠通便的中药来调理，如蜂蜜、麻仁、桃仁、黑芝麻等。

哺乳期如需服用某些禁忌药物时，应停止哺乳，以防婴儿食用后产生不适。停止哺乳后要定期用吸奶器将乳汁吸出，以防乳腺炎的发生。

忌食辛辣温燥类中药，否则会引起上火，加重便秘症状，婴儿吸收乳汁后也会加重内热。

忌食药性寒凉的中药，如黄连、连翘、大青叶、板蓝根等，易损伤脾胃，造成肠胃功能紊乱，影响食欲，不利于乳汁分泌。

不要急于服用大补的中药，如人参。人参中含有可使中枢神经系统兴奋的物质，使用后会造成失眠、烦躁等，不利于女性产后的恢复和休息。

忌食滑利攻下类中药，如大黄、牵牛子、大戟、巴豆、甘遂、芫花等，易引起肠胃不适，损伤元气，影响乳汁分泌。如服用大黄后会造成盆腔充血，引起引导出血增加，还会通过乳汁进入到婴儿体内，轻则引起腹泻，重则危及性命。

忌食易导致回乳的中药，如神曲、山楂、薄荷、牛膝等。

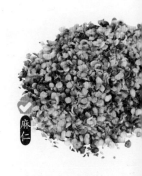
麻仁

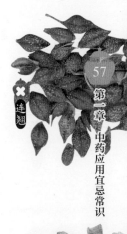
连翘

第二章·中药应用宜忌常识

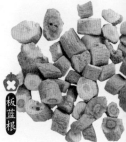
板蓝根

老年人

人到老年，身体器官功能开始渐渐衰退，特别是骨骼老化更快。因此，很多老年人都会选用一些补药进补，但是老年人脏腑功能减退，服用中药也要根据自身情况来定，否则不但没有效果，甚至对身体不利。

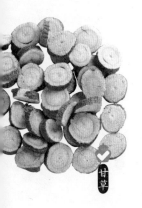

甘草

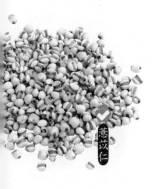

薏苡仁

【中药宜忌】

老年人脾胃虚弱，消化功能较差，要想调理好身体，首先要调理好脾胃。可食用具有调理脾胃功能的中药，如蜂蜜、黄芪、茯苓、甘草、大枣、山药、薏苡仁、砂仁等。

老年人体弱，耐受力差，脾胃虚弱，宜服用药性平和的中药，如可服用具有补脾益气、补虚、生津功效的滋补类中药，如西洋参、党参、太子参等，以增强体质，益寿延年。

老年人服用补药时最好选择滋补但不滋腻的中药，如枸杞子、女贞子、当归、鸡血藤等。

人参是大补元气的中药，可益气强身，适用于久病体虚、心悸、气短、虚脱、神经衰弱等，适量食用可提高机体免疫力。但不可单味大量进补，最好取少量与其他中药或食物同服。

老年人服用中药时一定要记得药量不宜过大，服用次数也不宜过频。因为老年人脏腑功能减退，肾功能普遍下降，排毒能力差，服用过多易使药物堆积，造成中毒。

要慎用破血逐瘀药，老年人凝血能力减弱，服用活血药物可能会诱发出血。

要少服镇静安神药，老年人脑血流量减少，常感头昏眼花，睡眠不好，精神抑郁。食用大量的镇静安神药，会加重症状。

中药应该这样吃——家庭中药宜忌全书

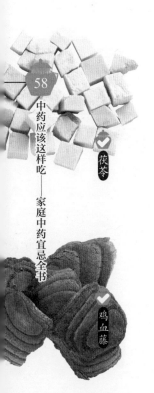

茯苓

鸡血藤

大病初愈者

　　一般而言，人们在生了一场大病后身体都比较虚弱，脾胃功能也较差。如果病中有动手术，则会有血气亏损的现象，此时进补一定要循序渐进，饮食要先从流食开始，慢慢恢复后可加入补益类中药调理。

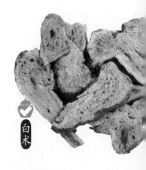
白术

【中药宜忌】

　　大病初愈者宜调养，这是因为大病初愈者大都脾胃虚弱，食欲不佳，此时最宜选择药性平和的，具有健脾养胃、增强食欲功效的中药，如山楂、白术、茯苓、扁豆等。

　　大病初愈之后，不宜将太多品种的中药一起服用，3~5种即可，中药的成分比较复杂，以防药性互相影响。

　　大病初愈者药补宜循序渐进，一开始用药宜少宜轻。这是因为大病初愈者往往会伴随着脾肾阳虚，出现水肿、心悸、

咳喘等。若一次性给予大量补药，会加重脾脏负担，引起新的不平衡，诱发疾病。大病初愈者可服用一些温补脾肾的中药，如黄芪、党参等。

　　大病初愈者尤其是动了手术的人大都血气亏损，此时可服用一些具有益气补虚、养血生津的中药，如黄芪、山药、大枣、当归、何首乌、阿胶等。

　　大病初愈者不宜服用大量厚味滋补中药，否则易致使虚不受补，大病初愈者脾胃消化功能较弱，此时进补会难以消化，且给脾胃造成负担。

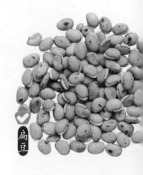
扁豆

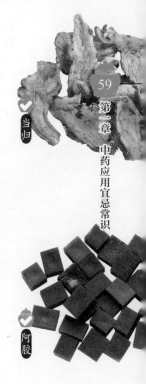
当归

59

第一章　中药应用宜忌常识

小贴士

　　大病初愈后，如何恢复健康是重点，然而，此时不适宜大量食用滋补油腻的食品进补。这是因为大病过后，病人脾胃都比较虚弱，宜饮食清淡，逐渐增加食物营养，否则过量营养不能及时吸收，很可能导致某些疾病复发。

阿胶

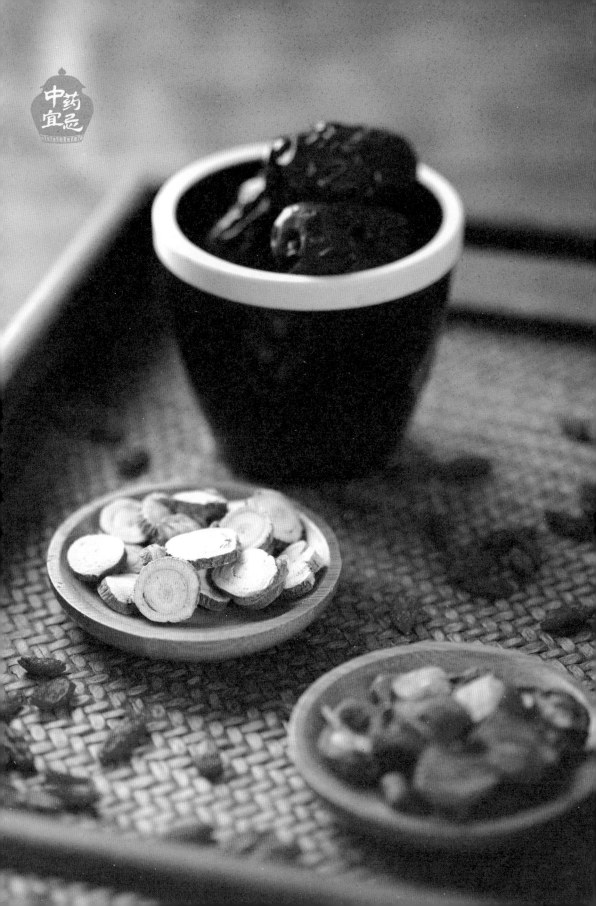

常见中药
使用宜忌大盘点

　　要想充分发挥中药的功效，首先得弄清楚你是否适合服用此种中药，并掌握选药、存药、配伍、煎药用药等一系列宜忌。本章从繁多的中药材中挑选了124种百姓常用的中药材，一一进行了详尽的宜忌讲解，让您放心用药，并最大限度地发挥中药祛病养生的功效。

补气药的使用宜忌

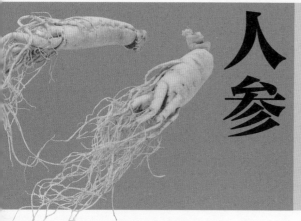

人参

性味： 性微温，味甘、微苦。

归经： 入心、肺、脾、肾经。

功效： 补气、生津止渴、安神增智、补虚助阳。

人参被称为"百草之王"，有"补气第一圣药"的美誉。按照加工方法及功效的不同，人参可分为野山参、生晒参、红参、糖参等。

人群宜忌

✅ 宜用于热病气津两伤、身热口渴，气血亏虚引发的心悸、失眠、健忘等患者。

✅ 适宜肺肾两虚型糖尿病患者、放化疗后的癌症患者以及贫血、病毒性心肌炎、心律失常、心绞痛、白细胞减少等患者。

❌ 人参是一种补气药，没有气虚症状则不宜随便服用。如误用或多用，反而会导致服食者气机郁滞，而出现胸闷腹胀等。

❌ 服用人参易上火。有出血倾向、舌红者以及辨证属湿热内盛者，有胸闷、苔腻者禁用；感冒、急性感染、乳腺炎、肥胖、高血压病、心律失常、失眠、甲亢、痛风者禁用。

❌ 14岁以下儿童及青少年不宜服用。

✅ 孕早期体弱的孕妇可在专业人士指导下适当、少量服食人参，如服后出现失眠、胸闷憋气、腹胀、玫瑰疹、瘙痒、鼻出血等，应立即停服。

❌ 临产期间、产后3周之内都不能服用人参，因为人参有"抗凝"作用，会增加产后出血。产后3周之后，产妇伤口已愈合，恶露已净，可适量服用人参恢复体力。

选购宜忌

❌ 表面有纵沟、摸起来坚而不实的人参不宜购买，这种人参大多参龄短，或者加工过程中管理不当导致营养价值大打折扣，而且在潮湿的环境中易吸潮变软、发霉变质。

❌ 参根破肚开裂、形体碎小，无光泽的人参不宜购买。这样的参营养成分流失，且容易吸湿变质，不利于保存。

✅ 红参营养价值取决于参根形状的大小和色泽的好坏，购买时宜选择参根较大、参形完整、有光泽的产品。

✅ 宜选购密封包装或真空包装的人参，由于其与外界隔绝好，可避免发生虫蛀、发霉变质等情况。建议购买正规企业的产品。

中药应该这样吃——家庭中药宜忌全书

储存宜忌

人参含有糖类、氨基酸、维生素、无机盐等营养物质，如果保存不当，极易生霉、虫蛀，影响药效。

❌ 人参忌存放在潮湿的环境中。可将人参用纸包好，放入有干燥吸湿剂的密闭容器中，可防虫蛀、霉变。

❌ 干透的人参也不宜露天存放，可用塑料袋密封以隔绝空气，置阴凉处保存。

❌ 不能将人参放在冰箱中保存，冰箱内湿度大，干燥的人参从冰箱取出时，参体会吸附空气中的水分变软，极易生虫、发霉。

❌ 已生虫或发霉的人参不宜直接扔掉。生虫的人参可轻轻敲打以除去虫卵、虫尿及虫体，再经阳光暴晒或50℃以上高温烘烤，以杀死虫卵和虫体。长霉的人参应先晒干或烘干，再用软毛刷或牙刷刷去霉尘，然后再用温水刷净，再度晒干。

服用宜忌

服用剂量	✔ 内服 5~10 克；研磨吞服 1 次 1~2 克。 ✔ 服用人参应循序渐进，从小剂量开始（1~3 薄片），没有不适时可逐渐加大剂量。 ❌ 忌连续长期大量服用人参，以免引发"滥用人参综合征"，产生头痛、失眠、心悸、血压升高、精神抑郁等副作用。一旦出现上述不良反应时，要立即停药。
服用时机	❌ 下午或晚上服用，会影响睡眠，宜清晨或上午服用。 ❌ 人参所含皂苷对胃有刺激性，敏感者空腹时不宜服用。 ❌ 忌夏季天气炎热时服用，宜秋冬季节天气凉爽时服用。
服用方法	✔ 以 2~3 片人参含于口中细嚼。 ✔ 将人参切成薄片，放入碗内，加满水，加盖后放于锅内隔水炖 4~5 小时服用。 ✔ 将人参切成薄片，放在碗内或杯中，加沸水，闷 5 分钟后服用。 ✔ 将人参磨成细粉，每天吞服，用量视个人体质而定，一般每次 1~1.5 克。 ✔ 将人参切成薄片，装入瓶内用酒精度数为 50~60 度的白酒浸泡，每日酌情饮用。 ✔ 将人参和瘦肉、鸡、鱼等一起烹炖。

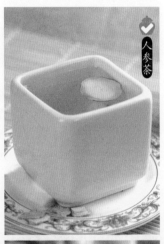

人参茶

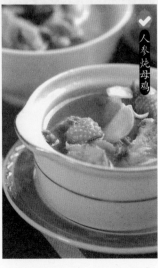

人参炖母鸡

第二章 常见中药使用宜忌大盘点

配伍宜忌

✅ 人参 + 鹿茸
补益气血，强壮体质

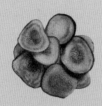

✅ 人参 + 蛤蚧
补肺补肾

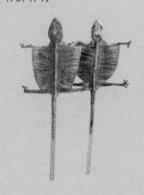

❌ 人参 + 藜芦
降低药效

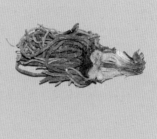

✅ 人参 + 当归
益气养血，活血化瘀

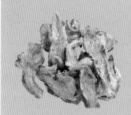

❌ 人参 + 五灵脂
降低药效

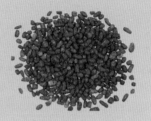

服用期间的饮食与西药宜忌

✅ 人参与肉类做药膳食用，可以将人参和肉类的滋补作用增强，从而增加补益的力度。

❌ 服用人参时忌食萝卜、螃蟹、绿豆等寒性食物，否则会降低人参的效力。

❌ 服用人参时忌喝绿茶、花茶以及市面上出售的茶饮料，否则会降低人参的补益作用。

❌ 不宜与西药中的溴丙胺太林、苯丙酸诺龙、丙酸睾酮等并用，否则可能导致声音嘶哑，咽喉干燥等。

❌ 不宜与强心苷类西药为伍，以免引起强心苷中毒。

❌ 不宜与西药中的普鲁卡因、三氯甲烷等麻醉剂同用，因为人参可提高兴奋性，降低麻醉药的作用时间。

❌ 人参不宜与酸性西药合用，以免降低疗效。

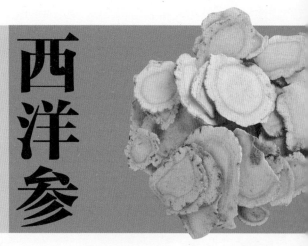

性味：性寒，味苦、微甘。

归经：入心、肺、肾经。

功效：补气养阴、清火生津。

西洋参

西洋参，原名"西洋人参"，为五加科多年生草本植物西洋参的干燥根。《本草求原》记载其"清肺肾、凉心脾以降火，消暑，解酒"。

人群宜忌

有补肺降火，生津液，除烦倦的功效，适用于气虚阴亏、咳喘痰血、虚热烦倦、消渴、口燥咽干等。

心血管病患者宜服用。西洋参茎叶皂苷可抑制过氧化脂质的生成，降低血脂。西洋参中的西洋参皂苷有调节人体血糖水平的作用。西洋参还可抗心律失常、抗心肌缺血，有效改善心血管病各种症状。

畏寒、肢冷、腹泻、胃有寒湿、脾阳虚弱、舌苔腻浊等阳虚者或痰湿者忌食。

选购宜忌

选购时以根条均匀、完整、质硬、饱满、表面横纹紧密、气清香味浓者为宜。

储存宜忌

将西洋参干品放入塑料袋内密封，置于阴凉处储存，注意防蛀。

服用宜忌

服用剂量	内服 3~6 克。
	用量宜从小剂量开始，逐渐增加，以防发生过敏性反应及其他不适症状。
服用时机	一般情况下宜饭后服用，补益效果较好。
服用方法	将西洋参研为粉末。淘洗净的粳米入锅中煮粥，粥将成时调入西洋参末煮沸，早、晚佐餐食用。
	将西洋参切成薄片，以沸水冲泡，盖上锅盖闷 10~20 分钟，代茶饮。
	将西洋参切碎，加入白酒浸泡，密封，每天振摇 1 次，2 周后即可饮用，每日 2 次，每次 15 毫升。

配伍宜忌

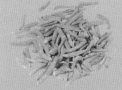

✓西洋参 + 麦冬

养肺阴、生津止渴

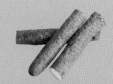

✓西洋参 + 山药

补气、益阴、止渴

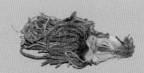

✗西洋参 + 藜芦

降低药效

第二章　常见中药使用宜忌大盘点

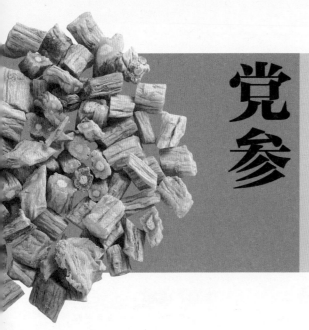

党参

性味： 性平，味甘。

归经： 入脾、肺经。

功效： 补中益气、健脾益肺、生津养血。

党参原名"上党人参"，《本经逢原》最早记载到"上党人参，虽无甘温峻补之功，却有甘平清补之力，亦不似沙参之性寒专泄肺气也"，因人参出产少，价格贵，所以一些轻症、慢性疾病皆以党参代替人参。

人群宜忌

胃肠功能紊乱、溃疡久治不愈、机体免疫力差者宜服用。党参及其提取物可减少胃液分泌，促进胃黏液合成，起到抗溃疡和保护胃黏膜的作用。党参还可有效调节机体免疫力，从而起到调理肠胃、增强机体免疫力的作用。

贫血者及心血管病患者宜服用。党参能使红细胞增多、血红蛋白增加，增强造血功能，改善贫血症状，促使白细胞数量回升。此外，党参还能扩张血管，降低血压，抑制血栓形成，抗心肌缺血、改善机体微循环，起到保护心血管的作用。

青少年及记忆力减退者宜食，党参中所含的胆碱对人的记忆功能非常重要，它是合成乙酰胆碱的前体，大脑中的乙酰胆碱含量充足时，人的思维就会敏锐，记忆力就会旺盛。此外，党参制剂对中枢神经还有兴奋作用，能有效缓解某些物质对机体记忆功能的损害，起到健脑益智、增强记忆力的作用。

食积气滞、怒火盛者禁用。

湿热证、热性病症者不宜单独应用。

选购宜忌

党参为长圆柱形，分叉少，根头部有呈蜂窝状、疣状突起的茎痕及芽，形成了所谓的"狮子盘头芦"。选购党参时以条大粗壮、皮松肉紧、质油润、有"狮子盘头"及横纹者为佳。

党参伪品根部为硬纹而无"狮子盘头"，嚼之有渣，不宜选购。

储存宜忌

储存党参时要先挑走发霉、虫蛀、带虫卵的劣品，经过充分晾晒后冷却，用纸包好，放入干净的密封袋内，置于干燥通风处，注意防霉、防虫蛀。

不宜将鲜品置于高温潮湿处密封保存，易生霉变。

服用宜忌

服用剂量	✔ 内服为 10~15 克，代替人参服用时为人参的 4 倍。
	✔ 服用时要循序渐进，从小剂量开始，逐渐增加药量，以防身体产生不适。
服用时机	✘ 党参用量过大会有副作用，大剂量可用至 30 克。
服用方法	✔ 煎剂宜饭前服用，更利于药效发挥。
	✘ 不宜睡前服用，会引起失眠。
	✔ 用于炖骨头汤或鸡汤，不仅味道鲜美，营养也更丰富。
	✔ 与小米一同炖粥服用，补气养胃效果更好。
	✔ 取党参 10 克、大枣适量入砂锅中熬煮片刻，代茶饮用。
	✔ 将连须党参置于 500 克白酒中密封保存，一周后可食。

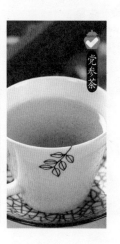

党参茶

配伍宜忌

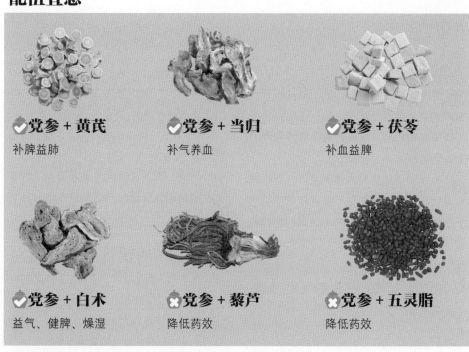

✔ **党参 + 黄芪**
补脾益肺

✔ **党参 + 当归**
补气养血

✔ **党参 + 茯苓**
补血益脾

✔ **党参 + 白术**
益气、健脾、燥湿

✘ **党参 + 藜芦**
降低药效

✘ **党参 + 五灵脂**
降低药效

服用期间的饮食与西药宜忌

✘ 服用党参时忌吃萝卜、绿豆及强碱性食物，如葡萄、海带及茶叶等。

✘ 不宜与含硫酸亚铁、维生素 B_1、四环素、红霉素、林可霉素、利福平、洋地黄等的西药同用。

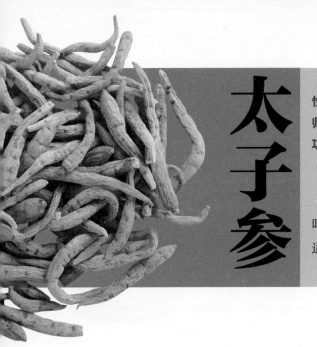

太子参

性味： 性寒，味苦、微甘。

归经： 入心、肺、肾经。

功效： 补气养阴、清火生津。

太子参为石竹科多年生草本植物异叶假繁缕的干燥块根，太子参药性平稳，适合长期服用。

人群宜忌

体质虚弱者宜服用。太子参具有补气健脾、益胃生津的功效，可增强脾脏和肺脏的功能，并能改善因体质虚弱而产生的疲劳感。

太子参还能提高人体免疫力，有增强体质的作用，适用于因机体免疫力低下而导致的脾气虚脱、食少倦怠、燥热咳嗽、多汗、口干舌燥等。

太子参味甘，表实邪盛（指人体受外邪侵袭，或因痰火、瘀血、虫积、食积、水湿等阻滞所引起的实性证候）、肠滑久泄者忌服。

选购宜忌

选购时以条粗肥润、质脆易折断、断面黄白色而亮、有粉性、无须根者为佳。

储存宜忌

干燥、炮制过的太子参宜放入干燥容器内后置于通风干燥处储存，注意防潮防蛀。

服用期间的饮食与西药宜忌

服药期间要忌食萝卜、绿豆及强碱性食物，如葡萄、茶叶、海带等。

不宜与西药中的维生素C、烟酸、胃蛋白酶合剂等酸性强的药物合用。

不宜与西药中的可待因、吗啡、哌替啶、苯巴比妥等合用。

服用宜忌

服用剂量	✔ 内服 3~6 克。
	✘ 内服不宜过量，以防出现胸闷、口干等不适症状。
服用时机	太子参以水煎后宜饭前服用，更利于药效发挥。
服用方法	✔ 将太子参捣碎，稍浸泡后以水煎，温服，每日 2 次。
	✔ 将太子参入茶杯中，以沸水冲泡，盖上杯盖闷 5 分钟，代茶饮。
	✔ 将太子参以水煎，滤渣取汁，加入淘洗净的粳米煮粥，粥将熟时调入白砂糖煮沸，早晚食用。
	✔ 将太子参放入容器中，加入酒精度数为 50 度的白酒中浸泡，密封 15 天后即可饮用，每日 2 次，每次 20~30 毫升。

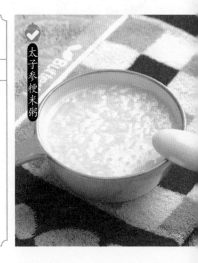

太子参粳米粥

配伍宜忌

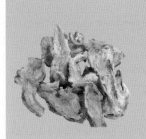

✔ **太子参 + 当归**

补气生津、补血活血

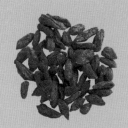

✔ **太子参 + 枸杞子**

益气生阴、滋阴养血

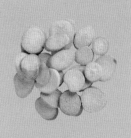

✔ **太子参 + 白芍**

补气养血、柔肝止痛

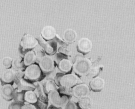

✔ **太子参 + 黄芪**

补气生津、固表止汗

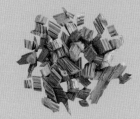

✔ **太子参 + 石斛**

补脾益胃、生津止渴

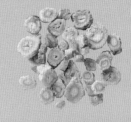

✔ **太子参 + 北沙参**

养阴、润肺、止咳

69

第二章 常见中药使用宜忌大盘点

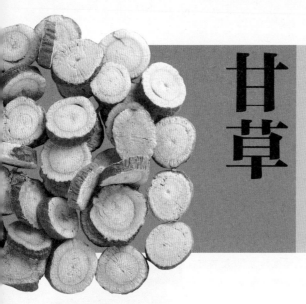

甘草

性味：性平，味甘。

归经：入十二经。

功效：补脾益气、清热解毒。

甘草也称"甘国老"。《神农本草经》中记载甘草"主五脏六腑寒热邪气，坚筋骨，长肌肉，倍力，金疮肿，解毒"。

人群宜忌

咳嗽痰多、咽喉肿痛及支气管哮喘者宜服，甘草能通过刺激咽喉及支气管黏膜的分泌作用，使痰易于咳出，无论寒热虚实及有痰无痰者均可服用甘草来止咳祛痰。甘草还能清热解毒，有效缓解热毒蕴结所致的咽喉肿痛等。

胃溃疡者、十二指肠溃疡者宜服，甘草可促进胃液分泌，保护胃肠道，甘草中的黄酮具有消炎、解痉和抗酸作用。

甘草能令体内湿气加重，湿盛而胸腹胀满、呕吐的人不可服用。

选购宜忌

选购时以皮细紧，色红棕，质坚实，断面色黄白，粉性足者为佳。

表面老黄色，微有光泽，略带黏性，气焦香，味甜的为蜜炙甘草。

储存宜忌

甘草宜在阳光下晒干后密封，置于干燥通风处储存，注意防潮防蛀。

不宜密封后置于冰箱保存，这是因为冰箱过于潮湿，甘草易变质。

服用期间的饮食与西药宜忌

服用甘草时宜与土豆、花生、山楂、冬瓜等同食。

甘草不可与鲤鱼、黄鱼、鲫鱼、河豚、海带、猪肉同食，同食易中毒。

服用甘草期间不宜食用辛辣刺激性食物及含糖量高的食物。

甘草中含激素样物质，与西药阿司匹林合用会加重胃肠道不适症状。

服用宜忌

服用剂量	✔ 内服 2~10 克，大剂量 30 克，保健用量 6~10 克。
	✘ 不宜久服多服，易引起浮肿。
服用时机	✔ 宜在饭前或饭后 1 小时服用。
服用方法	✔ 将甘草、桔梗同研为末，分包装，以开水冲泡，代茶饮用。
	✔ 取甘草适量，以水煎服饮用。
	✔ 将甘草切薄片，以 1~2 片于口中含服。

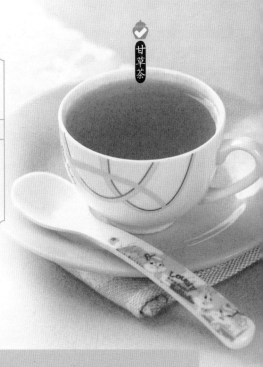

甘草茶

配伍宜忌

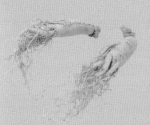

✔ **甘草 + 人参**

补气生津、健脾养心

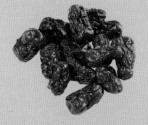

✔ **甘草 + 大枣**

补脾和中、养心安神

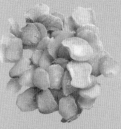

✔ **甘草 + 半夏**

补脾和胃

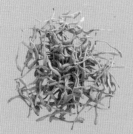

✔ **甘草 + 金银花**

清热解毒、消肿散痈

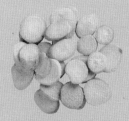

✔ **甘草 + 白芍**

益阴养血、缓急止痛

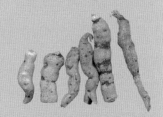

✘ **甘草 + 大戟**

引起呕吐

第二章 常见中药使用宜忌大盘点

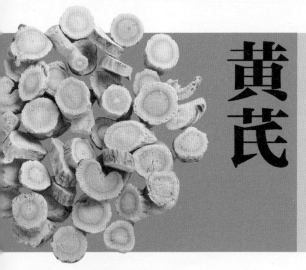

黄芪

性味： 性微温，味甘。

归经： 入脾、肺经。

功效： 补气升阳，益卫固表。

黄芪素以"补气诸药之最"著称，是一种名贵的中药材。李时珍在《本草纲目》中释名"耆，长也。黄耆色黄，为补药之长，故名。"人们常说"黄芪补一身之气"。可见，黄芪益气补虚的功效是很显著的。

人群宜忌

✓ 免疫力低、气虚体弱者宜服用。黄芪含有多糖、皂苷等成分，可明显提高非特异性免疫功能，对免疫系统有促进及增强作用，可有效提高人体免疫力，增强体质。

✓ 中老年人及高血压患者宜服用。黄芪可降低血液黏稠度，减少血栓形成，降低血压，抗衰老，增强机体免疫力，中老年人服用可起到增强体质、益寿延年的作用。同时，黄芪对于血压低的气虚者可升血压，对于气虚痰湿引起的高血压能起到降血压的功效，所以黄芪对于高血压患者，尤其是气血两虚型高血压患者尤其适合。

✓ 溃疡久治不愈者宜服用，黄芪可促进皮肤血液循环，具有敛疮生肌的作用，可促进溃疡面的愈合。

✓ 糖尿病患者宜服用。黄芪中含有黄芪多糖和黄芪皂苷，可有效调节人体内糖的代谢，控制人体内葡萄糖的含量，抑制血糖升高。但是当体内血糖过低时，它又会增加糖代谢，所以黄芪对人体血糖起到了双向调节的作用。

✗ 感冒发热、胸腹满闷者不宜服用。

✗ 肺结核有发热、口干唇燥、咯血症状者不宜单独服用。

✗ 孕妇及经期女性不宜长期大量服用。

✗ 阴虚体质、痰湿体质和气郁体质者不宜服用。

选购宜忌

✓ 正品黄芪表面呈淡黄棕色或淡褐色，分布有纵皱纹或纵沟以及横向的皮孔。

✗ 易折断，断面有黑心及空心者为伪品，不宜选购。

✓ 选购黄芪时以圆柱形、上端较粗、身干、皱纹少、粉性足、质地坚韧、不易折断、味微甜，无黑心及空心、嚼之微有豆腥味者为佳。

储存宜忌

✓ 黄芪易发霉虫蛀，应置于通风干燥处，密封保存。尤其在夏、秋高温潮湿的时候，要勤晒，以防潮湿霉变。

✗ 黄芪忌存放于冰箱或潮湿环境中。

中药应该这样吃——家庭中药宜忌全书

服用宜忌

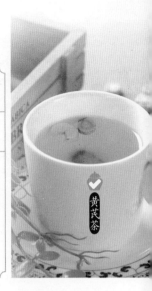

黄芪茶

服用剂量	✔煎汤内服常用量为 5~10 克。
	✘不宜一次服用太多，以防药力过猛，导致上火或加重疾病。
服用时机	✘春季肝火上升，不宜服用，否则易上火。
	✔秋冬季为进补的大好时机，体弱气虚者可适量进补。
服用方法	✔取黄芪 5~10 克，开水泡 10~20 分钟，代茶饮。
	✔用黄芪 50 克左右煎汤，取汤做饭或煮粥，有很好的补气功效。
	✔取黄芪 60 克研碎后加入 500 克米酒，放入酒瓶中密封一周即可食用。
	✔在炖鸡汤时放一些黄芪，可起到滋补作用。
	✘用于补气升阳时不宜生用。

配伍宜忌

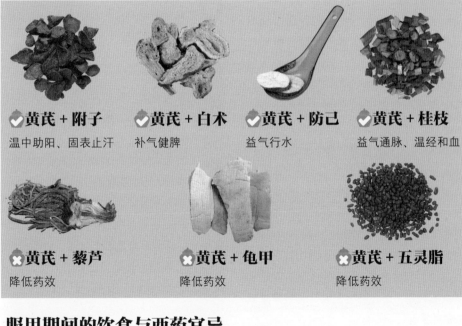

✅**黄芪 + 附子**
温中助阳、固表止汗

✅**黄芪 + 白术**
补气健脾

✅**黄芪 + 防己**
益气行水

✅**黄芪 + 桂枝**
益气通脉、温经和血

❌**黄芪 + 藜芦**
降低药效

❌**黄芪 + 龟甲**
降低药效

❌**黄芪 + 五灵脂**
降低药效

服用期间的饮食与西药宜忌

✅黄芪可与鸡肉、鲤鱼、猪肝、银耳同食，补益效果更佳。

❌黄芪不宜与杏仁同用，会降低药效。

✅宜与西药肾上腺皮质激素合用，可对抗泼尼松所致免疫抑制，增强吞噬细胞功能。

❌不宜与西药环磷酰胺（免疫抑制剂及抗肿瘤药）合用，二者相克。

❌不宜与酸性西药合用，以免降低疗效。

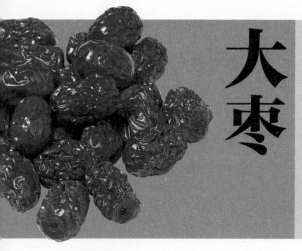

大枣

性味： 性温，味甘。

归经： 入肺、胃经。

功效： 补中益气、养血安神、缓和药性。

民间有"一日三个枣、终生不显老"的说法。《神农本草经》将其列为上品，称大枣有"主心腹邪气，安中养脾，助十二经。平胃气，通九窍，补少气，少津，身中不足，大惊，四肢重，和百药"等功效。

人群宜忌

肝病患者宜食。大枣能促进白细胞的生成，降低血清胆固醇，提高血清白蛋白，保护肝脏；还含有抑制癌细胞的物质。

高血压患者宜食。大枣中含有的芦丁是一种可使血管软化的物质，可以使血压降低，对高血压有防治作用。

贫血患者及女性宜食。大枣中含有丰富的维生素和铁等矿物质，能促进造血，防治贫血，使肤色红润。女性如果因经血排出过多而引起贫血，可常喝大枣水，能起到改善面色和温暖四肢的功效。大枣中所含的维生素C、芦丁等成分能促进皮肤细胞代谢，防止色素沉着，起到美颜润肤的效果。

大枣味甘，性温，食用过多会助湿生痰蕴热，有湿热痰热者不宜食用。体质燥热的女性，也不适合在经期吃大枣。

肠道寄生虫腹痛、脾胃虚寒、牙病、便秘者不宜食用。

糖尿病患者最好不吃。大枣糖分丰富，尤其是制成零食的大枣不适合糖尿病患者进补，以免血糖升高。

选购宜忌

选购大枣时以皮色紫红、颗粒大而均匀、皮薄核小、皱纹少、肉质厚且细实者为佳。

不宜选购皱纹多、痕迹深、果形凹瘪者，这样的大枣肉质较差。

选购大枣时要注意枣蒂，如果蒂端有穿孔或蘸有咖啡色粉末，果肉可能已被虫蛀。口尝时如果大枣味甜，以手捏感觉紧实干燥的质量较好，如果有酸涩味，用手捏松软粗糙的，质量较差。

储存宜忌

大枣放久了易生虫变质，我们在储存的时候可放点盐来吸湿杀菌，密封后注意干燥保存。

服用宜忌

服用剂量	✔ 内服 3~12 克，大剂量可服用 10~30 克。 ✔ 大枣制酒后每天 2 次，每次 10 毫升即可。
服用时机	✘ 食用大枣过多会引起胃酸过多和腹胀，有损消化功能，引发便秘，一次最好不超过 20 颗。
服用方法	✔ 大枣一年四季均可食用。 ✔ 大枣可鲜食，也可晒干或烘干食用。 ✔ 大枣制干后切片，放入茶杯中，以开水冲泡 10 分钟，于饭前饭后代茶饮。 ✔ 将大枣放入 500 毫升米酒中，浸泡 3 天后饮用。 ✔ 可在煲汤、煮粥、炖肉时放入几颗大枣。

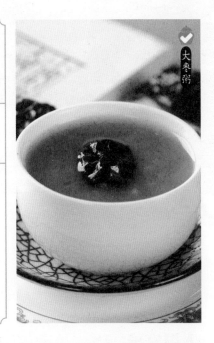

配伍宜忌

✔ **大枣 + 甘草**
甘缓益气、补养心脾

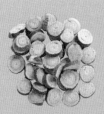

✔ **大枣 + 人参**
益气养血、补脾生津

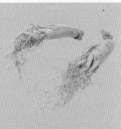

✔ **大枣 + 白术**
健脾燥湿

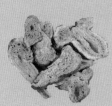

✔ **大枣 + 阿胶**
养血止血

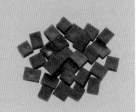

服用期间的饮食与西药宜忌

 不宜食用腐烂的大枣，因为大枣腐烂后在微生物的作用下会产生果酸和甲醇，食后引发中毒。

✘ 大枣不宜与海蟹同吃。

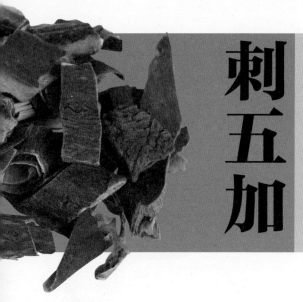

刺五加

性味： 性辛、温，味甘、微苦。

归经： 入脾、肺、心、肾经。

功效： 补气安神、益肾强腰、活血通络。

刺五加自古就被视为补肾益精及延缓衰老的良药。《本草纲目》中对刺五加作了"文章作酒，能成其味，以金买草，不言其贵"的超高赞誉。

人群宜忌

✅ 肾虚体弱、腰膝酸软者宜服，刺五加有健骨强腰、益气固本的功效，可治肾虚体弱。

✅ 瘀血所致心痛者宜服，刺五加入心经而辛散温通，具有活血通络、止痛的功效。

✅ 风湿关节痛者宜服，刺五加辛苦温通，具有益气散寒、祛风除湿的功效。

✅ 跌打损伤者宜服，刺五加辛温行散，能活血通络、消肿止痛，配伍川芎、红花，活血消肿功效增强。

✅ 用脑过度者及学生族宜服。刺五加能刺激及抑制中枢神经兴奋，具有健脑及提高脑力劳动效率的功效。

❌ 阴虚火旺者慎服。

选购宜忌

✅ 选购时以根圆柱形，表面灰褐色或黑褐色，皱纹明显，皮薄，质硬，断面为白色，有特异香气，嚼之味微辛，稍苦、涩者为佳。

❌ 气味刺鼻或无味者不宜选购。

储存宜忌

✅ 宜置于通风、阴凉、干燥处常温保存。

服用期间的饮食与西药宜忌

❌ 服用期间忌食油腻、辛辣、刺激性食物。

✅ 刺五加与西药肾上腺皮质激素合用，可阻止促肾上腺激素引起肾上腺增生，同时减轻可的松引起的肾上腺皮质萎缩。

服用宜忌

服用剂量	✔ 内服 6~15 克。
	✘ 不可长期大量服用，以防上火。
服用时机	✘ 秋、冬季宜养阴，刺五加伤阴，宜少食。
	✔ 晚上服用有助于睡眠。
服用方法	✔ 取适量刺五加切薄片，以水煎服即可。
	✔ 取 3~5 克刺五加切片，以沸水冲泡，代茶饮用。
	✔ 将刺五加浸入 500 克白酒中，密封保存，一周后即可食用。

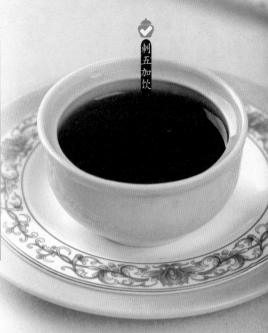

刺五加饮

配伍宜忌

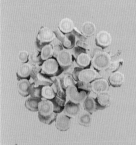

✔ **刺五加 + 黄芪**

补气健脾

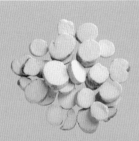

✔ **刺五加 + 山药**

健胃开胃

✔ **刺五加 + 杜仲**

温肾助阳、强筋健骨

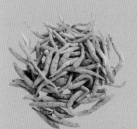

✔ **刺五加 + 太子参**

脾肺双补、益气生津

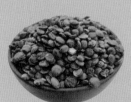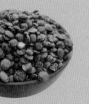

✔ **刺五加 + 酸枣仁**

补益心脾、宁心安神

✘ **刺五加 + 玄参**

降低药效

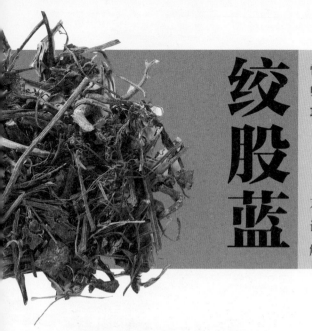

绞股蓝

性味：性寒，味苦。

归经：入肺、脾、肾经。

功效：益气安神、清热降压、止咳祛痰。

绞股蓝在我国有"东方神草""南方人参"的美誉。《临床中药辞典》中记载其可"健脾气，益气活血，生津止渴，解毒利湿"。

人群宜忌

失眠烦躁者宜服用，绞股蓝具有镇痛安神、安眠、抗精神紧张的功效。

高脂血症及动脉硬化者宜服用。绞股蓝能阻止脂质沉积在血管壁，从而降低血脂，防止动脉粥样硬化，并达到安神养性、延缓衰老的作用。

适用于气虚乏力、燥热咳痰、劳嗽、热毒疮疡等。

便秘及食少便溏者宜用，绞股蓝可促使肠胃蠕动，增加食欲。

皮肤病患者宜用，绞股蓝可增强血液循环，促进新陈代谢，促使皮肤保持和恢复健康。

腹胀腹泻者少食。

服药后出现恶心、呕吐、腹胀、腹泻（或便秘）、头晕、眼花、耳鸣等症状者应停服。

孕妇、经期女性以及体寒者不宜服用。

选购宜忌

优质绞股蓝尤其是野生的，有一股山野自然清新、清香绵长的气味累月积年也依然保持。

味浅薄或闻起来有梅干菜味或无味者为劣质品，不宜选购。

储存宜忌

干燥处理后要置于避光、阴凉处保存，注意防潮防蛀。

不可置于阳光下晒干，会影响药性及光泽度，要置于阴凉通风处阴干。

服用期间的饮食与西药宜忌

饮食宜清淡、易消化。

不宜与寒性的食物同服。

服用宜忌

服用剂量	✅ 内服 15~30 克，煎汤；研末 3~6 克。
	❌ 不宜一次服用太多，应先少量服用，没有不良反应后可加大用量。
服用时机	❌ 不宜空腹服用，对胃会有刺激性。
	❌ 忌秋冬季节大量服用。
服用方法	✅ 取绞股蓝全草 30 克洗净后以水煎。
	✅ 取绞股蓝 3 克以开水冲泡，代茶饮用。

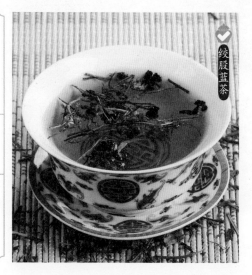

✅ 绞股蓝茶

配伍宜忌

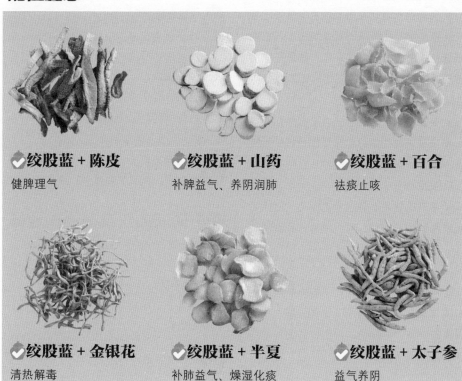

✅ **绞股蓝 + 陈皮**

健脾理气

✅ **绞股蓝 + 山药**

补脾益气、养阴润肺

✅ **绞股蓝 + 百合**

祛痰止咳

✅ **绞股蓝 + 金银花**

清热解毒

✅ **绞股蓝 + 半夏**

补肺益气、燥湿化痰

✅ **绞股蓝 + 太子参**

益气养阴

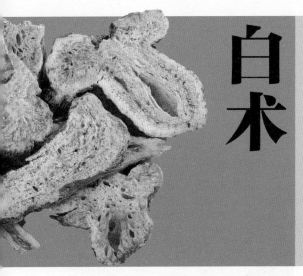

白术

性味： 性温，味苦、甘。

归经： 入脾、胃经。

功效： 健脾益气、燥湿利水、止汗、安胎。

在古代，白术和苍术是不分的。在南朝梁代，陶弘景按药物的形态、药材特性及使用方法分为了赤、白两种。直至宋代才将苍术、白术分开。《本草求真》记载其"既能燥湿实脾，复能缓脾生津。且其性最温，服则能以健食消谷，为脾脏补气第一要药也"。

人群宜忌

 脾虚湿阻引起的腹胀、咳痰、水肿、气虚自汗者宜服用。白术有良好的补气健脾作用，其苦味还能燥湿利水，祛除滞留在体内的水湿，从而起到祛痰止咳的作用，与黄芪、牡蛎等同用时固表止汗效果更佳。

免疫力差、抗病能力弱者宜服用，白术可增加机体的非特异性和特异性免疫功能，提高机体抗病能力，起到补虚强壮的作用。

糖尿病并发水肿患者宜服用，白术中所含的苍术醇、维生素A、挥发油等成分能促进电解质尤其是钠的排出，具有利尿和轻度降血糖的作用。

中老年人宜服用，白术能抑制红细胞自氧化溶血，直接清除自由基，减少自由基对身体的损伤，达到抗氧化，延缓衰老的作用。

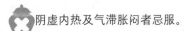 阴虚内热及气滞胀闷者忌服。

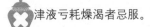 津液亏耗燥渴者忌服。

选购宜忌

选购时以个大、表面灰黄色、断面黄白色、质坚实，不易折断，嚼之有黏性，香气浓，味甘、微辛者为佳。

切勿购买市场上所售的伪品，一类为菊三七，表面为灰棕色，质坚实，切面为灰棕黄色，味先甘，后微苦；另一类为白芍根头部的切片，表面为黄棕色，质坚实，味微苦、酸。

储存宜忌

要置于干燥阴凉处密闭保存，注意防潮防蛀。

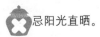 忌阳光直晒。

服用宜忌

服用剂量	✔ 内服 3~15 克。 ✘ 白术不可服用过量，否则会抑制心脏跳动。
服用时机	✔ 一年四季都可以使用，以夏季使用为佳。
服用方法	✔ 白术晒干后研为细粉，过筛，同绵白糖和匀，加适量水调糊，隔水蒸熟即可。 ✔ 将白术、甘草加适量的水煮沸后，加入少许绿茶冲服，每日 1 剂，分 3 次服用。 ✔ 可单味煎服或研末服用。 ✔ 取 300 克白术，洗净，切碎，放入锅内，以水煎 3 次，取汁合用，再以小火熬煮至浓缩成膏，放一夜，倒出上面清水。每服膏 1~2 匙，蜜汤调服。 ✔ 取白术、茯苓洗净晾干后以米酒浸泡，10 天后即可服用。分早晚 2 次，每次 20 毫升。 ✔ 炖鸡汤时加入适量白术，补益效果更佳。

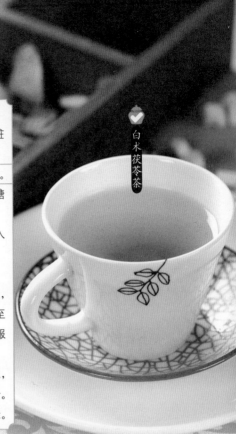

白术茯苓茶

配伍宜忌

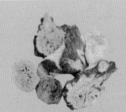

✔白术 + 苍术

健脾燥湿

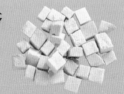

✔白术 + 茯苓

健脾利湿

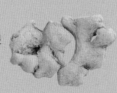

✔白术 + 干姜

温中散寒、健脾化湿

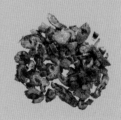

✔白术 + 黄芩

清热、和阴、安胎

服用期间的饮食与西药宜忌

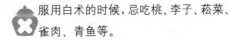

白术与白砂糖同食具有健脾摄涎的功效。

服用白术的时候，忌吃桃、李子、菘菜、雀肉、青鱼等。

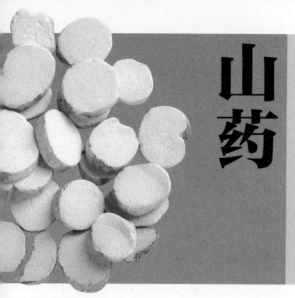

山药

性味： 性平，味甘。

归经： 入肺、脾、肾经。

功效： 益气养阴，补脾、润肺、益肾。

山药是中医平补脾、肺、肾的中药材，为历史悠久的传统保健食品，最早记载于《山海经》和《神农本草经》，被列为药之上品。《本草纲目》中记载山药具有"益肾气，健脾胃，止泻痢，化痰涎，润皮毛"的功效。

人群宜忌

✓ 脾胃功能较差者可常服用，山药中含有利于脾胃消化吸收的物质，可平补脾胃，脾阳亏或胃阴虚者，皆可食用。

✓ 肾亏遗精者及白带多的妇女均可食用。糖尿病患者可少量食用。

✓ 肺虚久咳者宜食用，山药中所含的皂苷、黏液质，具有润滑、滋润的作用，可益肺气，养肺阴。

✓ 心脑血管病患者宜食用山药，山药中含有大量黏液蛋白、维生素及微量元素，能有效阻止血脂在血管壁的沉淀，可预防心血管疾病。

✓ 皮肤干燥及老化者宜服。山药能改善皮肤老化问题，起到美颜润肤的作用。

✗ 前列腺癌、乳腺癌患者不宜食用。

✗ 山药有收涩的作用，故大便燥结者不宜食用。

✗ 湿盛中满及积滞者不宜单独服用。

选购宜忌

✓ 选购鲜山药时以质量较重、须毛较多者为佳，购买干品以质坚实、粉性足、色洁白、干燥者为佳。

✓ 如果山药的横切面为雪白的，则为新鲜的，若呈黄色似铁锈，则不宜购买。

✗ 表面有异常斑点的山药有可能感染过病害，不宜购买。

✗ 冬季受冻的山药不宜购买，可通过用手握10分钟左右来判断，手握山药后出汗则为受冻了。

储存宜忌

✗ 切勿将山药与水果一同入冰箱冷藏，以防水果中释放的乙烯使山药变质。

✓ 将山药折断，将切口处用米酒浸泡后待伤口愈合，用纸巾包好，置于阴凉处可保存数月。

✓ 如果家里通风设施比较好的话，可以常温保存，在存放的时候不要用塑料袋和报纸装山药，最好能让其散开。

✗ 勿将山药置于潮湿处保存，山药中含有大量的黏液和淀粉，受潮会发软、霉变。

服用宜忌

服用剂量	✔ 内服 10~30 克。
	✘ 糖尿病患者不可大剂量服用，150 克以内即可。
服用时机	✔ 山药一年四季均可吃，春、冬季食用可增强人体免疫力，脾胃虚寒者可在春、夏季食用山药养阳。
服用方法	✔ 山药宜在早上吃，可增强身体抵抗力。
	✘ 山药不宜空腹吃，也不宜大量服用，否则会引起肠胃不适或便秘。
	✔ 取适量鲜山药洗净后入锅中隔水蒸熟，去皮食用。
	✔ 可将山药鲜品炒菜食用。
	✔ 将山药干品与糯米同煮粥，加适量白砂糖调味。
	✔ 可将山药去皮，切丁后与绿豆同煮至熟烂。
	✔ 可在炖煮鸡时加入适量山药，补益效果更佳。
	✘ 山药药用时不可久煎。

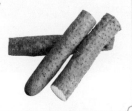

配伍宜忌

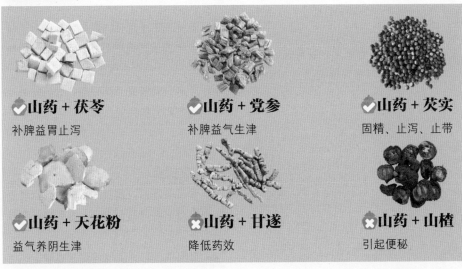

✔ **山药 + 茯苓**
补脾益胃止泻

✔ **山药 + 党参**
补脾益气生津

✔ **山药 + 芡实**
固精、止泻、止带

✔ **山药 + 天花粉**
益气养阴生津

✘ **山药 + 甘遂**
降低药效

✘ **山药 + 山楂**
引起便秘

服用期间的饮食与西药宜忌

✔ 服用山药时可与萝卜、牛肉、羊肉、核桃、芝麻等搭配使用，补益效果更好。

✘ 服用山药时，忌与油菜、香蕉、柿子、猪肝、葱同服，会有副作用。

✘ 山药不可与碱性药物同服。

✘ 山药不宜与西药糖皮质激素类药物同用，如地塞米松、泼尼松等，山药中的黏液质等成分会与这类药相抵触。

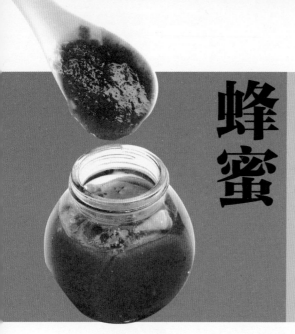

蜂蜜

性味： 性平，味甘。

归经： 入肺、脾、大肠经。

功效： 润肺止咳、润燥通便、补中缓急、解毒。

蜂蜜在很久以前就被认为是最有价值的食品，甚至有些地方用蜂蜜来缴税。《本草纲目》中记载："蜂蜜，其入药之功有五，清热也，补中也，解毒也，润燥也，止痛也。"

人群宜忌

冠心病患者宜食，蜂蜜可以营养心肌并改善心肌代谢功能，防止血液凝集，促使冠状血管的血液循环正常运行。

贫血、肝病、心脏病、肠胃疾病等患者均宜食用蜂蜜，蜂蜜含有葡萄糖、果糖、蛋白质、酶、维生素及多种无机盐，可提高机体免疫力，增强体质。

蜂蜜可促进肠胃蠕动，调整肠胃功能，促进体内毒素的排出，防治便秘，所以适合便秘者或是减肥的人食用。

老少皆宜，蜂蜜中含有的钾可强健筋骨，磷可健脑益智。

过敏者不宜食用，未满一岁的婴儿不宜吃蜂蜜，以防中毒。

糖尿病患者最好不要食用蜂蜜。

选购宜忌

选购蜂蜜时以液体呈透明的白色、淡黄或深黄色，较黏稠，底部可见少量结晶者为佳。

优质的蜂蜜挑起时可见长丝不断流，闻起来有淡淡的植物味花香，吃起来香甜可口。

看起来色泽鲜艳，里面分布有很多悬浮物及沉淀物，闻起来气味刺鼻的蜂蜜不宜选购，此为假蜂蜜。

可取一滴蜂蜜滴在吸水性比较好的纸上，如果蜂蜜能透过纸，则说明掺入了水。

储存宜忌

蜂蜜最好用玻璃瓶、瓷器、塑料瓶等非金属容器储存，密封后要置于低温避光处。

忌用铁、铝等金属容器储存蜂蜜，否则会产生化学反应，造成污染。

不宜置于潮湿环境储存，以防吸湿发酵。

每次取用蜂蜜时一定要用干净的匙匕，切勿用蘸过水的匙，以免混入杂质容易变质。

中药应该这样吃——家庭中药宜忌全书

服用宜忌

服用剂量	✔ 蜂蜜作为治疗或辅助治疗药物时,成人一天为 100 克,最好不要超过 200 克,分早、中、晚 3 次服用,儿童食用量一般为 30 克,根据年龄进行增减。两个月为一个疗程;只作为保健服用时用量一般为每天 10~50 克。 ✖ 不可一次进食太多蜂蜜,正常成年人每天 20 克左右为宜。
服用时机	✔ 蜂蜜在一年四季均可服用,但以秋季最佳。 ✔ 蜂蜜服用不分早晚,但以晨起服用效果最好。 ✔ 适宜在饭前 1~1.5 小时或饭后 2~3 小时食用。 ✔ 神经衰弱及睡眠质量差者可在睡前服用蜂蜜,能起到安神益智和促进睡眠的作用。 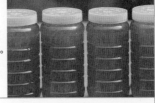
服用方法	✔ 新鲜蜂蜜可直接服用,或加适量温开水冲服。 ✖ 蜂蜜不宜用沸水冲泡,否则会破坏其营养成分,水温应不高于 40℃。 ✖ 不宜高温蒸煮或加热,易使蜂蜜颜色变深、营养价值降低,且食之有酸味。 ✔ 把蜂蜜涂抹于皮肤外表或与橄榄油、牛奶等做成天然面膜,有很好的美容效果。 ✔ 在炎热的夏季可用冷开水调服蜂蜜,具有清热解暑的效果。

配伍宜忌

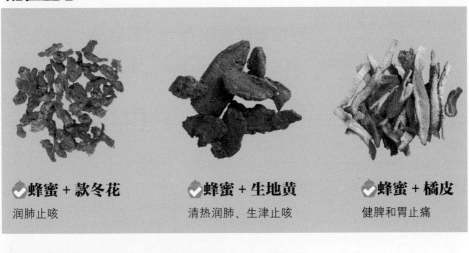

✔蜂蜜 + 款冬花
润肺止咳

✔蜂蜜 + 生地黄
清热润肺、生津止咳

✔蜂蜜 + 橘皮
健脾和胃止痛

服用期间的饮食与西药宜忌

✖ 蜂蜜不宜与韭菜、豆腐同食,会引起腹泻。

✖ 蜂蜜与葱同食后会产生有害物质,刺激肠胃而导致腹泻。

✖ 食用蜂蜜后少吃或忌吃辛辣刺激性食物。

✔ 一般情况下,蜂蜜可以与西药同服,可先喝蜂蜜水,过一会儿再吃西药。

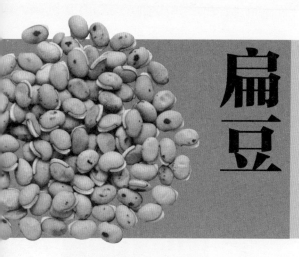

扁豆

性味： 性微温，味甘。

归经： 入脾、胃经。

功效： 健脾化湿。

扁豆别名"白扁豆"，为豆科一年生缠绕草本植物扁豆的种子。《滇南本草》记载其"治脾胃虚弱，反胃冷吐，久泻不止，食积痞块，小儿疳积"。

人群宜忌

✓ 脾虚湿盛所致的食少便溏、呕吐泄泻者宜用。

✓ 病后体虚者宜用。

✓ 夏季外感于寒、内伤暑湿所致的恶寒发热、头重身倦、脘痞吐泻者宜用。

✓ 酒毒伤胃或鱼蟹中毒所致的腹痛吐泻者宜用。

✗ 多食壅气，伤寒邪滞者忌用。

选购宜忌

✓ 选购以个体肥大、荚长10厘米左右、皮色鲜嫩、无虫、无伤者为佳。

储存宜忌

✓ 宜置于0~5℃低温下储存。

✗ 储存期不易过长，购买后越快食用越好。

服用宜忌

服用剂量	✓ 内服 10~30 克，入丸散 6~10 克。
服用时机	✓ 用于健脾止泻宜炒用煎煮，饭前服用；用于消暑解毒绞汁后煮熟随时用。
服用方法	✓ 扁豆可捣碎煎水服用，具有消暑的功效。 ✓ 嫩扁豆荚可用作蔬菜，常用烧、煮的方式烹调家常菜。

服用期间的饮食与西药宜忌

✗ 内服时必须煮熟食用。

✗ 扁豆与空心菜同食会生成不易被人体吸收的物质，不宜搭配食用。

✗ 扁豆含毒性蛋白，忌生品内服。

✗ 不宜与西药呋喃唑酮、灰黄霉素、帕吉林、苯乙肼、苯乙丙肼等合用。

配伍宜忌

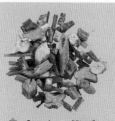

✓ **扁豆 + 藿香**

解暑、和中、化湿

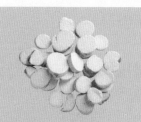

✓ **扁豆 + 山药**

调补脾胃、和中化湿、止泻

补阳药的使用宜忌

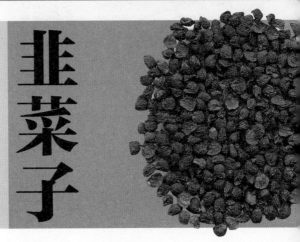

性味： 性温，味辛、甘。

归经： 归肝、肾经。

功效： 补肝肾、暖腰膝、壮阳固精。

韭菜的果实晒干搓出种子即为韭菜子。《本草纲目》中记载其"补肝及命门，治小便频数遗尿，女人白淫白带"。

人群宜忌

因肝肾虚损、阳气衰弱引起的膝腰冷痛者宜用。

阳痿、遗精患者宜用。

女子白带过多，或宫冷不孕者宜用。

阴虚火旺者忌用。

选购宜忌

选购时以表面呈黑色，有规则的网状皱纹，外表呈扁卵圆形或类三角状扁形，顶端钝，基部微尖，种皮薄，质坚硬，食之有韭菜味者为佳。

服用宜忌

服用剂量	✓ 内服为 5~15 克。
服用时机	✓ 宜久煎，饭前服用可加强补肾功效。
服用方法	✓ 取韭菜子、枸杞子各适量，与大米煮成粥食用，有补精气、坚筋骨的功效。
	✓ 将韭菜子 20 粒放入锅中，加入适量盐和清水，煎汤取汁，可代茶饮用，有益肾固精的功效。

服用期间的饮食与西药宜忌

饮食宜清淡、易消化。

慎食生冷食物。

储存宜忌

宜置于干燥处，防潮防霉。

配伍宜忌

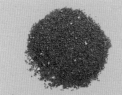

韭菜子 + 菟丝子

补肾壮阳、固精止遗

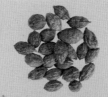

韭菜子 + 益智仁

补肾壮阳、固精缩尿

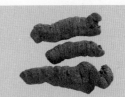

韭菜子 + 巴戟天

补肾壮阳、强筋健骨

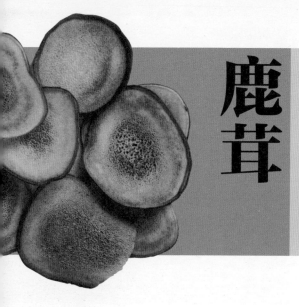

鹿茸

性味： 性温，味甘、咸。

归经： 入肝、肾经。

功效： 补肾阳、益精血、强筋健骨。

我国历代医家均十分推崇鹿茸的补益作用，将其列为"补阳第一药"。《本草纲目》中记载其："生精补髓，养血益阳，强筋健骨。治一切虚损、耳聋、目暗、眩晕、虚痢。"

人群宜忌

久病体虚者宜服用鹿茸。鹿茸含有比人参更丰富的氨基酸、卵磷脂、维生素和微量元素等，能振奋和提高机体功能，具有补虚强身的功效。

免疫力低下、抵抗力差者宜服用。鹿茸能增加机体对外界的防御能力，调节体内免疫平衡，促进创伤愈合，增强免疫力，从而起到强壮身体、延缓衰老的作用。

过度疲劳者宜服用。鹿茸富含胶质、蛋白质及各种无机盐，可提高机体功能，改善睡眠质量，增强食欲，改善蛋白质和能量代谢，从而减轻疲劳。

肾阳虚弱并出现阳痿早泄、遗精滑精、腰脊冷痛、宫寒不孕、头晕耳鸣者宜服用。鹿茸具有补肾壮阳、益精填髓、促进生殖功能的功效。

精血不足、筋骨无力软弱、小儿发育不良者宜服用。肾藏精主骨，肝藏血主筋，如果肝肾虚弱则会出现精血不足及发育缓慢的症状，鹿茸可益精血、壮筋骨、加速生长发育。

溃疡及骨折患者宜服用。对于久治不愈的溃疡及创伤，鹿茸能增强其再生能力，从而促进溃疡面及骨折的愈合。

阴虚阳盛者、吐血下血、感冒、头晕、咳嗽者忌用。

高血压、肾炎、肝炎患者不宜服用。

选购宜忌

选购时以外皮红棕色、表面密生红黄或棕黄色细茸毛、断面为蜂窝状、皮茸紧贴、体轻、质硬而脆、气微腥、味咸者为佳。

厚薄大小不均匀、毛短、体重、质地坚韧、断面无蜂窝状、气淡、易溶于水者为伪品，不宜选购。

储存宜忌

鹿茸在储存时最好用少量当年产的花椒埋藏起来，这样可利用花椒挥发气味来预防虫蛀。

储存鹿茸时最好放在阴凉干燥处，注意密闭冷藏。

服用宜忌

服用剂量	✔ 内服 1~2 克，保健剂量为 0.3~0.5 克。
	✘ 不宜用量过大、过猛，否则会阳升风动或伤阴动血，出现头晕目赤、吐血。
服用时机	✔ 一年四季中除夏季外，其他季节都可以服用，秋冬季服用最好。
	✔ 用于补肝益肾、补益精血时，宜饭前服用。
服用方法	✔ 取鹿茸 1~3 克研为细末，以温开水冲服，每次 1~2 克，每日 3 次。
	✔ 将鹿茸切片，宜开水冲泡，代茶饮用。
	✔ 取 10~15 克鹿茸切片，加入 500 毫升白酒，浸泡 3 日后即可饮用。每次饮用 15~20 毫升。

配伍宜忌

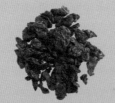

✔ **鹿茸 + 山茱萸**

补益肝肾、生津益血

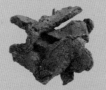

✔ **鹿茸 + 熟地黄**

补肝肾、益精血

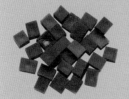

✔ **鹿茸 + 阿胶**

温补肝肾、固精止崩

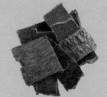

✔ **鹿茸 + 杜仲**

温肾壮阳、强筋骨

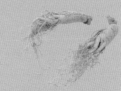

✔ **鹿茸 + 人参**

大补气血、益精填髓

服用期间的饮食与西药宜忌

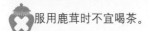 服用鹿茸时不宜喝茶。

✘ 鹿茸不宜与萝卜同食。

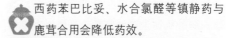 西药苯巴比妥、水合氯醛等镇静药与鹿茸合用会降低药效。

✘ 鹿茸含激素样物质，与西药阿司匹林同用会加重胃肠道不良反应。

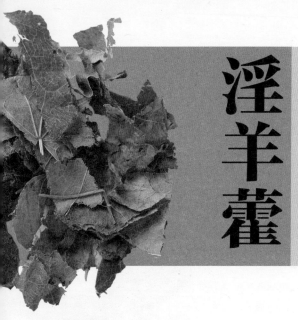

淫羊藿

性味： 性温，味辛、甘。

归经： 入肝、肾经。

功效： 温肾壮阳、强筋骨、祛风湿。

　　淫羊藿为小檗科多年生草本淫羊藿、心叶淫羊藿或箭叶淫羊藿的茎叶。《本草正义》记载："淫羊藿，禀性辛温，专壮肾阳，故主阴痿，曰绝伤者，即阳事之绝伤也。"

人群宜忌

阳痿遗精、腰膝酸软等人宜服。淫羊藿含有淫羊藿苷、木兰碱、挥发油、黄酮等成分，能刺激神经兴奋，促进精液分泌。淫羊藿提取液具有雄激素样功能，可起到补精壮阳的作用。

心脑血管病患者宜服。淫羊藿所含的黄酮类及淫羊藿苷能扩张冠状动脉，增加血流量，抗心肌缺血，抑制心肌收缩力而使心脏做功减少，降低心肌耗氧量，减轻冠心病心绞痛症状。此外，淫羊藿还可抗骨质疏松，促进骨质生长，抗衰老，降低血糖、血压、血脂，抑制血小板聚集，可预防和改善心脑血管疾病。

易生病，身体抵抗力差者宜服。淫羊藿中所含的维生素E及多糖能提高人体免疫力，达到强健机体的作用，淫羊藿多糖通过对脾脏抗体生成细胞的影响，既增加脾脏抗体生成细胞数，又能促进浆细胞产生抗体。

因肝肾不足而诱发筋骨痹痛、风湿拘挛麻木等患者宜服。肝肾不足，则血滞不畅，肌肤麻木，筋脉拘挛，淫羊藿辛温燥散，能祛风寒湿邪，温通阳气，促进血液循环，血流通畅则疼痛止，拘挛麻木得以缓解。

阴虚火旺者及性欲亢进者不宜服用淫羊藿。

凡属阳热亢盛、里实热证、热盛伤津的肠燥便秘等患者不宜服用。

选购宜忌

淫羊藿呈细圆柱形，表面为黄绿色或淡黄色，选购淫羊藿时以梗少、叶多、色黄绿、不破碎、干燥者为佳。

选购淫羊藿时可观察其叶，正品箭叶淫羊藿一回掌状三出复叶，伪品箭叶淫羊藿为二回掌状三出复叶。

储存宜忌

宜置于干燥阴凉处储存，注意防潮。

服用宜忌

服用剂量	✔ 内服 10~15 克。
	✘ 不宜久服多服，易引起上火症状。
服用时机	✔ 淫羊藿一年四季均可服用，但以冬季进补效果最佳，夏季宜少服。
	✔ 用于补肾壮阳时宜饭前服；用于祛风除湿时宜饭后服用。
服用方法	✔ 取 6 克淫羊藿研为细末，以温开水送服。
	✔ 取适量淫羊藿切薄片，以沸水冲泡，代茶饮用。
	✔ 取 50 克淫羊藿切片，以 500 毫升白酒浸泡，密封。每日摇 1 次，春夏季 3 日、秋冬季 5 日后即可饮用。
	✔ 可在煮粥或煲汤时加入淫羊藿，补阳效果更佳。

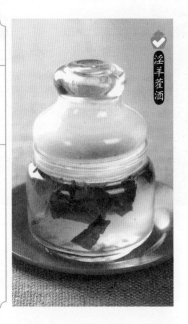

淫羊藿酒

配伍宜忌

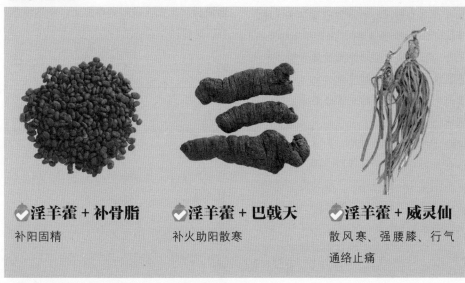

✔ **淫羊藿 + 补骨脂**

补阳固精

✔ **淫羊藿 + 巴戟天**

补火助阳散寒

✔ **淫羊藿 + 威灵仙**

散风寒、强腰膝、行气
通络止痛

服用期间的饮食与西药宜忌

 服药期间要忌食生冷、辛辣刺激性食物。

第二章　常见中药使用宜忌大盘点

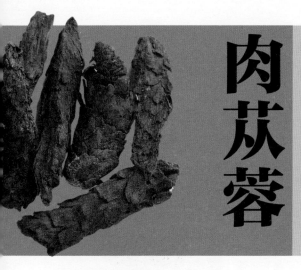

肉苁蓉

性味： 性温，味干。

归经： 入肾、大肠经。

功效： 补肾壮阳、润肠通便。

　　肉苁蓉素有"沙漠人参"之美誉，具有极高的药用价值，是我国传统的名贵中药材，也是历代补肾壮阳类处方中使用频度最高的补益药物之一。《神农本草经》称其"养五脏，强阴，益精气，久服轻身"。

人群宜忌

　　肾阳不足兼精血亏损者、男子阳痿早泄、女子宫寒不孕、肝肾不足者皆宜服用。肉苁蓉能补肾壮阳、滋养精血，是治肾虚、精血亏损及宫寒不孕的常用药。

　　性欲减退、性功能障碍及前列腺炎等患者宜服用。肉苁蓉中所含活性成分苯乙醇苷类，有补肾助阳、滋养精血的作用。另外，它还富含环烯醚萜及其苷类、木质素苷类及肉苁蓉多糖等成分，可发挥类似睾酮的作用，从而起到提高性欲、增强性功能的作用。

　　内分泌失调者宜服。肉苁蓉对阳虚和阴虚动物的肝脾核酸含量下降和升高有调整作用；有激活肾上腺功能、释放皮质激素的作用，同时不会影响自然生殖周期的内分泌平衡。

　　中老年人宜服。肉苁蓉可提高红细胞超氧化物歧化酶（SOD）的活性，有一定程度的抗衰老作用。肉苁蓉还具有抗动脉粥样硬化的作用。

　　便秘者宜服。肉苁蓉能促进肠道蠕动，抑制大肠水分的吸收，起到改善便秘的作用。

　　肉苁蓉性温助阳，胃肠实热、大便干结者服用后会加重症状。

　　肉苁蓉能助阳滑肠，因此阴虚火旺及腹泻便溏者忌服。

选购宜忌

　　肉苁蓉呈扁圆柱形，为不规则的类圆形或长椭圆形厚片，表面密被覆瓦状排列的肉质鳞叶，体重、质硬、不易折断、断面为棕褐色。选购药材通常以个大身肥、黑褐色、茎肉质软者为佳。

　　肉苁蓉伪品为不规则或类圆形的厚片，表面黑棕色或棕黑色，质坚脆，断面呈黑褐色，胶质样，并可见棕色小点，此为锁阳经酒炙呈黑色后所冒充的，购买时需谨慎。

储存宜忌

　　炮制好后将肉苁蓉晒干，挂在阴凉通风处，可保存一年之久。期间宜晒一两次，注意防潮防蛀。

　　忌放于铁器、铜器等容器内储存，以防药效降低。

服用宜忌

服用剂量	✔ 内服 10~20 克。
	✔ 肉苁蓉药力和缓，入药太少没有效果，用量宜较大。
服用时机	✔ 肉苁蓉在春季水分和养分最充足，保健价值也最高。此外，冬季进补肉苁蓉可增强抵抗力。
服用方法	✔ 将肉苁蓉切薄片，放入茶杯中，以沸水闷泡几分钟后可代茶饮用。
	✔ 将 100 克肉苁蓉切薄片，加入 1000 毫升白酒，加入 50 克冰糖，密封保存，浸泡半年后饮用。
	✔ 将 20 克肉苁蓉洗净后切碎，与适量淘洗干净的粳米或大米同放入砂锅内，熬煮成粥。
	✔ 将肉苁蓉切成薄片，与土豆、肉类等炒菜、炖汤食用，鲜美可口。
	✔ 将肉苁蓉切成薄片，放入砂锅中，加适量水煎煮 2 次，每日 1 剂，分两次服。

配伍宜忌

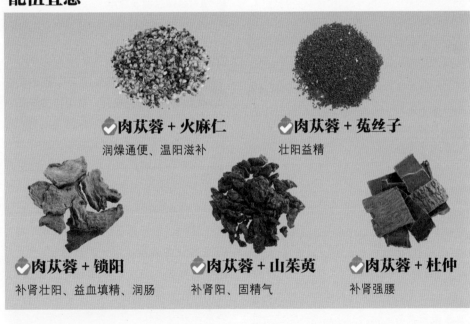

✔ **肉苁蓉 + 火麻仁**
润燥通便、温阳滋补

✔ **肉苁蓉 + 菟丝子**
壮阳益精

✔ **肉苁蓉 + 锁阳**
补肾壮阳、益血填精、润肠

✔ **肉苁蓉 + 山茱萸**
补肾阳、固精气

✔ **肉苁蓉 + 杜仲**
补肾强腰

服用期间的饮食与西药宜忌

✖ 服药期间要忌食生冷、油腻食物。

✖ 服药期间忌饮茶。

✔ 肉苁蓉与酚磺乙胺、氨基己酸、凝血酶等具有止血功能的西药合用，止血功效增强。

✔ 肉苁蓉与丙酸睾酮、甲睾酮、绒促性素等西药合用，可增强男性性腺功能。

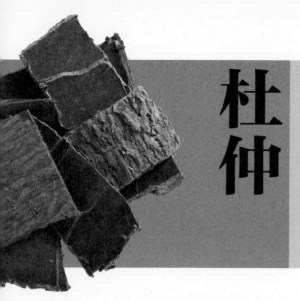

杜仲

性味： 性温，味甘。

归经： 入肝、肾经。

功效： 补肝肾，补精血，强筋骨，安胎。

　　杜仲为杜仲科植物杜仲的干燥树皮，是一味名贵的滋补药材。我国最早的中药学典籍《神农本草经》将杜仲列为上品，并记载其"主腰脊痛，补中益精气，坚筋骨，强志"。

人群宜忌

　　肾虚患者宜服用。杜仲所含杜仲绿原酸具有增强肾上腺皮质功能的作用，可以助阳补肾。

　　孕妇宜服用，尤其是因冲任不固所致的胎动不安者，服用杜仲可补肾安胎。另外，杜仲对先兆性流产和习惯性流产的孕妇也很有好处。

　　高脂血症患者宜服用。杜仲可分解体内胆固醇，降低体内脂肪含量，增强血管弹性，促进血液循环，恢复肝脏功能，适当服用可防治高血脂。

　　高血压患者宜服用。杜仲树皮的提取物有明显的降压作用，现代医学也表明，杜仲能使高血压患者血压有所降低，并改善头晕、失眠。

　　老年人宜服用。杜仲中富含的多种微量元素与人体内分泌系统、免疫功能系统、生长发育系统的结构和功能有密切关系，特别是与抗衰老有密切关系。如锌对淋巴细胞起特异性促细胞分裂的作用，能延缓衰老。

　　杜仲属温补药物，阴虚火旺者忌用。

　　由于杜仲有兴奋大脑皮质和降低血压的作用，低血压患者禁用。

　　对杜仲过敏者禁用。

选购宜忌

　　选购杜仲时以外表呈淡灰棕色或灰褐色，有明显的纵皱纹，质脆，易折断，皮厚而大、粗色刮净、内表面呈暗紫色、断面银白色橡胶丝多，味稍苦者为佳。

　　伪品一为藤杜仲，表面呈灰黄色或黑色，粗糙有凹陷，折断有白色絮状物相连，拉之即断，无臭，味稍甘；伪品二为红杜仲，外表面呈红棕色，质硬而脆，断面有白色胶丝相连，胶丝稀疏，弹力不大，易断，气无，味稍涩；伪品三为白杜仲，外表面呈灰褐色，有明显突起的横长或圆形皮孔，并有微突起的横纹，断面有白色胶丝，拉之易断，无弹性，气无，味微苦。购买时要仔细辨认，切勿买到伪品。

储存宜忌

　　杜仲易受潮霉变，应放入木箱内，置于通风、阴凉、干燥处保存。

中药应该这样吃——家庭中药宜忌全书

服用宜忌

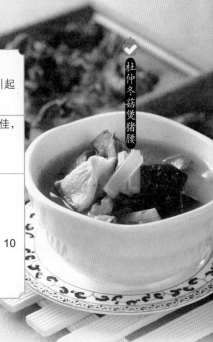

服用剂量	✔ 内服 10~15 克，保健剂量 1~5 克。
	✘ 杜仲性温，为滋补性中药，长期大量服用会引起上火。
服用时机	✔ 杜仲一年四季均可服用，但以秋冬季服用为佳，夏季少服。
	✔ 杜仲早晚均可服用。
服用方法	✔ 可空腹服用杜仲。
	✔ 将杜仲切成薄片，以沸水浸泡，代茶饮用。
	✔ 将杜仲切成薄片，以水煎，早晚各服用 1 次。
	✔ 将杜仲切薄片，放入 500 毫升白酒中浸泡，10 日后即可饮用。
	✔ 将杜仲切片后与鸡肉、猪肾等一起煲汤。

配伍宜忌

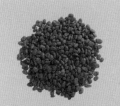

✔ **杜仲 + 补骨脂**

补肾强腰膝

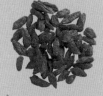

✔ **杜仲 + 枸杞子**

补益肝肾

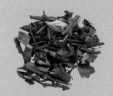

✔ **杜仲 + 桑寄生**

补肝肾、养血安胎

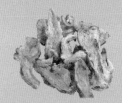

✔ **杜仲 + 当归**

强筋健骨、活血止痛

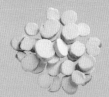

✔ **杜仲 + 山药**

补肾益气

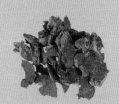

✘ **杜仲 + 玄参**

降低药效

服用期间的饮食与西药宜忌

 服药期间要慎食生冷黏滑的食物。

 杜仲与西药肾上腺皮质激素合用，可提高免疫力。

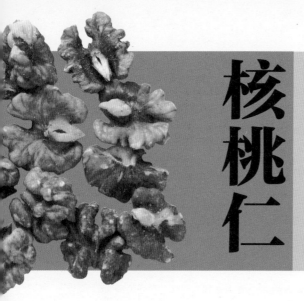

核桃仁

性味： 性温，味甘。

归经： 归肺、肾、大肠经。

功效： 补肾益精、温肺定喘、润肠通便。

核桃又名"长寿果"，《本草纲目》记载其"补气养血，润燥化痰，益命门，利三焦，温肺润肠"。经常食用核桃，既能强健身体，又能延缓衰老。

人群宜忌

中老年人及经常用脑者宜用。核桃中的磷脂，对脑神经有良好的保健作用；核桃中还含有不饱和脂肪酸，有防治动脉硬化的功效。

血糖偏高者宜用。核桃中含有一种脂肪酸，能够改善胰岛功能，调节血糖。

核桃中富含维生素 E 和一些有助于预防糖尿病的物质，对糖尿病患者改善病情很有好处。

高血压患者宜用，核桃中的不饱和脂肪酸可改善血液循环，降低血液黏稠度，对防治高血压病有益；核桃中富含钾、钙，能对抗钠升高血压的不利影响，辅助降低血压。

上火、腹泻的人不宜吃，因核桃火气大，含油脂多。

核桃火气大，孕妇不宜大量久服。

选购宜忌

选购时以色泽光鲜、表面呈鲜褐色、手感重者为佳。

储存宜忌

宜装入透气性较好的袋子里，置于通风、干燥处保存。

服用期间的饮食与西药宜忌

核桃仁表面褐色的薄片宜保留食用，以防营养流失。

核桃不宜与酒同食。

服用宜忌

服用剂量	✔ 内服为 10~30 克。
	✘ 核桃每次食用量不宜过多，以免上火、恶心。
服用时机	✔ 定喘止咳宜连皮用，润肠通便宜去皮用。
服用方法	✔ 将适量核桃仁、大米、大枣一起熬成粥喝，保健效果极好。
	✔ 核桃仁也可与山楂、花生、小米、黄豆等磨成豆浆饮用。
	✔ 核桃仁加适量盐水煮水，喝水吃渣可治肾虚腰痛。

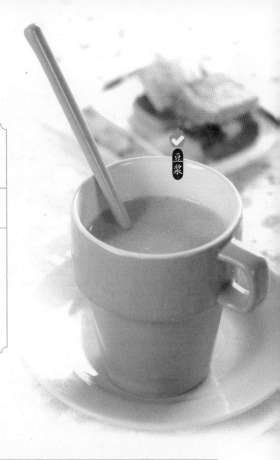

豆浆

配伍宜忌

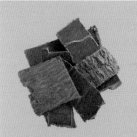

✔核桃仁 + 杜仲

治肾虚、腰痛、腿弱

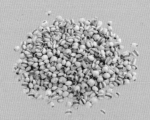

✔核桃仁 + 薏苡仁

补气健脾、补肾固涩

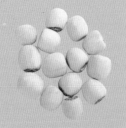

✔核桃仁 + 莲子

补心健脑

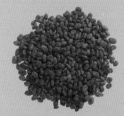

✔核桃仁 + 补骨脂

治肾阳不足、阳痿不举、腰膝冷痛

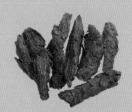

✔核桃仁 + 肉苁蓉、当归

可治肠燥便秘

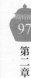

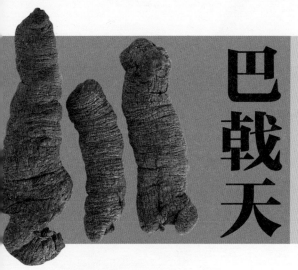

巴戟天

性味： 性微温，味辛、甘。

归经： 入肾，肝经。

功效： 补肾阳，强筋骨。

巴戟天根部肉质肥厚，故又叫巴戟肉。巴戟天用作补肾阳药，始载于汉代《神农本草经》，记载其"主大风邪气，阴痿不起，强筋骨，安五脏，补中增志益气"。

人群宜忌

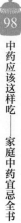

有阳痿、早泄等性功能障碍者宜服用。巴戟天富含锰、锌等。锰与人体的性发育息息相关，缺锰易导致卵巢或睾丸萎缩；锌能促进血液中睾酮含量升高，促进性欲。

身体虚及免疫力低下者宜服用。中医认为巴戟天有补虚扶正的功效，现代药理实验也表明，巴戟天中的某些成分具有良好的抗疲劳效果，能够提高免疫力。

乙肝及高血压患者宜服用。巴戟天的乙醇提取物可抑制乙肝病毒，对乙型肝炎能起到预防和辅助治疗的作用。另外，巴戟天的根浸液有降低血压、刺激造血功能、增加红细胞及血红蛋白的作用。

老年人及血管性痴呆患者宜服用。巴戟天中所含的增巴戟素可明显改善衰老症状，延缓脑细胞衰老，降低脑组织中的脂褐素水平，提高大脑对缺氧的耐受能力，从而有效保护因缺氧而受损伤的大脑，有效治疗血管性痴呆。

抑郁患者宜服用。巴戟天水提物及其单体化合物具有很好的抗抑郁作用，对抑郁症患者具有辅助治疗作用。

青少年宜服用。巴戟天所含的巴戟素可有效保护大脑，并能提高记忆力，起到健脑益智的作用。另外，巴戟天还能促进生长发育，强健体魄。

巴戟天助阳伤阴，火旺泄精、阴虚水乏者禁用。

巴戟天属温阳之品，如有口渴口干，小便黄赤等热性症状，不宜服用。

选购宜忌

以肉质粗壮、心木细、色紫红、无杂物者为佳。

根呈圆柱形，横断面木部较粗，味淡，嚼之有沙砾感者为伪品，不宜选购。

储存宜忌

储存时宜置通风干燥处，注意防蛀防霉，夏季应及时检查、翻晒。

一旦发现发霉，切不可用水洗，应置于阳光下晾晒后，用毛刷刷掉霉。

服用宜忌

服用剂量	✔ 内服 10~15 克，研末吞服每次 1~3 克。
	✖ 不宜长期服用，易伤阴助火。
服用时机	✔ 一年四季均可服用，但春夏季肝阳旺盛，服用后易上火，不宜多服，秋冬季服用后可补虚健骨。
	✔ 早晚均可服用。
服用方法	✔ 取巴戟天 5 克，红茶 3 克，以开水冲泡至味淡后即可代茶饮用。
	✔ 将巴戟天切薄片，以水煎服，每日 1 剂。
	✔ 将巴戟天切薄片，以水煎，滤渣取汁，巴戟天汁中加适量粳米同煮成粥，佐餐服用。
	✔ 将巴戟天研为粉末，吞服。
	✔ 将巴戟天切薄片，加入 500 毫升白酒浸泡，7 天后饮用，每日 2 次，每次 10~20 毫升。
	✔ 在煲蚌肉、猪蹄时可加入巴戟天。

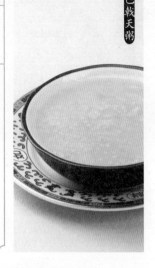

巴戟天粥

配伍宜忌

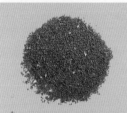

✔ **巴戟天 + 菟丝子**

壮肾固精

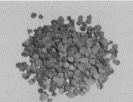

✔ **巴戟天 + 覆盆子**

补肾壮阳、固精缩尿

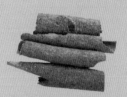

✔ **巴戟天 + 肉桂**

补肾壮阳

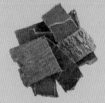

✔ **巴戟天 + 杜仲**

补肾、散风湿、强健筋骨

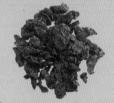

✔ **巴戟天 + 山茱萸**

助肾火、固下元

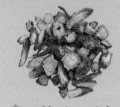

✖ **巴戟天 + 丹参**

降低药效

服用期间的饮食与西药宜忌

 服药期间要忌食生冷、油腻、辛辣刺激性食物。

第二章　常见中药使用宜忌大盘点

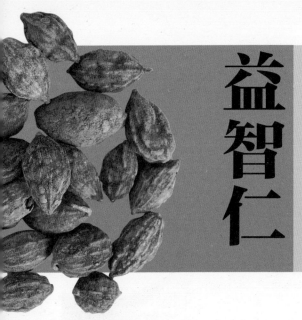

益智仁

性味： 性温，味辛。

归经： 入脾、肾经。

功效： 补肾壮阳，温脾固精。

　　益智仁为姜科植物益智的干燥成熟果实，是一味补肾防衰的良药。《本草拾遗》记载其"主遗精虚漏，小便余沥，益气安神，补不足，安三焦，调诸气"。

人群宜忌

　　婴幼儿及中老年人宜服用。益智仁中的牛磺酸对人体健康，特别是对婴幼儿的正常成长发育，以及对中老年人延缓衰老有重要作用。

　　免疫力低下及阳虚怕冷者宜服用。益智仁能提高人体免疫功能，对阳虚怕冷的病人有明显的强壮和治疗作用。

　　男性性功能低下者宜服用。益智仁所含的苯丙基糖苷类化合物能明显提高男性的性功能，并具有预防性能力降低的作用。

　　脾肾虚寒、腹痛腹泻或肾气虚寒、排尿频数、遗尿、遗精患者宜用。

　　益智仁燥热，能伤阴助火，阴虚火旺或因热而致遗精、滑精或妇女崩露带下者忌服。

选购宜忌

　　以个大、饱满、气味浓、外形呈纺锤形或椭圆形，外皮为红棕色至灰褐色，纵向分布有隆起线，皮薄而稍韧，与种子紧贴者为佳。

储存宜忌

　　益智仁炮制后应放入容器内密封保存，置于阴凉干燥处，并注意防潮、防蛀。

服用期间的饮食与西药宜忌

　　饮食宜清淡、易消化。

　　慎食生冷的食物。

服用宜忌

服用剂量	✔ 内服 3~10 克。
	✘ 益智仁一次不可服用过量，多服易伤阴助火。
服用时机	✔ 一年四季皆可服用，秋冬季服用效果较佳，夏季宜少服。
服用方法	✔ 将益智仁切薄片，以水煎，饭后服用。
	✔ 将益智仁研为末，以水送服。
	✔ 将益智仁研为末，煮粥时可加入适量益智仁末。
	✔ 益智仁可与老鸭、鸡等一同炖汤。

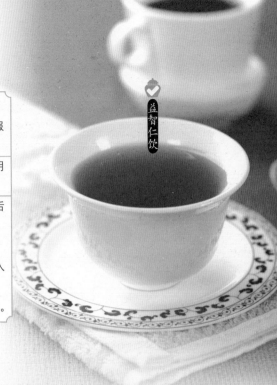

益智仁饮

配伍宜忌

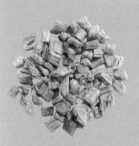

✔ **益智仁 + 党参**

补脾固摄

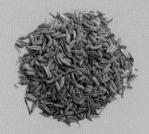

✔ **益智仁 + 小茴香**

温脾开胃、散寒止泻

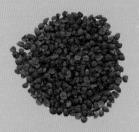

✔ **益智仁 + 韭菜子**

补肾壮阳、固精缩尿

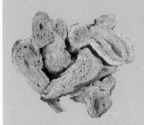

✔ **益智仁 + 白术**

温肾助阳、补气健脾

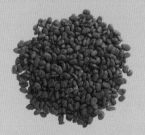

✔ **益智仁 + 补骨脂**

固精止泻

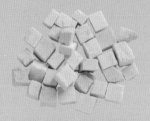

✔ **益智仁 + 茯苓**

温肾壮阳、健脾利湿

第二章　常见中药使用宜忌大盘点

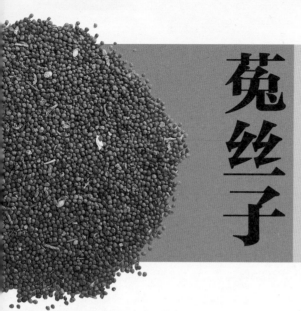

菟丝子

性味：性平，味辛、甘。

归经：入肝、肾经。

功效：补肾益精、养肝明目、阴阳双补、
固精缩尿、止泻。

菟丝子又名吐丝子、菟丝实、无娘
藤、豆寄生等，在《神农本草经》中被
列为上品，可以久服。《名医别录》记
载其"养肌强阴，坚筋骨"。

人群宜忌

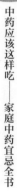

脾肾虚泻、阳痿、遗精者宜服用。菟
丝子能明显增强红细胞免疫功能，提
高精子活力，促进睾丸及附睾的发育。

冠心病患者宜服用。菟丝子所含的黄
酮可有效增加冠状动脉血流量，减少
冠状动脉阻力，从而使缺血心肌供血量增
加，缓解冠心病症状。

白内障等眼疾患者宜服用。菟丝子具
有保肝明目的功效，可延缓及治疗白
内障。

适用于呓语、小便频数、尿有余沥、
头晕眼花、视物不清、耳鸣耳聋以及
妇女带下、习惯性流产等。

菟丝子温燥，易伤阴，阴虚火旺、阳
强不痿及大便燥结者禁服。

孕妇及血崩者忌服。菟丝子具有雌激
素样作用，可使子宫增重并兴奋，不
利于安胎。菟丝子可抑制血小板聚集，血
崩者服用会加重症状。

选购宜忌

正品菟丝子呈类圆形或卵圆形，表面
呈灰棕色或黄棕色，略微粗糙，种皮
坚硬不易碎，气微，无臭，嚼之微苦涩。

储存宜忌

宜将菟丝子置于通风干燥阴凉处保存，
注意防潮防蛀。

储存菟丝子时切忌水泡，易发霉变质。

服用期间的饮食与西药宜忌

饮食宜清淡、易消化。

服药期间要忌食生冷、致泻食物。

服用宜忌

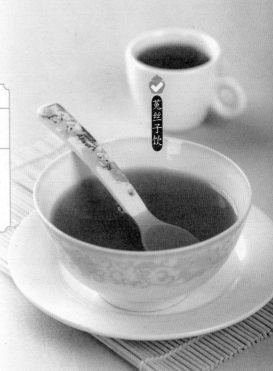

菟丝子饮

服用剂量	✔ 内服 10~15 克。
服用时机	✔ 一年四季均可服用。
	✔ 饭前服用补益肝肾效果更佳。
服用方法	✔ 将菟丝子研为细末，温水调服。
	✔ 将菟丝子研为细末，制成药丸，以酒或淡盐水送服。
	✔ 将菟丝子以水煎，随时饮用。

配伍宜忌

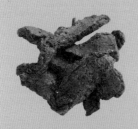

✅ **菟丝子 + 熟地黄**

补肝肾不足

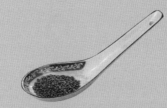

✅ **菟丝子 + 沙苑子**

补肾益精、明目

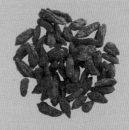

✅ **菟丝子 + 枸杞子**

滋肾益精、养肝明目

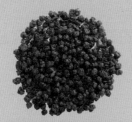

✅ **菟丝子 + 五味子**

补肾涩精

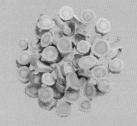

✅ **菟丝子 + 黄芪**

温肾补脾、升阳止泻

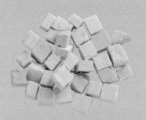

✅ **菟丝子 + 茯苓**

温肾健脾益气、收敛止带

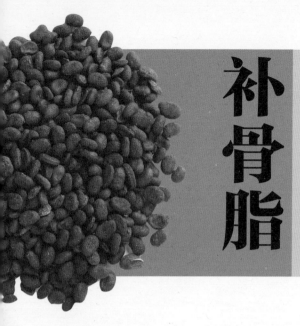

补骨脂

性味： 性温，味辛、苦。
归经： 入肾、心包、脾、胃、肺经。
功效： 助肾补阳、纳气平喘、固精缩尿。

补骨脂始载于《药性本草》，为豆科一年生草本植物补骨脂的成熟果实，为温脾暖肾的要药。《本草经疏》评价说"补骨脂，能暖水脏；阴中生阳，壮火益土之要药也"。

中药应该这样吃——家庭中药宜忌全书

人群宜忌

牛皮癣、白癜风等皮肤病患者宜服用。补骨脂所含的香豆精衍生物可使局部皮肤色素新生。另外，补骨脂素和异补骨脂素可促进皮色素的合成，并使之沉积于皮下。

免疫力低下及肺癌等癌症患者宜服用。补骨脂提取物有显著增强免疫功能的作用。补骨脂酒精浸剂在试管内可抑制结核杆菌，对防治肺病很有效果，对肺癌有较好的抵抗作用。补骨脂所含的补骨脂素对白血病细胞有较强的杀伤作用，因而有一定的抗癌作用。

血管病患者宜服用。补骨脂所含补骨脂乙素具有明显的扩张冠状动脉、增强心肌收缩力的作用，有益血管健康。

老年人宜服用。补骨脂能通过调节神经和血液系统，促进骨髓造血，增强免疫和内分泌功能，从而起到抗衰老的作用。

补骨脂性质温燥，对胃又有刺激性，常服易出现口干舌燥、咽喉干痛等症状，故阴虚火旺及有胃病者慎用。

孕妇慎服。

选购宜忌

选购补骨脂时以粒大饱满、色黑褐、无杂质、质地坚实者为佳。

储存宜忌

密闭，置干燥阴凉处保存，防潮。

服用期间的饮食与西药宜忌

服药期间要慎食辛辣食物。

服用宜忌

服用剂量	✔ 内服 5~10 克，外用适量。
	✘ 补骨脂不宜大量服用，否则会伤阴助火。
服用时机	✔ 补骨脂一年四季均可服用，秋冬季可多服，夏季宜少服。
	✘ 补骨脂不宜空腹服用，以防伤脾胃。
服用方法	✔ 将补骨脂研为细末，以温酒送服，每日 2 次。
	✔ 将补骨脂切薄片，以水煎，每日 1 剂，分 2 次服用。
	✔ 将补骨脂切薄片，微炒，研末内服。
	✔ 将补骨脂微炒，研末，调匀后外敷。
	✔ 将 30 克补骨脂研为粉末，浸入酒精度数为50~60 度的白酒中，7~10 日后即可饮用。

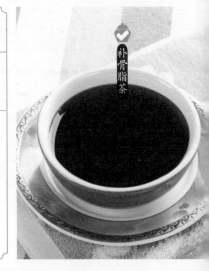

补骨脂茶

配伍宜忌

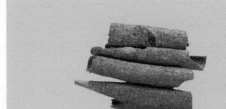

✔补骨脂 + 肉桂

补火助阳、温脾止泻

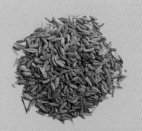

✔补骨脂 + 小茴香

暖肝温肾、缩尿止遗

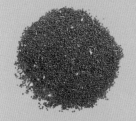

✔补骨脂 + 菟丝子

补肾助阳、益髓固精

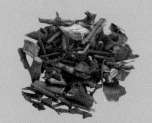

✔补骨脂 + 桑寄生

补肾壮阳、强筋健骨

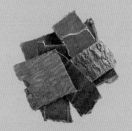

✔补骨脂 + 杜仲

补肝益肾、壮阳缩尿

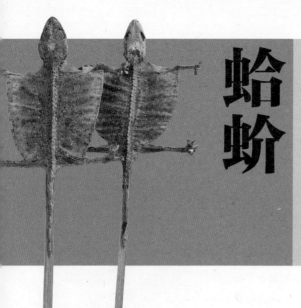

蛤蚧

性味：性平，味咸。

归经：入肺、肾经。

功效：补肺气、助肾阳、益精血、止咳喘。

　　蛤蚧是动物蛤蚧去除内脏后的干燥全体。明代李时珍认为，蛤蚧能"补肺气，定喘止咳，功同人参。益阴血，助精扶赢，功同羊肉"。

人群宜忌

　　慢性肺病患者，包括肺气肿、肺结核、支气管哮喘者宜服用。蛤蚧可提高机体免疫力，加强肺、支气管吞噬细胞吞噬细菌的功能。另外，蛤蚧对气管也具有直接松弛作用，从而起到平喘的效果。

　　性欲低者宜服用。蛤蚧的醇提物有激素样作用，能促进性欲。特别是它的尾部锌含量较高，促进性欲功效更强。

　　体质虚弱的老年人宜服用。蛤蚧具有一定的抗衰老作用。

　　蛤蚧性温，凡阴虚火动、外感风寒咳嗽者不宜服用。

选购宜忌

　　古代医家曾说"凡采之者，须存其尾，则用之力全，尾不全者无效"，所以在选购时以体大、尾粗而长、无虫蛀、质地坚韧、干燥、气腥、味微甜者为佳。

储存宜忌

　　置于密封干燥容器内，放阴凉通风处保存。

　　蛤蚧易生虫，可在容器内放入少量花椒及干葱头，起到驱虫、杀虫、抑制虫蛀的作用。

服用期间的饮食与西药宜忌

　　饮食宜清淡、易消化。

　　服药期间要忌食生冷、油腻、燥热的食物。

中药应该这样吃——家庭中药宜忌全书

服用宜忌

服用剂量	✔内服 3~7 克，研粉服每次 1~2 克，浸酒服宜用 1~2 对。
服用时机	✘不宜长期大量服用，易伤阴助火。 ✔一年四季均可服用。 ✔饭前服用可加强补益功效。
服用方法	✔将蛤蚧浸入 1000 毫升酒精度数为 50 度的米酒中，浸泡 1 个月，每日服用 10~20 毫升。 ✔将蛤蚧焙干、研为细末，煮粥至熟时，撒入蛤蚧末，5~10 分钟后服用。 ✔炖煮鸡、瘦肉时可加入蛤蚧。

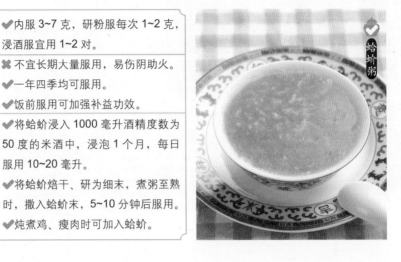

蛤蚧粥

配伍宜忌

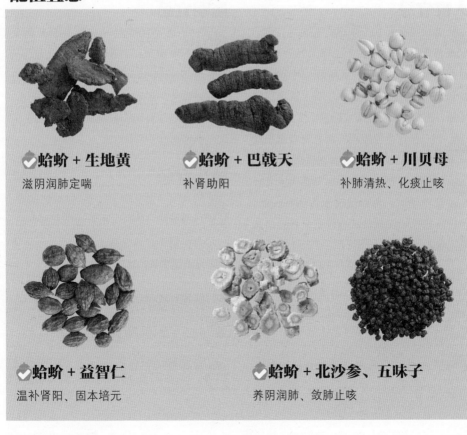

✔蛤蚧 + 生地黄
滋阴润肺定喘

✔蛤蚧 + 巴戟天
补肾助阳

✔蛤蚧 + 川贝母
补肺清热、化痰止咳

✔蛤蚧 + 益智仁
温补肾阳、固本培元

✔蛤蚧 + 北沙参、五味子
养阴润肺、敛肺止咳

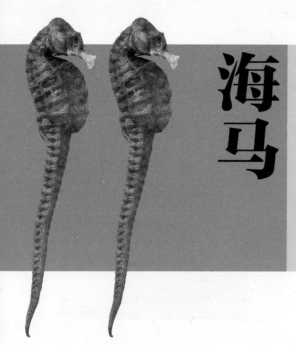

海马

性味： 性温，味甘、咸。

归经： 入肝、肾经。

功效： 补肾壮阳、活血散结、消肿止痛。

海马具有较高的经济价值，被称为"南方人参"。自古以来备受人们的青睐。《本草新编》记载海马"入肾经命门"。

中药应该这样吃——家庭中药宜忌全书

人群宜忌

✅ 肾阳不足及前列腺患者宜服用。海马富含的 DHA（二十二碳六烯酸），是前列腺及精子的主要物质基础。海马中锌、锰含量较高，锰可促进性发育，锌可促进性欲，因此肾阳不足者宜服用。

✅ 妇科病患者宜服用。海马具有暖小腹的作用，可以治疗各种妇科病。

✅ 睡眠质量差者宜用。海马具有温肾壮阳的功效，能够促进人体新陈代谢，调理体虚、神经衰弱及夜尿频多导致的睡眠质量差。

❌ 多食海马易造成上火及血压升高，所以阴虚火旺及高血压者忌服。

❌ 海马有收缩子宫的功效，容易引起流产，所以孕妇忌食。

❌ 男子性欲过旺、性功能亢进者忌服。

选购宜忌

✅ 一等海马体弯曲，头尾齐全，体长 16~30 厘米；二等海马呈黄白色，头尾齐全，体长 8~15 厘米；三等海马呈黄白色或暗褐色，头尾齐全，体长低于 8 厘米。选购海马时以体大、质地坚实、色白、头尾齐全者为佳。

储存宜忌

✅ 宜密封并置于阴凉、干燥、通风处储存，注意防潮、防蛀。如果海马不够干燥，一定要先阴干，再保存，以免因水分含量过高而出现变质的情况。

服用期间的饮食与西药宜忌

✅ 饮食宜清淡、易消化。

❌ 服药期间要慎食生冷及辛辣刺激性食物。

服用宜忌

服用剂量	✔ 内服 3~9 克，研末 1~1.5 克，外用适量。 ✘ 不宜多服，多服易上火。 ✘ 海马一年四季均可服用，夏季少服。
服用时机	✔ 饭前服用补肾效果更佳。
服用方法	✔ 将海马捣碎，研为细末，以温开水冲服。 ✔ 将海马烘干，研为粉末，加米酒浸泡 1 个月，睡前饮用。 ✔ 将 2 对海马洗净后沥干，加 500 毫升白酒浸泡，密封 15 日，每晚睡前饮用。 ✔ 炖鸡汤时可加入海马。

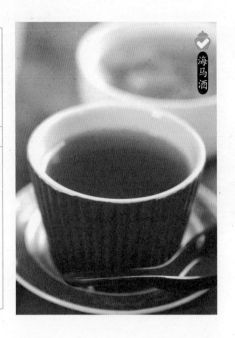

海马酒

配伍宜忌

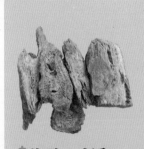

✔ **海马 + 木香**

行气活血、消散除积

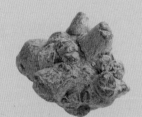

✔ **海马 + 三七**

消肿散瘀止痛

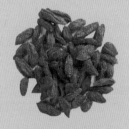

✔ **海马 + 枸杞子**

助阳固精

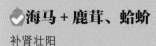

✔ **海马 + 鹿茸、蛤蚧**

补肾壮阳

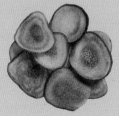
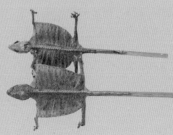

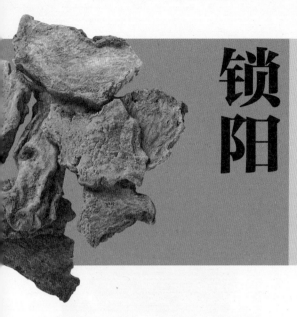

锁阳

性味：性温，味甘。

归经：入肝、肾、大肠经。

功效：补肾阳、益精血、润肠通便。

锁阳又名"不老药"。锁阳野生于沙漠戈壁，零下20℃生长最宜，生长之处不积雪、地不冻。《本草原始》记载其"补阴血虚火，兴阳固精，强阴益髓"。

人群宜忌

 动脉硬化患者及老年人宜服用。锁阳可有效清除体内自由基，还能提高过氧化脂质酶活性，抵抗衰老。此外，还具有预防动脉硬化的作用。

免疫力低下者宜服用。锁阳能够促进人体细胞再生和新陈代谢，增强免疫调节能力。

男性不孕不育患者宜服用。锁阳经盐炮制后，对睾丸、附睾的功能有明显促进作用。其水提物能使精子数量及存活率明显增加，精子的活动率增强，是治疗男性不育的常用药。

大便燥结者不宜服用。

大便滑泄、遗精不固、火盛便秘、阳道易举、心虚气胀者皆禁用。

选购宜忌

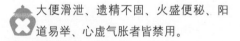 选购时以植株肥大、质地坚实、色红、断面粉性足、不显筋脉者为佳。

储存宜忌

置于通风干燥处保存，避免受潮或沾水。

服用期间的饮食与西药宜忌

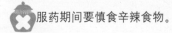 服药期间要慎食辛辣食物。

中药应该这样吃——家庭中药宜忌全书

服用宜忌

服用剂量	✔ 内服 10~15 克。
	✘ 不可长期大量服用，易致便秘。
服用时机	✔ 一年四季均可服用，夏季少服。
服用方法	✔ 将锁阳去皮切片后即可生食。
	✔ 将锁阳洗净后，放入砂锅中以水煎，滤取药汁，加入粳米煮粥。
	✔ 将锁阳以水煎煮，去渣取汁，加入红糖调服，代茶饮用。
	✔ 炖煮乌鸡、羊肉时可加入锁阳。
	✔ 取锁阳 30 克洗净切片，加入 500 毫升白酒浸泡，每日摇一摇，7 日后饮用，每日早晚各 1 次，每次 10~20 毫升。

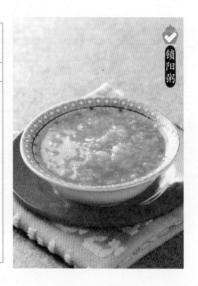

锁阳粥

配伍宜忌

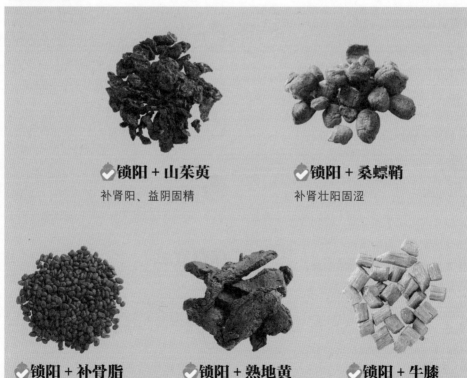

✔ **锁阳 + 山茱萸**
补肾阳、益阴固精

✔ **锁阳 + 桑螵鞘**
补肾壮阳固涩

✔ **锁阳 + 补骨脂**
补肾、壮阳、固精

✔ **锁阳 + 熟地黄**
补肝肾、益精髓

✔ **锁阳 + 牛膝**
补益肝肾、强筋健骨

第二章　常见中药使用宜忌大盘点

补血药的使用宜忌

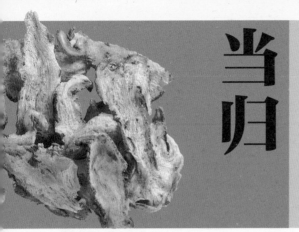

当归

性味：入心、肝、脾经。
归经：性温，味甘、辛。
功效：补血活血、调经止痛。

当归最早记载于《神农本草经》，被历代医家推崇为妇科之要药。当归还被尊为"药王"、"血中圣药"。《本草备要》记载其"血虚能补，血枯能润"。

人群宜忌

月经不调、痛经、崩漏等女性宜服。当归含有谷固醇、挥发油、亚叶酸等成分，其能调节子宫平滑肌收缩，达到解除痉挛、调经止痛的功效。

血虚者宜服，当归能促进血红蛋白及红细胞的形成，增强机体造血功能，起到活血补血、行滞止痛的功效。

心血管疾病及老年人宜服用。当归可抑制肝合成胆固醇和清除自由基，保护血管壁内膜不受损伤，阻止血栓形成，抑制脂质沉积于血管壁，起到降血脂及预防动脉粥样硬化的作用。当归中性油还可扩张冠状动脉，增加冠状动脉血流量，起到预防冠心病及降低血压的作用。

月经过多、有出血倾向者不宜服用。

湿热或湿阻中焦，大便稀溏、慢性腹泻者慎服。

阴虚火旺、胃阴不足、口干舌燥、肾虚湿热及肝阳痰火者不宜服。

孕妇慎服。

选购宜忌

选购时以外皮黄棕色至深褐色，主根粗长、油润、肉质饱满，断面色黄白，气浓香者为佳。

色泽过深者不宜选购，当归中含有大量的蔗糖和挥发油，容易走油、发霉、生虫、变色。色泽过深为陈货或走油导致。

储存宜忌

储存前要先经过晾晒，密封后置于阴凉干燥处保存。

保存温度不宜超过28℃，高温易导致吸潮及轻度霉变、虫蛀。

一旦发现有霉变，要及时晾晒或用60℃的温度烘干。

服用宜忌

服用剂量	✔ 内服 6~12 克，用于药膳时为 10~20 克，养生保健为 3~6 克。
	✘ 当归用量过大会导致嗜睡、疲倦等不良反应。
服用时机	✔ 一年四季均可服用，但当归性温热，夏季最好少服。
	✘ 不宜空腹服用。
服用方法	✔ 将当归切成薄片，取 5~10 克以水煎或入水浸泡，代茶饮用。
	✔ 取当归 50 克切成小块，用 500 克白酒浸泡，密封 10 日左右取出，每天服用 2 次，每次 10 毫升即可。
	✔ 炖肉或炖鸡汤时可加入适量当归，补益效果更佳。
	✔ 将当归以水煎后取汁，加入粳米同煮成粥，具有一定的补益作用。

配伍宜忌

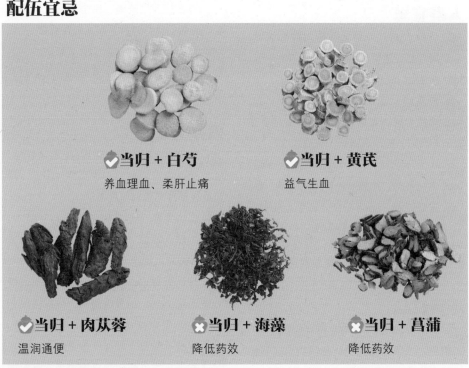

✔ **当归 + 白芍**
养血理血、柔肝止痛

✔ **当归 + 黄芪**
益气生血

✔ **当归 + 肉苁蓉**
温润通便

✘ **当归 + 海藻**
降低药效

✘ **当归 + 菖蒲**
降低药效

服用期间的饮食与西药宜忌

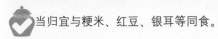当归宜与粳米、红豆、银耳等同食。

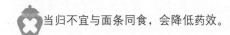当归不宜与面条同食，会降低药效。

✘ 服用当归期间要忌食寒凉、生冷食物。

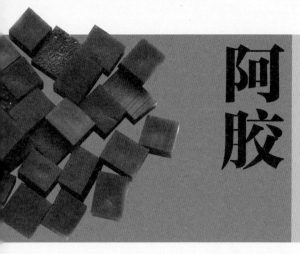

阿胶

性味： 性平，味甘。

归经： 入肺、肝、肾经。

功效： 补血止血、补虚润肺。

阿胶最初是用牛皮、驴皮及其他多种动物皮熬制的，直至唐代，人们发现以驴皮熬制阿胶效果更佳，便改用驴皮。阿胶始载于《神农本草经》，被列为上品。《本草纲目》称阿胶为"圣药"。

人群宜忌

适合贫血、出血及肺肾阴虚燥热者。阿胶能促进红细胞与血红蛋白的生成，起到抗贫血、止血、补血的作用。

爱美的女性及睡眠质量不佳者宜服。阿胶含有丰富的胶原蛋白及多种氨基酸及无机盐，能改善睡眠、美颜润肤。

中老年人及骨质疏松患者宜服，阿胶含钙量高，能增加人体内钙的摄入量。

胃部胀满、消化不良、脾胃虚弱者应慎用阿胶，以免有碍脾胃消化功能。

感冒、呕吐、咳嗽、腹泻者忌食阿胶。

选购宜忌

选购阿胶时以胶块呈方正平整的长方形，表面平整光亮、色泽均匀，呈棕褐色，胶片大小、厚薄均一，"色如琥珀，黑如莹漆"者为佳。

块重差异大，有油孔、气孔、色泽较黑，表面粗糙无光泽者为伪品。

将阿胶砸碎后放入杯中，加入适量开水后立即盖上杯盖，放置1~2分钟打开，味甘咸、气清香、易全部溶化，肉眼看不见颗粒状异物且易凝冻者为正品。

如果无胶香味，甚至会有腥臭味，且不易烊化，或烊化后肉眼可见颗粒异物者，则为伪品。

储存宜忌

新制成的阿胶有火气，经过储存后，火性自行消解，药效更好，因此，阿胶最好储存一段时间后再用。

在梅雨季节可将阿胶放于石灰缸内，或埋入谷糠中密闭储存。也可放入密封塑料袋内，放入冰箱冷藏室内保存。

可在大口玻璃瓶底部铺一层石灰或其他吸潮剂，用厚纸隔开，放入用纸包好的阿胶，盖紧瓶盖，置于阴凉干燥处储存。

阿胶长期置于潮湿环境易发霉，食用发霉变质的阿胶会出现腹泻、呕吐的症状，影响健康。

熬制好的阿胶膏等食品也需密封后贮藏在冰箱里。

切忌不可在冬季将阿胶置于通风处，风吹会使阿胶碎裂，应密闭储存。

中药应该这样吃——家庭中药宜忌全书

服用宜忌

服用剂量	✔ 内服 5~10 克，养生保健用量 3~5 克。
	✘ 食用过多会导致消化不良。
服用时机	✔ 一年四季均可食用，夏季宜少食，冬季服用补益效果更好。
服用方法	✔ 肠胃功能差者不宜在饭前服用。
	✔ 取适量阿胶，剁碎，置于口中含服。
	✔ 将阿胶砸碎，取 5 克置于碗中，加入开水，搅拌至溶化，加入冰糖或蜂蜜调味，即可服用。
	✔ 可将阿胶磨成细粉状，取 3 克放入牛奶中，搅拌均匀，温服。

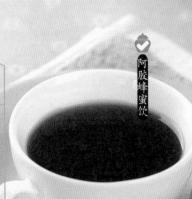

阿胶蜂蜜饮

配伍宜忌

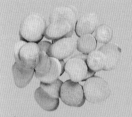

✔阿胶＋白芍

滋阴、养血、止血

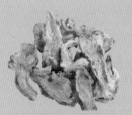

✔阿胶＋当归

补血、止血、调经

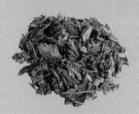

✔阿胶＋艾叶

温经止血

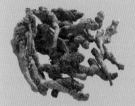

✔阿胶＋黄连

泻实火、养心血

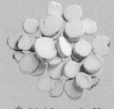

✔杜仲＋山药

补肾益气

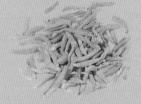

✔阿胶＋麦冬

养阴润燥、止咳止血

服用期间的饮食与西药宜忌

✘ 阿胶忌与萝卜、浓茶同服。

✘ 食用阿胶时尽量不要放糖，可加少量冰糖，或稍放点盐。

✔ 食用阿胶期间，应当多喝水，多吃新鲜蔬果，以防上火。

✘ 忌食油腻及辛辣刺激性食物。

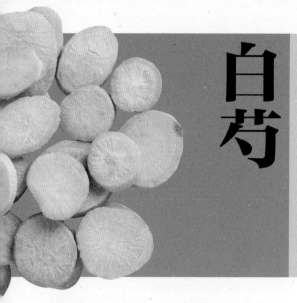

白芍

性味： 性微寒，味苦。

归经： 入肝、脾经。

功效： 养血敛阴，平抑肝阳。

芍药最初可见于《神农本草经》，陶弘景将其分为了赤芍、白芍。宋代陈无忌提出了"白补而赤泻，白收而赤散"，之后人们才开始将赤芍、白芍分别应用。中医认为白芍不但可以止血、活血，而且有镇痛、滋补、调经的效果。

人群宜忌

肝病患者宜服，白芍能平肝抑阳，能治疗肝阴不足、肝阳上亢引起的头痛、眩晕、耳鸣等，并且白芍具有柔肝止痛的作用，可有效缓解肝气郁滞所致的胸胁疼痛。

胃痉挛疼痛者宜食，白芍中的某些成分能促使胃液分泌减少，抑制肠胃平滑肌痉挛，起到缓解肠胃痉挛疼痛的作用。另外，白芍中的芍药苷可抑制中枢神经，缓解疼痛症状。

心血管病人宜食，白芍中的白芍苷可扩张冠状动脉，增加血流量，能有效对抗心肌缺血。白芍还可以抑制血小板聚集并减轻血小板湿重，抑制血栓形成，白芍总苷和苯甲酰芍药也具有抑制血小板聚集的作用。芍药苷可降低总胆固醇、低密度脂蛋白以及三酰甘油，起到抗高血脂的功效。芍药苷还具有降低血糖的功效，有助于糖尿病患者控制血糖。

白芍能养血敛阴，对于血虚引起的月经不调、痛经、崩漏及盗汗等均有缓解作用，月经不调、痛经、崩漏者可服。

白芍性微寒，外感风寒、内伤生冷、脾胃虚寒、肾阳虚衰及虚寒性腹痛泄泻者忌食。

小儿出麻疹期间忌食。

选购宜忌

白芍为圆柱形，亳白芍表面呈粉白色或类白色，较光滑；杭白芍表面呈棕色或浅棕色，较粗糙。选购时以条粗、圆直、头尾均匀、质实、粉性足、无白心或裂隙者为佳。

根细短、弯曲、粉性少、表面有棕黑色斑点者不宜选购。

储存宜忌

将白芍晒干后置于阴凉干燥处，密封保存即可，注意防霉、防虫蛀。

中药应该这样吃——家庭中药宜忌全书

服用宜忌

服用剂量	✔ 内服 5~10 克，大剂量 15~30 克。 ✖ 不宜长期大量服用，以防引起上腹部不适。
服用时机	✔ 煎剂宜饭前服用，效果更佳。
服用方法	✔ 泻肝敛阴宜生用，养血止血宜炒用。 ✔ 将白芍研制成粉末，每次 5 克，以开水冲泡或以水煎，代茶饮用。 ✔ 将白芍择净后稍浸泡，以水煎，滤渣取汁，与粳米同煮成粥，每日 1 剂，早晚佐餐食用。

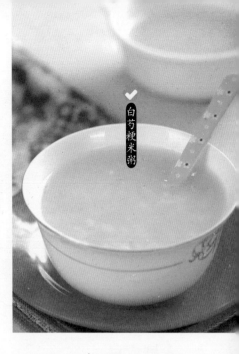

白芍粳米粥

配伍宜忌

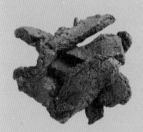

✔**白芍 + 熟地黄**

养阴补血

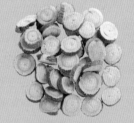

✔**白芍 + 甘草**

敛阴养血、缓急止痛

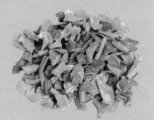

✔**白芍 + 石决明**

平肝镇静

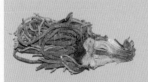

✖**白芍 + 藜芦**

降低药效

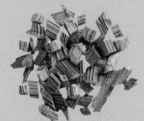

✖**白芍 + 石斛**

降低药效

✖**白芍 + 芒硝**

降低药效

服用期间的饮食与西药宜忌

 服药期间要忌食生冷食物。

✖ 不宜与降血压药、肝素、华法林、阿司匹林、茶碱、强心苷类药物同用。

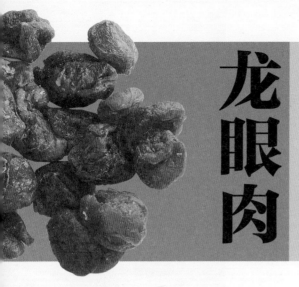

龙眼肉

性味： 性温，味甘。
归经： 入心、脾经。
功效： 补心脾、益气血。

《神农本草经》记载龙眼肉具有治疗"五脏邪气，安志厌食"的功效，称"久服，强魄聪明，轻身不老"。李时珍在《本草纲目》中记载，"食品以荔枝为贵，滋益则龙眼为良"，对龙眼倍加推崇。

人群宜忌

产后气血双亏的妇女及病后体弱者宜服用。龙眼含有丰富的葡萄糖、蔗糖、蛋白质及多种维生素，含铁量也较丰富，可为身体补充热量及营养，有补血和滋养补益的功效。

劳心伤脾者宜服。中医认为心主血脉和神志，与精神、意识思维活动有关。如果人们思虑过度，会导致心悸怔忡，失眠健忘，神疲乏力等症状。龙眼肉甘温滋补，入心脾两经，可补益心脾。龙眼肉还可降血脂，增加冠状动脉血流量，具有养心护心的功效。

更年期女性宜服。更年期女性常有心烦气躁，记忆力减退等症状。龙眼肉含有丰富的葡萄糖及铁、钾等元素，能促进血红蛋白再生以补血，可起到补血安神、增强记忆力的功效。龙眼肉还可抑制癌细胞扩散，女性更年期是肿瘤的好发时段，此时服用龙眼可预防子宫癌。

中老年人服用龙眼可延缓衰老、益寿延年。龙眼肉中所含的蛋白质、维生素 A 和维生素 B 可养护皮肤、毛发，延缓衰老。龙眼肉中含有一种可延缓衰老的活性物质，可起到抑制衰老的作用。

龙眼虽能滋补气血，益心脾，但性温味甘，能助火化燥。凡具有阴虚内热、湿阻中满症状或痰火体质的人都不宜服用。

肥胖、口疮患者及糖尿病患者不宜多食。龙眼高糖、高热量，吃后血糖会升高，且龙眼易生痰湿，会给肥胖及口疮患者带来不利影响。

妇女在怀孕期间最好别吃龙眼。特别是对早孕的妇女来说，应当禁食，以免气机失调，引起流产或早产。

选购宜忌

龙眼肉是取新鲜龙眼去核烘制的，选购龙眼肉时以颗粒完整、片大而厚、半透明、质柔润、有黏性、气微香、甜味浓者为佳。

色泽晦暗、不透明、肉质软、水煮易烂者质量差，不宜选购。

龙眼肉色泽偏黑色者为佳，很多商人为了好看将龙眼肉染成了黄色，购买时要仔细辨认。

储存宜忌

![pot icon] 龙眼肉在气温过高或过湿环境中易发霉及被虫蛀，应置于通风凉爽处保存。

![pot icon] 鲜龙眼肉应放在冰箱中冷藏保存，干龙眼肉应放在密封容器中保存。

服用宜忌

服用剂量	✔ 内服 10~15 克，大剂量服用时为 30~60 克，保健剂量为 15~30 克。 ✘ 龙眼肉甘温易助热，不宜多服、久服。
服用时机	✔ 适合早晚服用，早上服用可补脾养心，晚上服用可安神催眠。 ✔ 龙眼肉一年四季皆可服用，但最好在秋冬季节食用，以防春夏季吃龙眼肉而上火。
服用方法	✔ 将龙眼肉切薄片，取 3~5 片嚼食。 ✔ 取适量龙眼肉切薄片，以开水冲泡，5 分钟后饮用，可提神醒脑。 ✔ 炖肉、煲汤时可加入适量龙眼肉。 ✔ 取适量龙眼肉与鸡蛋同煮，可补心益气。 ✔ 可将龙眼肉置于砂锅中，加适量水煎服，每日 1~2 次。

配伍宜忌

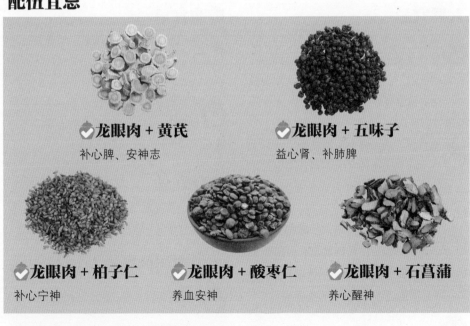

✔ 龙眼肉 + 黄芪
补心脾、安神志

✔ 龙眼肉 + 五味子
益心肾、补肺脾

✔ 龙眼肉 + 柏子仁
补心宁神

✔ 龙眼肉 + 酸枣仁
养血安神

✔ 龙眼肉 + 石菖蒲
养心醒神

服用期间的饮食与西药宜忌

![pot icon] 服用龙眼肉时若食用栗子、粳米、大枣、莲子、鸡蛋等，养心安神效果更佳。

 服药期间不宜食用生冷黏滑的食物。

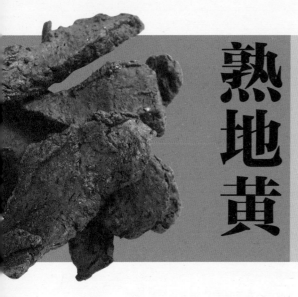

熟地黄

性味： 微温，味甘、微苦。

归经： 入肝、肾经。

功效： 滋阴养血、补精益髓。

熟地黄，简称熟地，为玄参科多年生草本植物的根。《本草纲目》记载其"填骨髓，长肌肉，生精血，补五脏内伤不足"。

人群宜忌

高血压及糖尿病患者宜服用熟地黄。熟地黄对血压具有双向调节的作用，对寒冷情况下的血压有稳定作用。熟地黄中含有的地黄低聚糖可调节糖尿病紊乱及生理性高血糖。

有月经不调、痛经、崩漏等症状的女性宜服用。女性月经不调、痛经常为血虚及血瘀所致，熟地黄功善补血养阴，具有滋阴补血、行滞调经的作用。

精血亏虚所致须发早白、腰膝酸软等证患者宜服用。熟地黄具有生精补髓的功效，可促进骨髓造血，使血红细胞、血红蛋白增加，达到补益精血的作用。

熟地黄较滋腻，能助湿滞气，妨碍消化，所以脾虚泄泻、胃寒食少、胸膈有痰者慎用。

选购宜忌

选购时以全部呈黑褐色，纺锤状，外表皱缩不平，有光泽，块根肥大，味甜者为佳。

熟地黄伪品在用水浸泡后，水会变黑且浑浊，并有大量沉淀物出现，不宜选购。

储存宜忌

保存熟地黄时最好置于缸中或木箱内密封保存，以防湿气侵入或水分流失。

服用期间的饮食与西药宜忌

熟地黄宜与豇豆、莲藕、芋头同食。

熟地黄忌与葱、萝卜、蒜、动物血同食。

服用宜忌

服用剂量	✔ 内服 10~30 克，大剂量服用时为 30~60 克，保健用量为 5~10 克。
	✘ 不宜久服多服，熟地黄滋腻助湿气，多食易上火。
服用时机	✔ 最好在饭后服用，以防伤及脾胃。
服用方法	✔ 将熟地黄研末，以酒送服。
	✔ 熟地黄以水煎，代茶饮用。

熟地黄茶

配伍宜忌

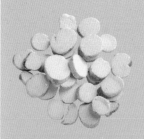

✔熟地黄 + 山药

滋阴补肾、固精止遗

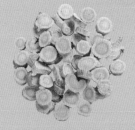

✔熟地黄 + 黄芪

补肝肾、益气血

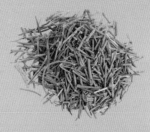

✔熟地黄 + 麻黄

补肾填精、散寒通滞

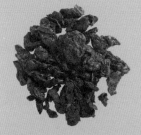

✔熟地黄 + 山茱萸

滋肾养阴、固涩精气

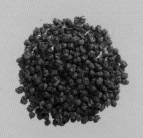

✔熟地黄 + 五味子

补肾纳气、敛肺止咳

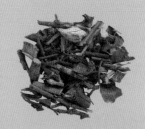

✔熟地黄 + 桑寄生

补肾填精、养血安胎

补阴药的使用宜忌

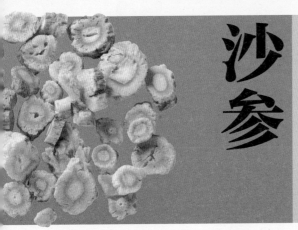

沙参

性味： 性微寒，味甘。

归经： 归肺、胃经。

功效： 养阴清肺、益胃生津。

沙参分南、北两种。南沙参粗大、质较疏松，功效较差，长于入"肺"，偏于清肺祛痰止咳；北沙参形细长，质坚疏密，功效较佳，长于入"胃"，偏于养阴生津止渴。

人群宜忌

✓ 阴虚火旺、痰黄黏稠者宜用。

✓ 胃阴亏虚者宜用。沙参入胃经，善滋养胃阴而生津。

✓ 燥邪袭肺引起的咽干口燥、干咳无痰，或痰少而黏者宜用。

✗ 沙参性凉，风寒作嗽、寒饮喘咳及脾胃虚寒者忌服。

✗ 心功能不全等心脏病患者不宜大剂量使用。

选购宜忌

✓ 选购时以条粗长，色黄白者为佳。

储存宜忌

✓ 宜用塑料袋装好，再放入罐中密封，置于避光、通风处保存。

服用宜忌

服用剂量	✓ 内服为 10~15 克，鲜品可加量。
服用时机	✓ 常规煎煮，宜饭前服。
服用方法	✓ 将沙参 15~60 克水煎，去渣取汁，将 2 枚鸡蛋打入药汁中，搅成蛋花，与 20 克大枣一起煮沸即可。每日 1 剂分 2 次服用，可治疗牙酸、牙痛。 ✓ 用沙参 6 克研末，用米汤送服。可治疗白带增多。

服用期间的饮食与西药宜忌

✓ 饮食宜清淡、易消化。

配伍宜忌

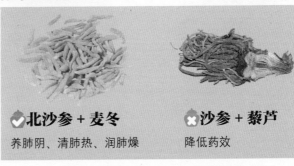

✓ **北沙参 + 麦冬**
养肺阴、清肺热、润肺燥

✗ **沙参 + 藜芦**
降低药效

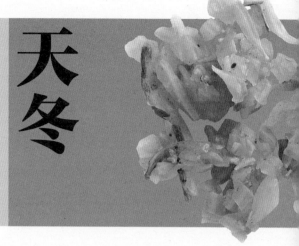

性味：性大寒，味甘、苦。

归经：归肺、肾经。

功效：清肺降火、滋阴润燥。

　　天冬与麦冬都是百合科植物的块根，都能养阴清肺润燥。《药性本草》中记载其"主肺气咳逆，喘息促急，除热，通肾气，疗肺痿生痈吐脓，治湿疥，止消渴，去热中风，宜久服"。

人群宜忌

- 阴虚火旺引起的潮热盗汗、内热消渴者宜用。
- 燥咳痰黏、虚劳咳嗽者宜用。
- 热病伤津者，或阴亏血少引起肠燥便秘者宜用。
- 天冬性寒，虚寒泄泻者、胃虚无热者及风寒至嗽者忌服。

选购宜忌

- 选购时以肥满、致密、色黄白、干燥无须、半透明者为佳。

储存宜忌

- 宜置于通风干燥处存放，防霉，防蛀。

服用宜忌

服用剂量	✔ 内服为 6~15 克。
服用时机	✔ 宜饭前服用，便于消化吸收。
服用方法	✔ 天冬可用于熬膏、入汤等，将鲜天冬去皮、心，捣烂绞汁，用砂锅慢熬成膏，每次 1~2 匙，空心温酒调服。
	✔ 取天冬 30 克，黑豆 25 克，黑芝麻 25 克，糯米 60 克，煎煮 60 分钟后成粥即可食用。

服用期间的饮食与西药宜忌

- 饮食宜清淡、易消化。
- 古有天冬忌与鲤鱼同食的说法。

配伍宜忌

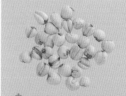

✔ 天冬 + 川贝母

滋阴润肺、清热化痰

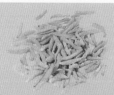

✔ 天冬 + 麦冬

治燥咳痰黏、劳咳咯血

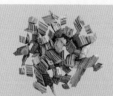

✔ 天冬 + 石斛

养阴清热

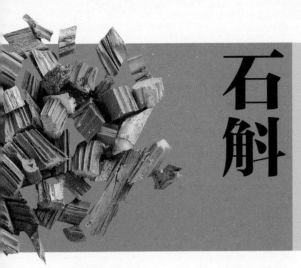

石斛

性味： 性微寒，味甘。

归经： 归胃、肾经。

功效： 养胃生津、滋阴除热、明目强腰。

《本草纲目》记载石斛"其茎状如金钗之股，故古有金钗石斛之称"。《名医别录》记载其"益精，补内绝不足，平胃气，长肌肉，逐皮肤邪热痱气，脚膝疼冷痹弱，定志除惊"。

人群宜忌

✓ 热病伤津、烦渴，或胃热伤阴引起舌干咽燥者宜用。

✓ 阴虚视弱及腰膝软弱患者宜用。

✗ 石斛有敛邪功效，温热病早期忌用。

✗ 石斛可助湿，湿温病尚未化燥伤津者、脾胃虚寒、大便溏薄、舌苔厚腻者均忌用。

✗ 胃溃疡、心功能不全、糖尿病患者用时需慎重。

✗ 孕妇慎用。

选购宜忌

✓ 选购时以茎壮，肉厚，色泽黄润者为佳。

✓ 石斛是名贵药材，最好到正规药店购买。

储存宜忌

✓ 干品宜置于阴凉干燥处保存，防霉防蛀；鲜品可栽于砂石中，随用随取。

服用宜忌

服用剂量	✓ 内服为 6~15 克，鲜品可加量至 15~30 克。
	✗ 用量不宜过大，出现腻苔应停药。
服用时机	✓ 入汤剂宜先煎，宜饭后服用。
服用方法	✓ 以水煎代茶饮用，有生津养胃、帮助消化的功效。
	✓ 可用 30 克石斛与 100 克糙米煮粥，按需食用即可。

服用期间的饮食与西药宜忌

✓ 饮食宜清淡、易消化。   ✗ 忌与西药阿托品同用。

配伍宜忌

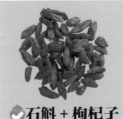

✓ **石斛 + 枸杞子**

滋养肝肾、益精明目

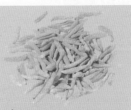

✓ **石斛 + 麦冬**

治气阴两伤、口燥唇干

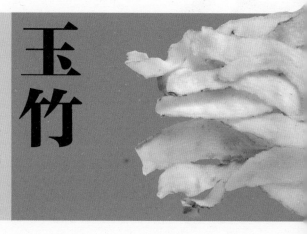

性味： 性平，味甘。

归经： 归肺、胃经。

功效： 滋阴润肺、生津养胃。

玉竹

玉竹是百合科多年生草本植物玉竹的根茎，原名女萎。《本草拾遗》记载其"主聪明，调血气，令人强壮"。玉竹也可以作为高级滋补食品，制作药膳。

人群宜忌

✓ 患有心悸、心绞痛的患者宜用。

✓ 血糖偏高的患者宜用。

✓ 阴虚外感引起的发热咳嗽、咽痛口渴者宜用。

✗ 低血糖和高血压患者用时需慎重，不宜长期大量服用。

✗ 脾胃虚弱、痰湿内蕴、中寒便溏者忌用。

选购宜忌

✓ 选购时以条粗长，饱满质结，色黄白，半透明状，体重，糖分足者为佳。

储存宜忌

✓ 宜置于通风干燥处保存，防霉，防蛀。

服用宜忌

服用剂量	✓ 内服为 10~15 克。
服用时机	✓ 常规煎煮，宜饭前服用。
服用方法	✓ 可用玉竹泡水代茶饮，也可以煲汤用。
	✓ 将玉竹 30 克、猪瘦肉 250 克一起煮汤服食，可治疗久咳痰少、气虚乏力。
	✓ 将玉竹 8 克，丹参 10 克，猪心 1 个一起煲汤食用，对冠心病有疗效。

服用期间的饮食与西药宜忌

✓ 玉竹中含有硫黄，宜浸泡、洗净后才能使用。

✗ 忌咸卤；忌生冷油腻食物。

✗ 不宜与降压药同用。

配伍宜忌

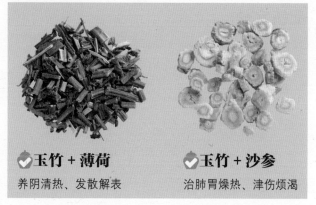

✓玉竹 + 薄荷

养阴清热、发散解表

✓玉竹 + 沙参

治肺胃燥热、津伤烦渴

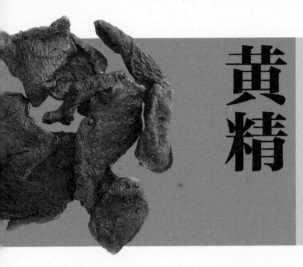

黄精

性味： 性平，味甘。

归经： 归脾、肺、肾经。

功效： 滋阴润肺、补脾益气。

黄精长期服用无害处，可以救荒辟谷，民间称其为"救穷草"。《日华子本草》记载其"蒸曝久服，能补中益气、除风湿、安脏腑、补劳伤、助筋骨、益脾胃、润心肺"。

人群宜忌

✅ 血糖偏高者宜用。

✅ 血压偏高者宜用。

✅ 肺阴不足引起的燥咳少痰、舌红少苔者宜用。

❌ 黄精性质滋腻，易助湿邪，故脾虚有湿、咳嗽痰多及中寒泄泻者均不宜服。

选购宜忌

✅ 选购时以块大、色黄、断面透明、质润泽、味甘者为佳。

配伍宜忌

储存宜忌

✅ 宜密闭，置于阴凉干燥处保存，也可以放于冰箱里冷藏，防霉防蛀。

服用宜忌

服用剂量	✅ 内服为 10~15 克，鲜品可加量至 30~60 克。
服用时机	✅ 一年四季均可食用。
服用方法	✅ 黄精可用来煮粥或煲汤，有很好的补中益气功效。 ✅ 取黄精 200 克，熟地黄 30 克，绿豆 60 克，猪肋条肉 500 克，炖熟食用，每日 2 次，可以改善糖尿病。

服用期间的饮食与西药宜忌

✅ 饮食宜清淡、易消化。

❌ 服用黄精期间忌酸、冷食物。

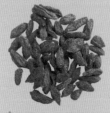

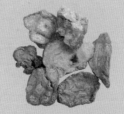

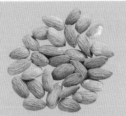

✅ **黄精 + 枸杞子**
滋补肝肾，补脾益气

✅ **黄精 + 何首乌**
滋补肝肾、填精益血

✅ **黄精 + 杏仁**
润肺止咳

性味：性微寒，味甘。

归经：归肺、心经。

功效：润肺止咳、清心安神。

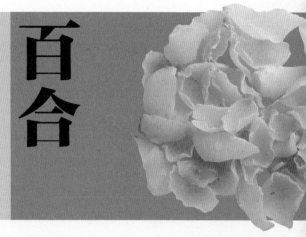

百合味道鲜美，营养丰富，为药食兼优的滋补佳品。《日华子本草》记载其"安心、定胆、益志、养五脏"。

人群宜忌

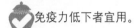 免疫力低下者宜用。

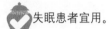 失眠患者宜用。

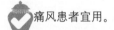 痛风患者宜用。

❌ 百合为甘寒滑利之品，风寒咳嗽及中寒便溏者忌服。

选购宜忌

✔ 选购干百合以干燥、无杂质、肉厚且晶莹透明者为佳；鲜百合以外形好，无黑斑点，个大瓣厚，色白或呈淡黄色，无霉变者为佳。

储存宜忌

✔ 干百合要密封，置于通风干燥处保存，也可密封放入冰箱冷藏。

服用宜忌

服用剂量	✔ 内服为 10~30 克。
	❌ 百合忌多食，以免伤肺气。
服用时机	✔ 一年四季均可食用。
服用方法	✔ 药用时宜煎服，清心宜生用，润肺宜蜜炙用。
	✔ 百合可煮粥食用，滋阴润燥，也可以用鲜品外敷，有很好的消肿止血功效。
	✔ 将百合 30 克，洗净捣汁，用温开水调匀，每日 2 次，对支气管炎有疗效。
	✔ 取百合 30~60 克，洗净捣汁，用适量白酒调匀饮服，可以治疗肺痈。

服用期间的饮食与西药宜忌

✔ 宜辨别体质，在医生或药师的指导下服用。

✔ 饮食宜清淡、易消化。

配伍宜忌

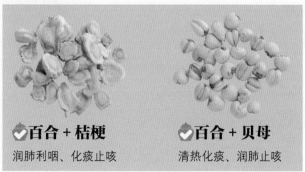

✔ **百合 + 桔梗**
润肺利咽、化痰止咳

✔ **百合 + 贝母**
清热化痰、润肺止咳

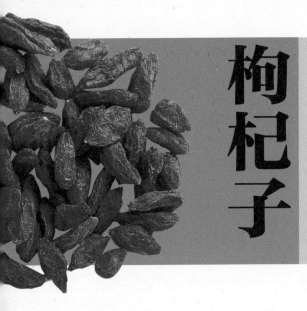

枸杞子

性味: 性平, 味甘。

归经: 归肝、肾、肺经。

功效: 滋肾、补肝、明目、润肺。

枸杞子是药食两宜的中药材, 我国古代医学家很早就发现了它的药用价值, 从汉代起就应用于临床, 并当作延年益寿的佳品。《食疗本草》记载枸杞子"坚筋耐老, 补益筋骨, 能益人"。

人群宜忌

肾虚者宜用。枸杞子能显著提高人体中血浆睾酮素的含量, 对治疗肾虚等各种症状有较好疗效, 可以滋补强身。

免疫力低下者宜用。枸杞子可调节机体免疫功能, 能有效抑制肿瘤生长和细胞突变, 具有延缓衰老、抗脂肪肝、调节血脂和血糖等方面的作用。

视力不佳者宜用。枸杞子中胡萝卜素含量显著高于水果和蔬菜, 还含有维生素E、维生素D、磷脂及硒等成分, 这些都是眼睛保健的必需营养, 对于治疗肾阴亏虚引起的视物昏花和夜盲有显著疗效。

枸杞子有很强的温热身体的效果, 感冒发热、身体有炎症、腹泻等患者不宜食用。

枸杞子有降血压的作用, 血压低者不宜单味大剂量长期服用。

脾虚便溏、泄泻者忌用。

选购宜忌

选购时以粒大、肉厚、皮薄、味甘甜、色鲜红, 无破损者为佳。

储存宜忌

宜密封并置于0~4℃的环境中冷藏。

服用期间的饮食与西药宜忌

饮食宜清淡、易消化。

忌与西药庆大霉素、妥布霉素、阿托品等合用。

枸杞子不宜与绿茶同食, 绿茶中的鞣酸会吸附枸杞子中的无机盐, 生成人体难以吸收的化合物。

服用宜忌

服用剂量	✔内服为 5~15 克。
服用时机	✔常规煎煮，一年四季均可食用。
服用方法	✔枸杞子服用方法很多，煮水、煮粥、嚼食等均可。
	✔用 30 克枸杞子煮水食用，分两三天吃完，可治疗肾虚腰酸、腰痛。
	✔取山楂、枸杞子各 15 克。用沸水浸泡约 2 小时，代茶饮用，可益肾健脑。
	✔将枸杞子一小把及大枣适量放入水杯中，开水冲泡服用，可补气养身。

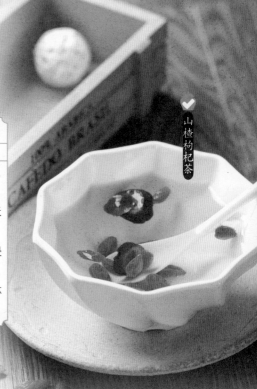

配伍宜忌

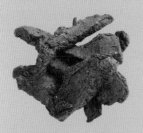

✔**枸杞子 + 熟地黄**

滋补肝肾、填精益髓

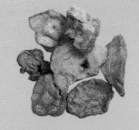

✔**枸杞子 + 何首乌**

补肝肾、益精血、强筋骨

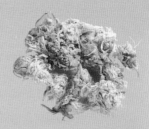

✔**枸杞子 + 菊花**

滋肾养肝、清肝明目

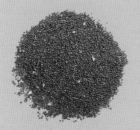

✔**枸杞子 + 菟丝子**

可治肝肾不足、腰膝酸痛

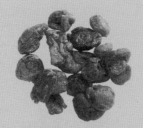

✔**枸杞子 + 龙眼肉**

可缓解老年心悸、失眠等

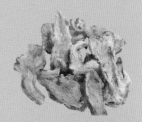

✔**枸杞子 + 当归**

可治须发早白、贫血

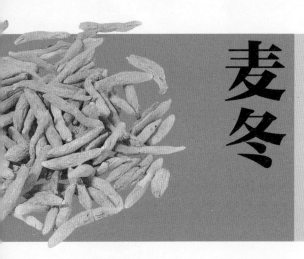

麦冬

性味： 性微寒，味甘、微苦。

归经： 归脾、胃、心经。

功效： 润肺养阴、益胃生津、清心除烦、润肠。

麦冬始载于《神农本草经》，原名麦门冬，《名医别录》中记载其"疗身重目黄，心下支满，虚劳客热，口干烦渴，止呕吐……"。

人群宜忌

✅ 肺阴虚引起的干咳痰黏、无痰及痰中带血者宜用。

✅ 胃阴亏虚引起的咽干口渴、大便干燥者宜用。

✅ 阴虚火旺、心肾不交引起的心烦失眠者宜用。

❌ 风寒感冒、痰湿咳嗽者忌服，因麦冬甘润，有滋腻性。

❌ 麦冬性微寒，脾胃虚寒、泄泻者忌服。

选购宜忌

✅ 选购时以硕大、质柔、淡黄白色、嚼之有黏性者为佳。

储存宜忌

✅ 宜置于阴凉干燥处存放，防霉，防蛀。

服用宜忌

服用剂量	✅ 内服为 10~15 克。
服用时机	✅ 宜饭前服用，便于消化吸收。
服用方法	✅ 清养肺胃宜去心用，滋阴养心宜连心用。
	✅ 取麦冬、枸杞子各 15 克，大米 50 克，可一起煮粥食用，早晚各 1 次。
	✅ 麦冬可以用水泡胀，切碎做馅料包饺子或包子使用，每 500 克馅料可加 50 克麦冬。

服用期间的饮食与西药宜忌

✅ 饮食宜清淡、易消化，若出现不适，应停药观察或咨询医生。

❌ 忌与鲤鱼、鲫鱼同时食用，两者功效相反，同食有损健康。

配伍宜忌

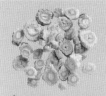

✅ **麦冬＋沙参**

清肺凉胃、养阴生津

✅ **麦冬＋乌梅**

酸甘化阴、生津止渴

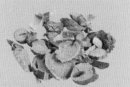

❌ **麦冬＋苦参**

降低药效

中药应该这样吃——家庭中药宜忌全书

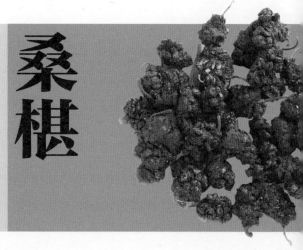

性味：性寒，味甘。

归经：归心、肝、肾经。

功效：滋阴补血、生津、润肠。

桑椹既可入食，又可入药，是滋补强身、养心益智的佳品。《本草经疏》记载其"甘寒益阴而除热，为凉血补血益阴之药"。

桑椹

人群宜忌

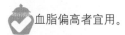血脂偏高者宜用。

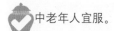中老年人宜服。

☑ 肝肾不足、阴血亏虚引起的头晕目眩、耳鸣失眠者宜服。

☒ 桑椹中含有较多的鞣酸，会影响人体对钙、铁、锌的吸收，儿童不宜多吃。

☒ 脾胃虚寒作泻者忌服。

☒ 桑椹含糖量高，糖尿病人忌食。

选购宜忌

☑ 鲜桑椹以个大、颗粒饱满、紫红色、厚实、无出水、较坚挺者为佳。

储存宜忌

☑ 鲜桑椹宜放入冰箱中冷藏保存；干桑椹可置于干燥通风处保存，防潮、防虫。

服用宜忌

服用剂量	☑ 内服为 10~15 克。
服用时机	☑ 常规煎煮，鲜品捣汁服。桑椹膏温开水送服。
服用方法	☑ 桑椹可煮粥食用，不但味美，而且能够滋肝养肾。
	☑ 将鲜桑椹 60 克，龙眼肉 30 克，炖烂食用，每日两次，可缓解贫血症状。
	☑ 用桑椹 15 克，红花 3 克，鸡血藤 12 克，加适量黄酒水煎，每日 2 次温服，可治疗闭经。

服用期间的饮食与西药宜忌

☒ 忌生冷油腻食物。

☒ 熬桑椹膏时忌用铁器。

☒ 未成熟的桑椹不能食用，其中含有有毒氢氰酸。

配伍宜忌

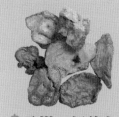

☑ **桑椹＋何首乌**

滋补肝肾、养血乌发

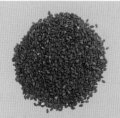

☑ **桑椹＋黑芝麻**

延缓衰老、润肠通便

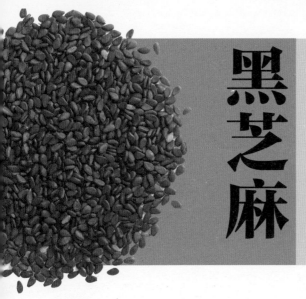

黑芝麻

性味： 性平，味甘。

归经： 归肝、肾经。

功效： 补益精血、润燥滑肠。

黑芝麻为芝麻科一年生草本植物脂麻的干燥成熟种子。《晶珠本草》记载芝麻"生发，增生体力，涩尿，舒心，提升胃温"。《本草纲目》还称"芝麻同米作饭，为仙家食品矣"。

人群宜忌

✅ 老年人宜用。黑芝麻含有丰富的抗老成分维生素E，能促进细胞的分裂，推迟人体细胞的衰老，常食可防止细胞内的衰老物质积聚，起到延年益寿的作用。

✅ 便秘者宜用。黑芝麻含有丰富的油脂和膳食纤维，有助于润肠通便。

✅ 肝肾亏虚，精血不足引起的须发早白、头晕眼花者宜用。黑芝麻甘润，入肝肾而益精血。

❌ 患有慢性肠炎、便溏腹泻者不宜食用。

❌ 食用炒制的黑芝麻易使人上火，内热旺盛者忌食。

❌ 肠胃功能不好者忌食。

选购宜忌

✅ 选购时以色黑、有光泽、不掉色、味微甜、饱满、干燥、无杂质、有芝麻香味者为佳。可以用打湿的手绢或纸巾来辨别真伪，如果在湿纸巾上揉搓后不掉色的就是真品，否则可能是假品。也可以找出一颗断口的黑芝麻，如果断口部分也是黑色的，则说明是染色的。

❌ 色泽昏暗发乌呈棕黑色者为劣质芝麻，不宜购买。

储存宜忌

✅ 黑芝麻宜炒熟置于密封袋或瓶子中保存，这样使用起来比较方便。炒之前要拣去杂质，用水洗一下再过滤干，然后用平底锅小火炒熟。

服用期间的饮食与西药宜忌

✅ 黑芝麻宜研末食用，因为黑芝麻仁外面有一层稍硬的膜，只有把它碾碎，其中的营养素才能被吸收。如果整粒食用则不易全部嚼碎，会影响其营养的消化吸收。

服用宜忌

服用剂量	✔ 内服为 10~30 克。
服用时机	✔ 一年四季均可食用。
服用方法	✔ 黑芝麻药食两用，宜研碎制成芝麻糊食用，营养易于吸收。
	✔ 用黑芝麻 50 克，核桃仁 100 克，一齐捣碎，加适量大米和水煮成粥即可食用。
	✔ 取黑芝麻 20 克，用水煎 30 分钟，取汁，一日分 2 次温服。
	✔ 将香蕉 150 克捣碎，加入 50 克黑芝麻粉，兑入适量温开水搅拌成糊状，再加入少量蜂蜜食用，具有润肠通便的功效。

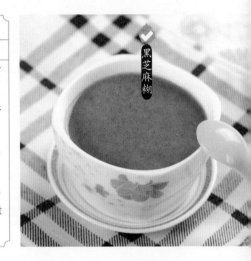

黑芝麻糊

配伍宜忌

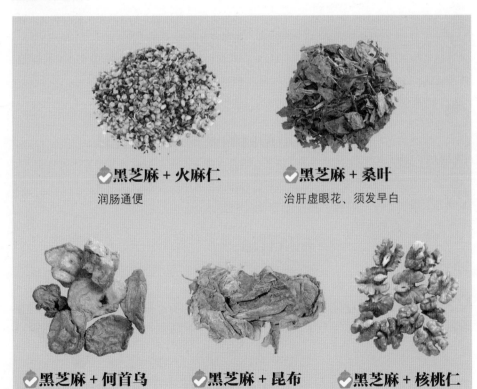

✔ **黑芝麻 + 火麻仁**

润肠通便

✔ **黑芝麻 + 桑叶**

治肝虚眼花、须发早白

✔ **黑芝麻 + 何首乌**

补肝肾、益精血、乌须发

✔ **黑芝麻 + 昆布**

益寿养颜

✔ **黑芝麻 + 核桃仁**

补肝肾

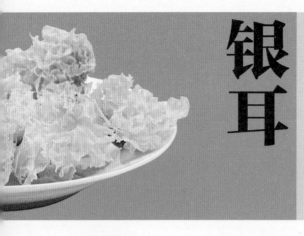

银耳

性味： 性平，味甘、淡。

归经： 归肺、胃经。

功效： 滋阴润肺、益气生津。

银耳被誉为"食用菌之王"，既是上等的营养滋补佳品，又是扶正固本的良药，是药食两用的佳品。《饮片新参》记载其"清补肺阴，滋液，治劳咳"。

人群宜忌

✓ 经常处在辐射环境下的人宜用。

✓ 虚老久咳者宜用。

✓ 气阴两虚引起的口渴咽干、气短乏力者宜用，银耳益气生津，能有效缓解体虚症状。

✗ 风寒咳嗽及痰湿咳嗽者忌用。

选购宜忌

✓ 干品银耳选购时以色白、微黄、朵大体轻、有光泽、胶质厚者为佳。

储存宜忌

✓ 银耳宜放在洁净、干燥、能密闭的坛、罐、瓶等器皿内，置于干燥、通风的地方贮存。

服用宜忌

服用剂量	✓ 内服为 3~10 克。
服用时机	✗ 银耳不宜睡前食用。
服用方法	✓ 银耳用来做羹最为适宜，营养较容易被吸收。
	✓ 取银耳 6 克，雪梨 1 个，冰糖 15 克。将银耳发泡后炖至汤稠，加入雪梨煮熟后再加入冰糖即可食用。
	✓ 用银耳、黑木耳、山楂各 10 克，以水煎熟，喝汤吃银耳、黑木耳，每日 1~2 次。可治疗口腔溃疡。

服用期间的饮食与西药宜忌

✓ 银耳宜用温水浸泡，浸泡后应去掉未发开的部分，特别是淡黄色的部分。

✗ 变质银耳不可食用，以防中毒。

配伍宜忌

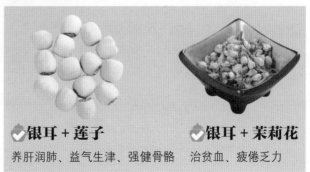

✓ **银耳 + 莲子**
养肝润肺、益气生津、强健骨骼

✓ **银耳 + 茉莉花**
治贫血、疲倦乏力

性味： 性温，味辛、甘。

归经： 入心、肺、膀胱经。

功效： 解肌发表、温阳通脉。

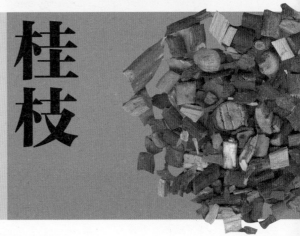

桂枝始载于《神农本草经》，为樟科植物肉桂的嫩枝。《珍珠囊》记载其"去伤风头痛，开腠理，解表发汗，去皮肤风湿"。

人群宜忌

✅ 冠心病患者、风寒感冒者宜服用。

❌ 孕妇及月经过多者慎服，否则会引起子宫出血及经血量过多。

❌ 桂枝辛温助热，外感热病、阴虚火旺、血热妄行者忌服。

选购宜忌

✅ 以表面呈红棕色或棕色、嫩细均匀、质地较硬、易折断、香气浓郁、富有油性者为佳。

储存宜忌

✅ 应置于干燥通风处密封储存，以防香气散失。

服用宜忌

服用剂量	✅ 内服 5~10 克。
	✅ 与其他发散风寒类药同服时要注意减量。
	❌ 不宜长期大量服用，会伤阴动血。
服用时机	✅ 一年四季均可服用。
服用方法	✅ 将桂枝洗净后放入茶杯中，以开水冲泡后加盖闷 15~20 分钟，代茶饮用。
	✅ 将桂枝研为粉末，以温开水送服。
	✅ 将桂枝洗净后放入砂锅中，以水煎煮，每日 1 剂，早晚 2 次服用。

服用期间的饮食与西药宜忌

❌ 服药期间不宜食用辛辣、油腻食物。

配伍宜忌

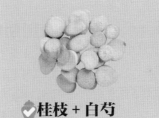

✅ **桂枝 + 白芍**

解表滋敛

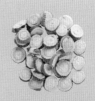

✅ **桂枝 + 甘草**

辛甘化阳、益气通脉

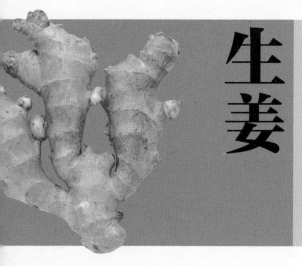

生姜

性味： 味辛，性微温。

归经： 入肺、脾、胃经。

功效： 温中散寒、发汗解表。

生姜始载于《名医别录》，它不仅可作为一种重要的调味品，将辛辣味和特殊芳香渗入到菜肴中，使之鲜美可口，味道清香，更是一味重要的中药材，被中医誉为"呕家圣药"。

人群宜忌

消化不良及食欲不佳者宜服用。姜所含的姜辣素能刺激舌头上的味觉神经，也能促进胃肠蠕动，增加消化液的分泌，增强消化功能，可以增进食欲。姜的挥发油能增强胃液的分泌和肠壁的蠕动，从而帮助消化。

晕车、晕船者宜服用。生姜中的烯、酮类化合物有明显的止呕吐作用。晕车、晕船的人在肚脐处放一片生姜，可大大减轻头晕、恶心的症状。

鱼蟹中毒及吐泻者宜服用。生姜具有抗菌杀毒的功效，对于饮食不当引起的急性肠胃炎有防治的作用。生姜还是治疗恶心、呕吐的要药，可有效缓解鱼蟹中毒及呕吐症状。

高血压患者不宜服用生姜。生姜能兴奋血管运动中枢、呼吸中枢及心脏，使血压升高，通过促进血液循环来排汗，高血压患者食用后会加重症状。

生姜属于发物，皮肤病患者及有痔疮者不宜服用。

生姜为辛温发散之物，阴虚内热和热盛的人食用后会加重症状。

选购宜忌

选购时以姜块完整，无损伤，无腐烂，表面没有泥土和皱缩者为佳。

闻起来有异味及硫黄味，嚼之味淡，外表光滑水嫩者不宜选购。

储存宜忌

可用保鲜袋保存，把口绑好，放冰箱中冷藏，随用随取。

如果暂时不食用，可在花盆底部放上半湿的沙子，放入生姜后用沙土埋上，向沙土撒少许水保持潮湿即可，可保存半年以上。

服用期间的饮食与西药宜忌

生姜不宜与兔肉一起食用，易引起肠胃不适。

生姜与西药阿司匹林联用，解热镇痛功效更强。

中药应该这样吃——家庭中药宜忌全书

服用宜忌

服用剂量	✅ 内服 3~10 克。
	❌ 一次不宜食用过多，会导致口干、咽痛、便秘。
	❌ 不宜久服，会损阴伤目。
服用时机	✅ 一年四季均可服用生姜。
	✅ 生姜具有健脾胃的作用,空腹和饭前均可服用。
	❌ 不宜晚上服用生姜,生姜的辛温发散作用会影响夜间的休息。
服用方法	✅ 将生姜洗净后打烂,绞汁,以温水冲服。
	✅ 取生姜 200 克洗净,切薄片,加入 720 毫升酒精度数为 35 度的蒸馏酒,密封,2 个月后即可饮用。
	✅ 炒菜、炖汤时均可加入生姜,提味又营养。
	❌ 烂姜、冻姜不宜服用,否则会产生致癌物质。
	❌ 不宜削皮食用,以防降低药效。

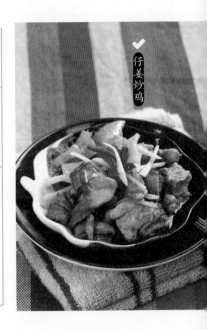

✔ 仔姜炒鸡

配伍宜忌

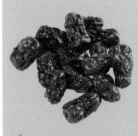

✅ **生姜 + 大枣**

养脾胃、和营卫

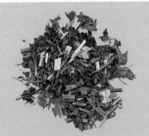

✅ **生姜 + 紫苏**

表散风寒、解毒止呕

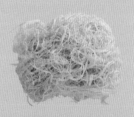

✅ **生姜 + 竹茹**

益胃清热、降逆止呕

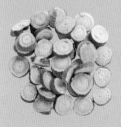

✅ **生姜 + 甘草**

润肺止咳、除痰止呕

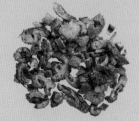

❌ **生姜 + 黄芩**

降低药效

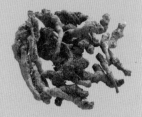

❌ **生姜 + 黄连**

降低药效

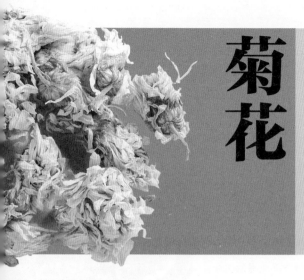

菊花

性味： 性微寒，味微辛、甘、苦。

归经： 入肺、肝经。

功效： 疏散风热、平肝解毒。

菊花药食兼优，有良好的治病保健功效。早在《神农本草经》中就被列为上品，言其"久服利血气、轻身、耐老、延年"。

人群宜忌

✅ 长期用眼过度及眼睛浮肿者宜服用。菊花可防治眼睛疲劳、视力模糊，菊花茶能使眼睛疲劳的症状消退，涂抹眼睛后可消除浮肿。

✅ 中老年人及心血管病患者宜服用。菊花中的菊苷能明显地扩张冠状动脉，增加冠状动脉血流量，减轻心肌缺血状态，降低血压，菊花还能增加人体钙质、调节心肌功能、降低胆固醇，中老年人服用后对骨质疏松、高血压、冠心病等均有防治作用。

❌ 痰湿型、血瘀型高血压病患者不宜用菊花。

❌ 体虚、脾虚、胃寒腹泻者都不宜饮用菊花茶。

❌ 孕妇不宜大量长期使用。

选购宜忌

✅ 选购时以花朵完整、密集不散瓣、色泽鲜艳、香气浓、无杂质者为佳。

储存宜忌

✅ 宜密封或装在密闭容器中，置于干燥阴凉处，注意防潮。

服用期间的饮食与西药宜忌

✅ 服用菊花时宜食用丝瓜、黄花菜、大米等食物。

❌ 服药期间不宜食用辛热、油腻食物。

❌ 不明确自己体质的人喝菊花茶最好不要加冰糖。

❌ 菊花与西药中的镇静药、麻醉药、降压药同服时，用量不宜过大。

服用宜忌

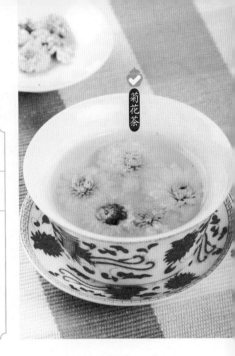

菊花茶

服用剂量	✔ 内服 10~15 克。
	✖ 不宜长期服用，易导致体虚。
服用时机	✔ 常规煎煮，发表宜煎汤趁温热饮服。
	✖ 不宜饭前及空腹时服用，易伤脾胃。
服用方法	✔ 将菊花洗净后放入杯中，以温开水冲泡，代茶饮用。
	✔ 将菊花、粳米洗净，粳米中加入适量水熬煮成粥，粥熟时加入菊花即可，佐餐食用。
	✔ 将洗净的菊花放入净瓶中，加入白酒浸泡，密封，1 个星期后即可滤去药渣饮用。

配伍宜忌

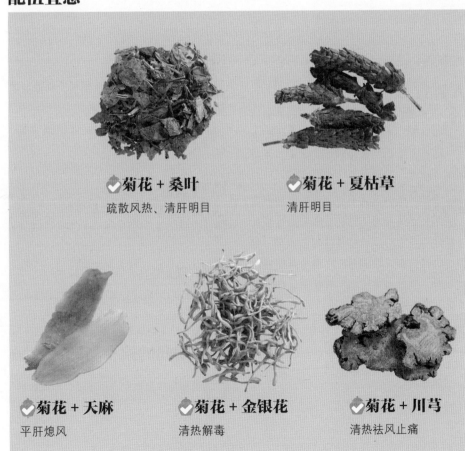

✔菊花 + 桑叶
疏散风热、清肝明目

✔菊花 + 夏枯草
清肝明目

✔菊花 + 天麻
平肝熄风

✔菊花 + 金银花
清热解毒

✔菊花 + 川芎
清热祛风止痛

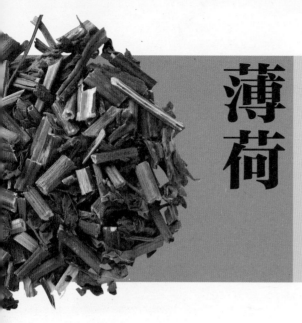

薄荷

性味： 性凉，味辛。

归经： 入肺、肝经。

功效： 疏散风热，清利头目。

薄荷药食两用，不仅可用于菜肴中，还可入药。《备急千金要方》记载其"却肾气，令人口气香洁。主辟邪毒，除劳弊"。

人群宜忌

✓ 口臭者宜服用。薄荷有较强的杀菌抗菌作用，常喝薄荷制剂能预防口腔疾病，使口气清新。用薄荷茶汁漱口，可以预防口臭。

✓ 食欲不佳、消化不良、食积胀满者宜服用。薄荷对味觉神经和嗅觉神经有兴奋作用。它对口腔黏膜有刺激作用，能促进口腔流涎、增进食欲、增加胃黏膜的供血量、改进消化功能。有益于治疗食积不化，解除胃脘胀滞感觉。

✓ 眼疾患者宜服用。薄荷有"眼睛草"的别称，可用于治疗眼疾。拿泡过茶的叶片敷在眼睛上会感觉到清凉，能解除眼睛疲劳。

✗ 薄荷芳香辛散，发汗耗气，故体虚多汗者，不宜食用。

✗ 脾胃虚寒，腹泻便溏者切忌多食、久食。

选购宜忌

✓ 选购时以身干、无根、叶多、色绿、气味浓者为佳。

储存宜忌

✓ 宜放入纸袋中，置于阴凉处储存，注意防潮。

服用期间的饮食与西药宜忌

✗ 服药期间忌食生冷、油腻、辛辣食物。

服用宜忌

服用剂量	✅ 内服 2~10 克。
	❌ 不宜多服久服，易令人阴虚发热。
服用时机	✅ 一年四季均可服用。
	❌ 不宜饭前及空腹时服用，以防引起腹泻。
服用方法	✅ 将薄荷置于茶杯中，以开水冲泡，代茶饮用。
	✅ 将新鲜薄荷洗净后沥干，柠檬洗净切片，同放入净瓶中，加入 35℃的蒸馏水 720 毫升浸泡，密封，半个月后即可取用。
	✅ 以小米煮粥后可加入薄荷叶熬煮片刻，每日 2~3 次，佐餐服用。

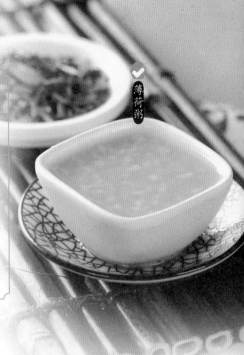

薄荷粥

配伍宜忌

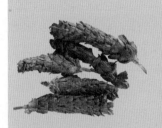

✅ **薄荷 + 夏枯草**

泄热散结

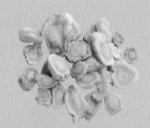

✅ **薄荷 + 桔梗**

清热利咽

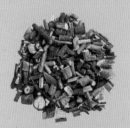

✅ **薄荷 + 柴胡**

可治胸胁疼痛

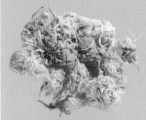

✅ **薄荷 + 菊花**

宣散风热、清肝明目

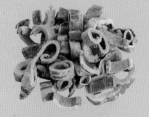

✅ **薄荷 + 桑白皮**

可治肺热咳嗽

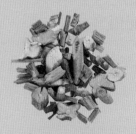

✅ **薄荷 + 藿香**

可治暑邪内郁

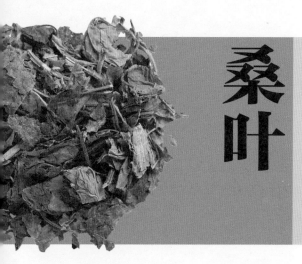

桑叶

性味： 性寒，味甘、苦。

归经： 入肺、肝经。

功效： 疏风清热、清肝明目、凉血止血。

桑叶为桑科落叶小乔木植物桑树的叶。《本草经疏》记载："桑叶，甘所以益血，寒所以凉血，甘寒相会，故下气而益阴。"

人群宜忌

✔ 可用于风热感冒、风温初起、发热头痛、咳嗽胸痛，或肺燥干咳无痰、咽干口渴、目赤肿痛等。

✔ 糖尿病患者宜服用。

✔ 贫血者宜服用。

✔ 高脂血症患者宜服用。

✘ 阳虚体质者慎用。

✘ 风寒感冒、流清涕、咳嗽痰稀白者不宜服用。

选购宜忌

✔ 选购时以叶片完整、大而厚、色黄绿、无杂质者为佳。

储存宜忌

✔ 宜放于密闭的容器内，置于干燥处储存，注意防潮防尘。

服用宜忌

服用剂量	✔ 内服 5~10 克。
服用时机	✔ 一年四季均可饮用。
服用方法	✔ 取 10~15 克桑叶放入砂锅中，以水煎，温服。
	✔ 取 15 克干品桑叶以沸水冲泡，代茶饮用。
	✔ 将桑叶晾干后研为粉末，以黄酒送服，每日 3 次。

服用期间的饮食与西药宜忌

✘ 服药期间忌食辛辣滋腻的食物。

✘ 不宜与西药中的氢氧化铝制剂、钙制剂、亚铁制剂同用。

配伍宜忌

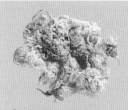

✔ **桑叶 + 菊花**
润肺止咳、泄肝明目

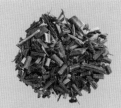

✔ **桑叶 + 薄荷**
疏风散热、凉咽消肿

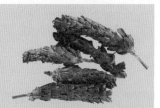

✔ **桑叶 + 夏枯草**
清泻肝火、善疗目疾

中药应该这样吃——家庭中药宜忌全书

性味： 性温，味辛。

归经： 入肺、脾经。

功效： 发表散寒、行气宽中、解鱼蟹毒。

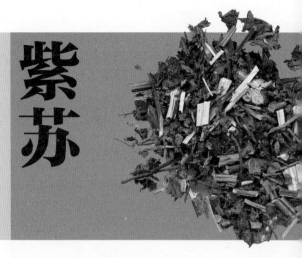

紫苏

我国食用紫苏的历史相当悠远。明代李时珍言："紫苏嫩时有叶，和蔬茹之，或盐及梅卤作菹食甚香，夏月做熟汤饮之。"《本草经集注》记载其"主下气，除寒中"。

人群宜忌

- 风寒感冒且发热者宜服用。
- 咳嗽、气喘、痰多者宜服用。
- 鱼蟹中毒者宜服用。
- 过敏体质者宜服用。
- 气虚汗多的人应少进食。

选购宜忌

- 选购时以叶片硕大、色紫、不带枝梗、香气浓郁者为佳。

储存宜忌

- 宜置于干燥容器内储存，注意密封，以防香气散失。

服用宜忌

服用剂量	✔ 内服 5~10 克，解鱼蟹毒可用至 30 克。
	✔ 与其他发散风寒药同时服用时要注意减量。
	✖ 婴幼儿、老年人不宜大量服用。
服用时机	✔ 一年四季均可服用。
服用方法	✔ 取 3~5 片紫苏鲜叶洗净后沥干，放入杯内用开水冲泡，调入白砂糖，代茶饮用。
	✔ 将紫苏放入砂锅中，以水稍煎煮，加入红糖调服。
	✔ 将紫苏叶洗净，加粳米同放入砂锅内，加适量水同煮成粥食用。

服用期间的饮食与西药宜忌

- 紫苏叶不可与鲤鱼同食，服药期间不宜食用生冷、刺激性食物。
- 与西药中的镇静药、麻醉药合用时要注意减量。

配伍宜忌

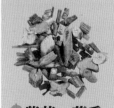

✔ **紫苏 + 藿香**

解表理气、温中化浊

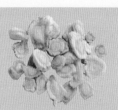

✔ **紫苏 + 桔梗**

散寒止咳化痰

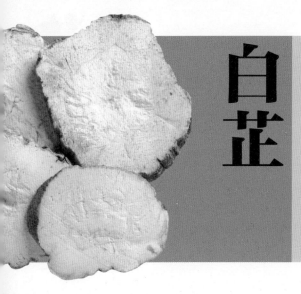

白芷

性味： 性温，味辛。

归经： 入肺、脾、胃经。

功效： 祛风解表、燥湿止带、消肿排脓、止痛。

白芷始载于《神农本草经》，为白芷或杭白芷的干燥根。《本草经百种录》记载："白芷极香，能祛风燥湿，其质又极滑润，能和利血脉，而不枯耗。"

人群宜忌

风寒感冒者宜服用。白芷辛温行散，能祛风解表散寒、温燥除湿、芳香通窍，可有效缓解外感风寒者头身疼痛、鼻塞流涕等症状。另外，白芷煎剂对风寒感冒引起的发热症状有明显的缓解作用。

头痛、牙痛、风湿痹痛等患者宜服用。白芷含有当归素、白当归素、氧化前胡素、珊瑚菜素及一种类当归酸的有机酸等成分，可散风、祛寒、燥湿、止痛，是治疗头痛、牙痛、风湿痹痛的常用药。

有皮肤问题者宜用。白芷辛香性燥，能祛风燥湿止痒，内服可以治疗瘾疹瘙痒、湿疹疥癣、疮痈肿毒；外用可以祛斑养颜，用于面斑、粉刺、瘢痕等；白芷还能改善局部血液循环，防止黑色素在组织中过度堆积，促进皮肤细胞新陈代谢的作用，进而达到美容的作用。

白芷温燥辛散，会耗气伤阴，凡是阴虚火旺、肝阳上亢、肝肾阴虚者以及出现温热性表证者均忌用。

选购宜忌

选购时以独枝、根条粗壮、皮细、体重、粉性足、香气浓者为佳。

形态瘦小、体重轻、粉性小、香气淡薄者品质较差，不宜选购。

储存宜忌

宜将白芷置于阴冷避光不通风处保存，注意防止虫蛀或霉烂。

服用期间的饮食与西药宜忌

风寒感冒时服用白芷宜喝一些热汤来促进排汗。

服用宜忌

服用剂量	✔ 内服 3~10 克。
	✘ 不宜服用过量，会引起中毒反应。
服用时机	✔ 早晚各服 1 次。
服用方法	✔ 将白芷放入砂锅中，以水煎，加入白糖饮服。
	✔ 取白芷适量，研为细末，以温开水送服。
	✔ 将白芷研为细粉，以蜂蜜为黏合剂制成蜜丸，嚼服，以清茶或温开水送服。

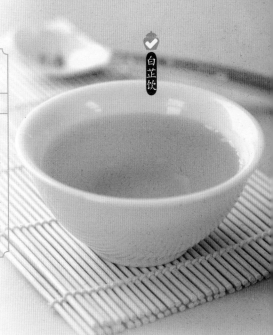

白芷饮

配伍宜忌

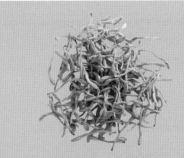

白芷 + 金银花

解毒消肿

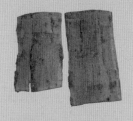

白芷 + 黄柏

燥湿止带、清热

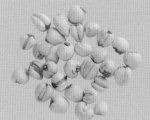

白芷 + 贝母

行气活血、清热化痰、消肿

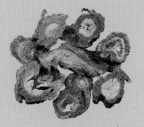

白芷 + 独活

祛风除湿活血

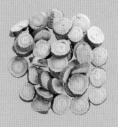

白芷 + 甘草

和胃止痛

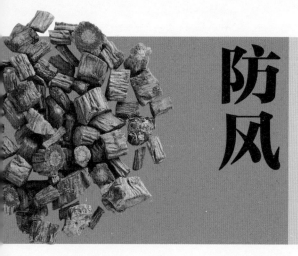

防风

性味：性微温，味辛、甘。

归经：入膀胱、肝、脾经。

功效：祛风解表、止痛解痉。

防风始载于《神农本草经》，为伞形科植物防风的根，顾名思义，防风能防御风寒。李时珍曾说："防者，御也。其治疗风最要，故名。"

人群宜忌

✔ 免疫力低下者宜服用。

✔ 风寒感冒者宜服用。

✔ 适用于风寒湿痹，骨节酸痛，四肢挛急，破伤风等。

✘ 防风主要用于外风，所以血虚痉挛或头痛不因风邪者忌服。

✘ 防风辛温，阴虚火旺者慎服。

选购宜忌

✔ 选购时以条粗壮、皮细而紧、无毛头、断面有棕色环、中心色淡黄者为佳。

储存宜忌

✔ 宜置于阴凉干燥处储存，注意防蛀。

服用宜忌

服用剂量	✔ 内服 3~10 克。
服用时机	✔ 一年四季均可服用。
	✘ 不宜饭前及空腹时服用，以防伤脾胃或造成过敏。
服用方法	✔ 将防风研为粉末，以温开水送服。
	✔ 将防风放入砂锅中，以水煎后滤取药汁，茶杯中放入红茶，以防风汁冲泡，10~20 分钟后代茶饮用。
	✔ 将防风以水煎煮，滤取药汁，加入粳米同煮成粥，佐餐食用。

服用期间的饮食与西药宜忌

✘ 不宜与重金属盐类药物同服。

配伍宜忌

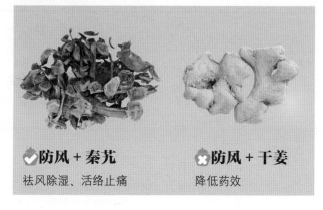

✔ **防风 + 秦艽**
祛风除湿、活络止痛

✘ **防风 + 干姜**
降低药效

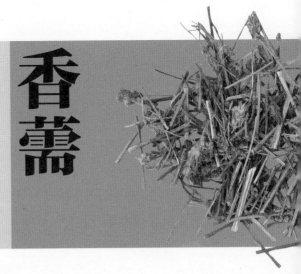

性味：性微寒，味辛。

归经：入肺、胃经。

功效：解表散寒、祛暑利湿。

香薷始载于《名医别录》。《本草逢原》中记载"香薷，先升后降，故热服能发散暑邪，冷服则解热利小便，治水甚捷"。

人群宜忌

- 夏季感冒者宜服用。

- 夏季食用生冷食物引起霍乱腹痛者宜服用。

- 肾炎水肿、小便不利者宜服用。

- 香薷服用不当会耗气损阴，汗多表虚者忌服。

- 香薷酊剂会刺激肾脏，肾功能不全者忌服。

选购宜忌

- 选购时以枝嫩、茎淡紫色、花穗多、香气浓郁者为佳，口尝时味辛、会麻舌，一般认为江西产最佳。

储存宜忌

- 储存时最好放在缸内或木箱内，置于阴凉干燥处，要注意防热、防霉变。

服用宜忌

服用剂量	✔ 内服 3~10 克。
	✘ 不宜大量服用，易导致大汗虚脱。
服用时机	✔ 一年四季均可服用，但以夏季最宜服用。
服用方法	✔ 将香薷研末，以冷开水冲服。
	✔ 将香薷放入砂锅中加适量水煎汁，去渣取汁，加入大米煮粥，粥成时可调入白砂糖，佐餐食用。
	✔ 将香薷切碎，以沸水冲泡，晾凉后代茶含饮。
	✘ 用于发表不宜久煎；汤剂不宜热服，易引起呕吐。

服用期间的饮食与西药宜忌

- 服药期间忌食辛辣、油腻、生冷食物。

配伍宜忌

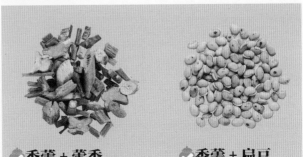

✔ **香薷 + 藿香**
解表祛暑、化湿、和中理气

✔ **香薷 + 扁豆**
祛暑和中

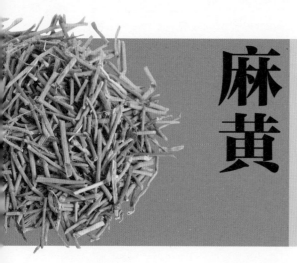

麻黄

性味： 性温，味辛、微苦。
归经： 入肺、膀胱经。
功效： 发汗、止喘、宣痹、利尿。

麻黄始载于《神农本草经》，自从《伤寒论》中记载有麻黄汤后，后世医家都将麻黄视为发汗解表、止咳平喘的要药。

人群宜忌

风寒感冒、咳嗽气喘者宜服用。

水肿患者宜服用。

体质虚弱、表虚自汗及阴虚盗汗、肾不纳气引起喘咳者均不宜服用。

高血压患者不宜服用。

失眠者不宜服用。

选购宜忌

以体轻，质脆，易折断，表面呈黄绿色，断面呈纤维性，近圆形，气微香者为佳。

储存宜忌

储存麻黄时要置于干燥容器内，放于通风处，注意防霉防虫，麻黄霉变后会失去药效。

服用宜忌

服用剂量	✔ 内服 1.5~10 克。
	✘ 不宜大量服用，易致体虚。外寒感冒体虚者、老人、儿童宜用小剂量。
服用时机	✔ 一年四季可服用。夏季湿热，人易出汗，不宜多服，秋冬季服用效果最佳。
	✘ 不宜睡前服用，以防失眠。
服用方法	✔ 将麻黄切片，放入砂锅中，以水煎，温服。
	✔ 将麻黄洗净后切碎，以水煎，滤渣取汁，加入糯米同煮成粥，佐餐食用。

服用期间的饮食与西药宜忌

服用麻黄期间不宜吃牡蛎肉。

服用麻黄期间不宜食用生冷、黏腻、刺激性大的食物。

麻黄与西药阿司匹林合用会导致大汗虚脱。

麻黄不宜与降压药、镇静催眠药、强心苷、氨茶碱、肾上腺素、解热镇痛药、帕吉林等西药合用。

配伍宜忌

✔ **麻黄 + 杏仁**

散寒止咳定喘

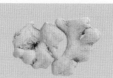

✔ **麻黄 + 干姜**

温肺散寒、化饮止咳

性味： 性温，味辛、苦。

归经： 入膀胱、肝、肾经。

功效： 表散风寒、祛湿止痛。

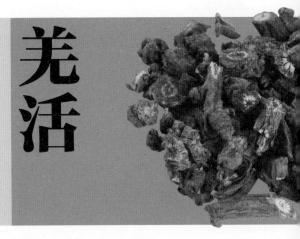

羌活

羌活为伞形科多年生草本植物羌活及同属植物宽叶羌活的干燥根茎。《日华子本草》记载其"治一切风并气，筋骨拳挛，四肢羸劣，头旋眼目赤疼及伏梁水气……"

人群宜忌

✓ 风寒感冒者宜服用。

✓ 风湿痹痛者宜服用。

✓ 心血管疾病患者宜服用。

✗ 羌活辛香温燥，风热感冒、温病忌服；血虚痹痛者慎服。

✗ 羌活服用过量会引起呕吐，恶心呕吐者不宜服用。

选购宜忌

✓ 选购时以条粗长，表面棕褐色、断面紧密、油点多、气味纯正者为佳。

储存宜忌

✓ 要注意密封储存，置于干燥阴凉处。羌活易遭虫蛀，夏秋季要及时检查，常晾晒，待冷却后储存。

服用宜忌

服用剂量	✓ 内服 3~10 克。
	✗ 不宜大量服用，羌活气味浓烈，大量服用会刺激胃肠道，引起呕吐。
服用时机	✗ 夏季不宜服用，羌活温燥，夏季燥热，服用易上火。
	✗ 不宜饭前及空腹时服用，羌活易刺激胃肠。
服用方法	✓ 将羌活放入砂锅中以水煎，滤取药汁，加大米同煮粥，粥熟时调入白砂糖，每日 1 剂。
	✓ 将 10 克羌活和 3 克绿茶放入茶杯中，以沸水冲泡至味淡，代茶饮用。

服用期间的饮食与西药宜忌

✓ 饮食宜清淡、易消化。

✗ 忌食辛辣、油腻刺激性食物。

配伍宜忌

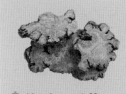

✓ **羌活＋川芎**

散风行气、活血止痛

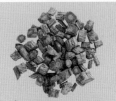

✓ **羌活＋防风**

祛风湿止痛

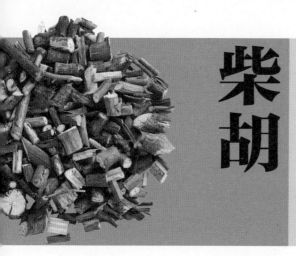

柴胡

性味： 性微寒，味苦、辛。

归经： 入肝、胆经。

功效： 和解退热、疏肝解郁、升举阳气。

柴胡为伞形科多年生草本植物柴胡和狭叶柴胡的根。《神农本草经》记载其"主心腹肠胃结气，饮食积聚，寒热邪气，推陈致新"。

人群宜忌

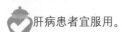 肝病患者宜服用。

✅ 风寒感冒引起发热、头痛、咳嗽、咽喉肿痛者宜服用。

❌ 柴胡性能升散，肝阳上亢，肝风内动，阴虚火旺及气机上逆者忌用或慎用。

选购宜忌

✅ 以根条粗长，皮细，支根少，外表灰黄色，断面黄白色，色微香，味淡者为佳。

❌ 选购时要注意，大叶柴胡有毒，不宜选购。

储存宜忌

✅ 宜置于通风干燥处储存，注意防潮、防蛀。

服用宜忌

服用剂量	✅ 内服 3~5 克。
	❌ 不宜长期或大剂量服用，易伤肝阴。
服用时机	✅ 为防止过敏及引起不适，最好不要空腹及饭前服用，宜饭后服用。
服用方法	✅ 将柴胡切薄片，与适量绿茶放入茶杯中，以沸水冲泡，可加入蜂蜜调匀，代茶饮用。
	✅ 将柴胡放入砂锅中以水煎，滤取药汁，加入大米煮粥，粥将熟时加入白砂糖，早晚佐餐食用。
	✅ 煲鸡汤和猪肝时可加入柴胡。

服用期间的饮食与西药宜忌

✅ 柴胡与肾上腺皮质激素联用，可增强抗肉芽肿作用，并抑制血脂升高。

❌ 柴胡不宜与氢氧化铝制剂、钙制剂、亚铁制剂、维生素 C 等同时服用。

配伍宜忌

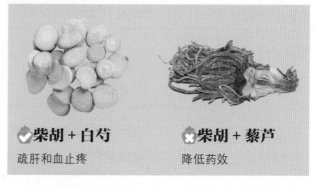

✅ **柴胡 + 白芍**
疏肝和血止疼

❌ **柴胡 + 藜芦**
降低药效

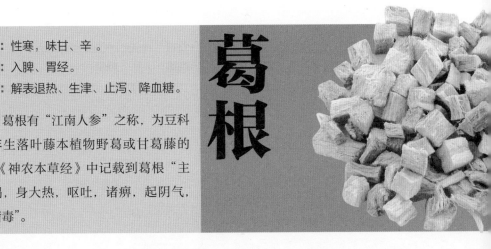

性味： 性寒，味甘、辛。

归经： 入脾、胃经。

功效： 解表退热、生津、止泻、降血糖。

葛根有"江南人参"之称，为豆科多年生落叶藤本植物野葛或甘葛藤的根。《神农本草经》中记载到葛根"主消渴，身大热，呕吐，诸痹，起阴气，解诸毒"。

人群宜忌

老年骨质疏松患者宜服用。

三高患者宜服用。

脾胃虚寒、气虚者慎用。

选购宜忌

选购时以质硬而重、色白、粉性足、纤维性少者为佳。

储存宜忌

宜密封后置于通风干燥处，注意防潮防蛀。

服用宜忌

服用剂量	✔ 内服 10~20 克。
	✘ 不宜多服久服，易损伤胃气。
服用时机	✔ 一年四季均可服用。
服用方法	✔ 将葛根研为粉末，同浸泡后的粟米一起放入砂锅中，加入适量水煮粥，与米汤同服。
	✔ 将葛根研为粉末，以少许凉开水搅匀，加入冰糖后以沸水冲泡，调成糊状服用。
	✔ 将葛根放入砂锅中，以水煎，滤取药汁，加入粳米同煮成粥，佐餐服用。

服用期间的饮食与西药宜忌

服用葛根期间忌食刺激性食物。

葛根与西药降压药、降糖药、脑血管扩张药同用要减少剂量。

葛根不宜与西药肾上腺素和异丙肾上腺素同用。

葛根不宜与西药头孢菌素、复方氨基比林、阿司匹林等同用，否则会降低药效。

配伍宜忌

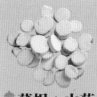

✔ 葛根 + 山药

健脾生津

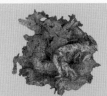

✔ 葛根 + 升麻

解肌透疹

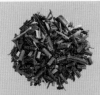

✔ 葛根 + 薄荷

表散风热、透疹利咽

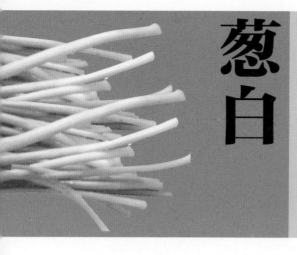

葱白

性味: 性温,味辛。

归经: 入肺、胃经。

功效: 发汗解表、散寒通阳、解毒散结。

葱白药食同源,是百合科多年生草本植物葱近根部的鳞茎,也是家庭常用的蔬菜。《神农本草经》记载其"主伤寒,寒热,出汗,中风,面目肿"。

人群宜忌

出现咳嗽痰多、发热汗少等症状的风寒感冒初期患者宜用。

胃寒腹泻、食欲不振者宜用。

葱白富含钾,钾能阻止钠的吸收,促进钠的排泄,从而能对抗钠对血压产生的不利影响,有利于防治高血压,适合高血压患者食用。

风热犯肺咳嗽者不宜吃葱,否则会加重病情。

葱属辛辣食品,青光眼患者不宜多吃。

腋臭患者及表虚多汗者忌食。

胃肠道疾病患者、肾脏病患者不宜食用。

选购宜忌

优质的葱粗细匀称,葱叶新鲜,颜色青绿,葱白较长,有光泽。

无伤痕、无烂的葱质量更好。

葱茎干瘪、枯萎者不宜购买。

储存宜忌

一般家庭使用葱最好现买现用。

需储存葱时,可先将葱晒蔫后打捆,置于干燥、阴凉、避风处保存,保存期间不要经常移动。

将葱根朝下插入有水的盆中,也是保存葱的一种方法。

受冻后的葱忌挪动,否则易导致脱胶腐烂,不利于储存。

服用期间的饮食与西药宜忌

葱与蘑菇同食可以起到促进血液循环的作用。

服用宜忌

服用剂量	✔ 内服 3~10 克。
服用时机	✔ 葱白芳香走窜，故能通窍，久煎则此功能弱化，因此不宜久煎，煎煮时间在 30~40 秒为宜。趁热饮服能助发汗。
服用方法	✔ 葱白生吃可作为多类食物的配料，也可直接蘸酱食用，有散寒发汗的功效。 ✔ 将粥煮至快熟时加入葱白和生姜片同煮食用，可以治疗风寒感冒。

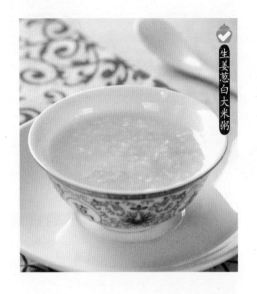

生姜葱白大米粥

配伍宜忌

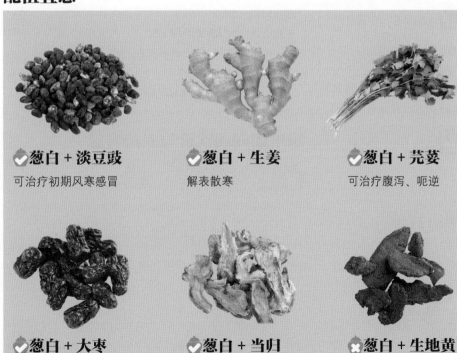

✔ **葱白 + 淡豆豉**

可治疗初期风寒感冒

✔ **葱白 + 生姜**

解表散寒

✔ **葱白 + 芫荽**

可治疗腹泻、呃逆

✔ **葱白 + 大枣**

可解烦躁、安眠

✔ **葱白 + 当归**

外敷治痈疽疮疡、肿痛

✘ **葱白 + 生地黄**

降低药效

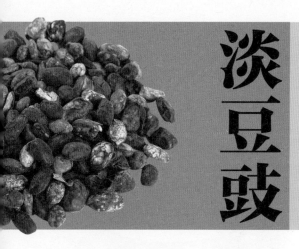

淡豆豉

性味： 性寒，味辛、甘、微苦。

归经： 入肺、胃经。

功效： 解表、除烦。

淡豆豉为豆科一年生草本植物大豆的成熟种子的发酵加工品。《名医别录》记载其"主伤寒头痛寒热，瘴气恶毒，烦躁满闷，虚劳喘吸，两脚疼冷"。

人群宜忌

- 外感风寒、风热者均可食用。
- 外感热病、邪热内郁胸中、烦热不眠等患者宜用。
- 口舌生疮、胸膈疼痛者宜用。
- 过敏体质者慎用。
- 淡豆豉能退乳，哺乳期妇女不宜食用。
- 胃气虚弱又易恶心者应慎用。

选购宜忌

- 选购时以色黑、附着膜状物者为佳。

储存宜忌

- 宜置于干燥容器内密闭，并存放于阴凉干燥处保存，防潮防蛀。

服用宜忌

服用剂量	✔ 内服 10~15 克。
服用时机	✔ 常规煎煮，发散表邪宜煎汤趁热服。
服用方法	✔ 淡豆豉可煮粥食用，具有解表、宣发郁热的功效，适于外感发热、寒热头痛。
	✔ 制作菜肴时，也可适当加入淡豆豉，既有清热解表的功效，又可以调味，改善菜肴的味道。

服用期间的饮食与西药宜忌

- 不宜选用过咸、过辣的豆豉。
- 淡豆豉不能与抗生素合用。

配伍宜忌

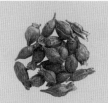

✔ **淡豆豉 + 栀子**

清热解烦

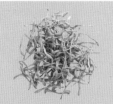

✔ **淡豆豉 + 金银花**

清热除烦、解表调中

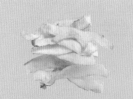

✔ **淡豆豉 + 玉竹**

可治疗阴虚感冒

性味：性寒，味甘、淡。

归经：入心、胃、小肠经。

功效：清热除烦、利尿通淋。

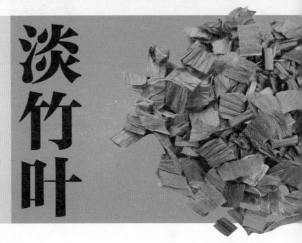

淡竹叶

淡竹叶始载于《滇南本草》，为禾本科多年生草本植物淡竹叶的叶。《本草纲目》记载其"去烦热，利小便，清心"。

人群宜忌

✅ 烦热口渴、口舌生疮者宜用。

✅ 淡竹叶有渗利小便的作用，小便短赤、淋浊患者宜用。

❌ 无实火、无湿热、体虚有寒者慎用。

❌ 肾阳虚衰、小便清长及小儿遗尿者不宜长期大量服用。

❌ 糖尿病患者、孕妇慎服。

选购宜忌

✅ 选购以质柔软、色青绿、叶片大、梗少、无根及花穗者为佳。

储存宜忌

✅ 宜置于通风干燥的地方储存，注意防尘。

服用宜忌

服用剂量	✔ 内服 6~15 克。
服用时机	✔ 常规煎煮，不宜长期久服。
服用方法	✔ 将淡竹叶煮 15 分钟后去渣留汁，可用于煮粥食用。具有清心火，利小便的功效。
	✔ 将淡竹叶切碎，加水 400 毫升煎半小时后去渣取汁代茶饮，可用于心烦、口舌生疮、小便涩痛等。

服用期间的饮食与西药宜忌

✅ 饮食宜清淡、易消化。

配伍宜忌

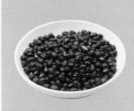

✅ **淡竹叶 + 赤小豆**

清热解毒、利水消肿、凉血

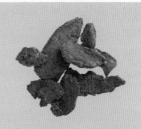

✅ **淡竹叶 + 生地黄**

滋阴泻火

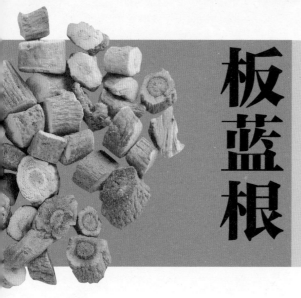

板蓝根

性味：性寒，味苦。

归经：入心、胃经。

功效：清热解毒、凉血利咽。

板蓝根叶也称"大青叶"，但具有比大青叶更强的解毒、利咽、散结功效。常用于防治风热性感冒、流行性乙型脑炎、急慢性肝炎、流行性腮腺炎等。《日华子本草》记载其"治天行热毒"。

人群宜忌

✅ 因上火引起咽喉肿痛、扁桃体炎、口腔溃疡等患者宜服用。板蓝根具有清热解毒、凉血之功，可有效消除上火所导致的各种炎症。

✅ 流行性腮腺炎、流行性乙型脑炎、传染性肝炎、流行性感冒、单纯性疱疹性口炎等患者宜服用。板蓝根具有抗病毒作用，对多种流行性及传染性疾病均有预防或治疗作用。

✅ 高热不退者宜服用。板蓝根可以起到清热降温的作用，保护肌体不受高热的伤害，提高免疫功能。

✅ 板蓝根可使肿瘤细胞向正常细胞转化，肿瘤患者宜服用。

✅ 白血病患者宜服用。板蓝根中所含靛玉红可破坏白血病细胞，从超微结构形态来看，在靛玉红的作用下，白血病细胞凋亡后多呈肿胀、溶解性坏死。

✅ 目赤头痛者宜服用。板蓝根性寒,味苦,不但可清热解毒，还可祛湿生津、清火、明目、散结、消肿等，可有效改善目赤头痛症状。

✅ 免疫力低者宜服用。板蓝根多糖可促进特异性、非特异性免疫、体液免疫和细胞免疫，提高机体免疫力，强健体魄。

❌ 板蓝根性寒，脾胃虚寒者不宜用。

❌ 体虚而无实热火毒者慎服。

选购宜忌

✅ 选购时以条长、粗壮均匀、体实、粉性大者为佳。

储存宜忌

✅ 宜置于干燥的室内储存，注意防潮、防蛀。

服用宜忌

服用剂量	✔ 内服 10~15 克。
	✘ 不宜长期大量服用，以免引起消化系统不适。
服用时机	✘ 板蓝根苦寒，煎剂忌饭前服用。
服用方法	✔ 将板蓝根切片，以水煎，代茶饮。
	✔ 将板蓝根 20 克研为粗末，沸水冲泡。
	✔ 将板蓝根切片，放入砂锅中以水煎，早晚饮用。
	✔ 将板蓝根切片，放入砂锅中，加入白酒煎，分多次饮服。

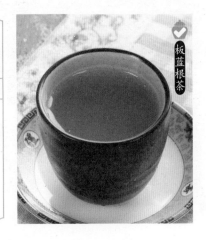

板蓝根茶

配伍宜忌

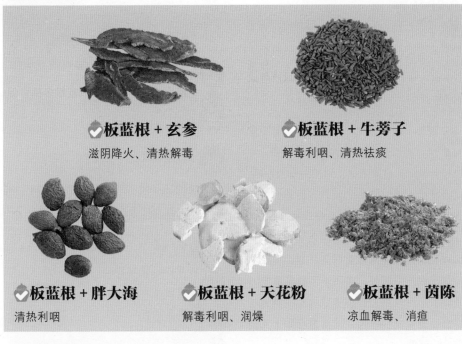

✔ **板蓝根 + 玄参**
滋阴降火、清热解毒

✔ **板蓝根 + 牛蒡子**
解毒利咽、清热祛痰

✔ **板蓝根 + 胖大海**
清热利咽

✔ **板蓝根 + 天花粉**
解毒利咽、润燥

✔ **板蓝根 + 茵陈**
凉血解毒、消疸

服用期间的饮食与西药宜忌

 饮食宜清淡、易消化。

✘ 服药期间要忌食辛辣食物，清淡饮食更利于药效发挥。

 板蓝根注射液不宜与西药青霉素合用。

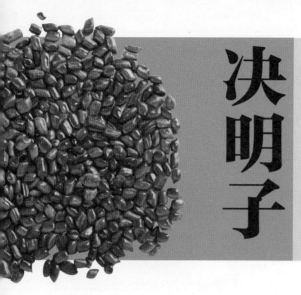

决明子

性味： 性微寒，味甘、苦。

归经： 入肝、大肠经。

功效： 清肝明目、润肠通便。

决明子始载于《神农本草经》，为豆科一年生半灌木状草本植物决明或小决明的干燥成熟种子。《本草求真》记载其"除风散热。凡人目泪不收，眼痛不止，多属风热内淫……故为治目收泪止痛要药"。

人群宜忌

✅ 目赤肿痛、畏光羞明者宜服用。决明子能清泻肝火、疏风散热，自古以来就是清热明目的要药。它对于肝火上扰或肝经风热上壅所致的目赤肿痛、畏光羞明能起到清肝明目的作用。

✅ 肥胖及动脉硬化、高脂血症患者宜服用。决明子中含有蒽醌类化合物，能够起到导泻、促进消化、增加排泄的作用，从而减少人体对脂类的吸收，抑制血清胆固醇升高和主动脉粥样硬化斑块的形成。

✅ 高血压患者宜服用。决明子水煎剂及乙醇浸液有明显的降压作用，可有效控制高血压。此外，决明子乙醇提取物对于自发遗传性高血压患者收缩压、舒张压均有明显降低的作用，尤其是肝阳上亢型高血压患者。

✅ 失眠者宜服用。决明子有镇静催眠的作用，对于轻度失眠具有一定的改善效果。

✅ 大便燥结者宜服用。决明子能加快胃肠蠕动，清除体内宿便，有润肠通便作用，能治疗大便燥结，防止便秘。

❌ 决明子药性寒凉，不适合脾胃虚寒、脾虚泄泻及低血压者服用。

❌ 决明子主要含有大黄酚、大黄素等化合物，长期服用可引起肠道病变。

❌ 血虚眩晕及长期便溏腹泻者忌食。

❌ 决明子有兴奋子宫平滑肌的作用，孕妇、先兆性流产者慎服。

选购宜忌

✅ 选购时以颗粒均匀、饱满、外表呈黄褐或绿棕色、干燥者为佳。

✅ 选购要注意与"假决明"，即望江南子（有毒）进行区分，勿混淆。

储存宜忌

✅ 储存时最好放于密闭容器中，置于阴凉干燥处，注意防潮。决明子储存时间不宜过长，应保持在一年以内。

服用宜忌

服用剂量	✔ 内服 9~15 克；研末服 3~6 克；外用适量。 ✖ 不宜久服多服，以防引起肠道不适及脾胃虚寒等症。
服用时机	✔ 决明子一年四季均可服用，如春季泡茶可清肝明目、秋冬煮粥可清肝明目润肠。 ✔ 为防止服用决明子期间引起肠胃不适，最好饭后服用。
服用方法	✔ 将决明子炒黄后放入茶杯中，以沸水冲泡，盖上杯盖闷 5~10 分钟即可，代茶饮用。 ✔ 将决明子以水煎煮，滤渣取汁，加入粳米同煮成粥，每日 1 剂。 ✔ 将决明子捣碎，以水煎，温服。 ✔ 将决明子研为粉末，以温开水送服。 ✔ 煮粥、煲汤、做菜时均可加入决明子，用于食疗。

配伍宜忌

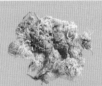

✔ **决明子 + 菊花**

清肝火、散风热、明目

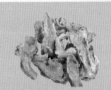

✔ **决明子 + 当归**

清热养血通便

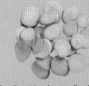

✔ **决明子 + 白芍**

清肝火、养血柔肝

✔ **决明子 + 柴胡**

清肝疏肝

✔ **决明子 + 木贼**

清肝滋肾明目

✖ **决明子 + 大麻子**

降低药性

服用期间的饮食与西药宜忌

 饮食宜清淡、易消化。

 忌与碱性药物同用。

 与西药中的降压药合用时要注意剂量。

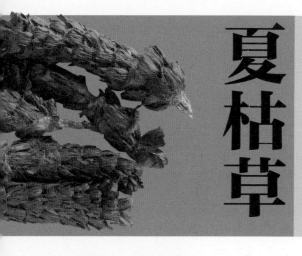

夏枯草

性味: 性寒,味苦、辛。

归经: 入肝、胆经。

功效: 清肝火、散郁结、降血压。

夏枯草始载于《神农本草经》,每年夏至后即枯,故取名"夏枯草",自古以来被作为清肝火、散郁结的要药。《滇南本草》记载其"祛肝风,行经络"。

人群宜忌

高血压患者宜服用。夏枯草的果穗、茎、叶均有明显的降压作用,其提取物对去甲肾上腺素引起的血管收缩有对抗作用,可有效舒张血管,起到降低血压及对抗心律失常的作用。所以,中医在治疗高血压时,经常在处方中加上夏枯草以加强降低血压的作用。

失眠者宜服用。夏枯草所含有的三萜类、黄酮类和皂苷等化学成分,具有镇定和催眠的作用,其乙醇提取物能使人镇静,促使人进入睡眠,并提高睡眠质量,延长睡眠时间,有效改善失眠者早醒的状况。

肿瘤患者宜服用。夏枯草可抑制肿瘤细胞的增殖,并可诱导肿瘤细胞凋亡,其水煎剂对艾氏腹水癌有抑制作用。

炎症早期者宜服用。夏枯草能够促进肾上腺皮质中糖皮质激素的合成和分泌,对于各种早期炎症均有抑制作用。

消化不良者宜服用。夏枯草可促进肠道的蠕动,加快消化速度。

冠心病、动脉粥样硬化患者宜用。夏枯草中的黄酮类,可降低血清总胆固醇、三酰甘油和低密度脂蛋白胆固醇,能延缓主动脉中粥样斑块的形成,起到预防动脉粥样硬化的作用。

夏枯草性寒,且对胃有刺激作用,脾胃虚寒、气虚者、慢性泄泻者慎服。

夏枯草有兴奋子宫的作用,孕妇及先兆性流产者忌大量服用。

选购宜忌

选购时以果穗粗长、体轻质脆、干燥、呈红棕色、无梗叶杂质、微有清香气者为佳。

储存宜忌

宜置于阴凉干燥处,注意防潮、防蛀。

中药应该这样吃——家庭中药宜忌全书

服用宜忌

服用剂量	✔ 内服 10~15 克。
	✘ 不可自行加量及久服多服，以防刺激胃肠，引起不适。
服用时机	✔ 夏枯草最宜在夏季服用，可清肝火、降血压。
	✔ 夏枯草粉末宜饭前送服。
服用方法	✔ 将夏枯草研为粉末，每次服 1 小匙，以米汤送服。
	✔ 将夏枯草捣烂，绞汁服用。
	✔ 取 30 克夏枯草放入茶杯中，加入沸水闷泡 10~15 分钟，每日 1 剂，代茶饮用。
	✔ 将夏枯草放入砂锅中，以水煎，滤渣取汁，加入粳米同煮成粥，佐餐食用。
	✔ 将夏枯草切碎，放入容器中，加入 1000 毫升黄酒，入蒸锅中隔水蒸至无酒味时即可取出，滤渣取汁，空腹温饮，每日 3 次，每次 15~30 毫升。

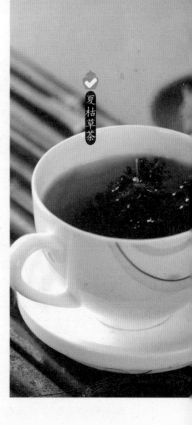

夏枯草茶

配伍宜忌

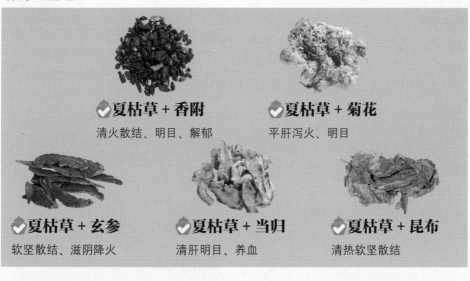

✔ **夏枯草 + 香附**
清火散结、明目、解郁

✔ **夏枯草 + 菊花**
平肝泻火、明目

✔ **夏枯草 + 玄参**
软坚散结、滋阴降火

✔ **夏枯草 + 当归**
清肝明目、养血

✔ **夏枯草 + 昆布**
清热软坚散结

服用期间的饮食与西药宜忌

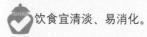 饮食宜清淡、易消化。

夏枯草与西药非甾体抗炎药联用，可增强抗炎作用。

夏枯草不宜与含钾量高或保钾制剂如氯化钾缓释片及螺内酯、氨苯蝶啶等保钾排钠类西药同用。

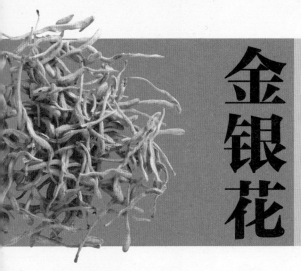

金银花

性味： 性寒，味甘。

归经： 归肺、胃经。

功效： 清热解毒、疏风散热、凉血。

金银花始载于《名医别录》，有"中药抗生素""绿色抗生素"之称。《本经逢原》中记载"金银花，解毒去脓，泻中有补，痈疽溃后之圣药"。

人群宜忌

外感风热及咽喉肿痛者宜服用。金银花具有疏热散邪、解毒止痢、凉血利咽的功效，它还能抗炎、解热、促进白细胞的吞噬功能，对外感风热或温病初起、身热头痛、咽干口燥、咽喉肿痛等有一定治疗作用。

糖尿病患者宜服用。金银花能有效改善机体的胰岛素抵抗，激活受体，增强受体对胰岛素的敏感性，改善糖尿病症状。

敏感性皮肤及面部有痤疮者宜服。金银花中所含的木犀草素具有祛痘功能。除了木犀草素，金银花中还含有皂苷、鞣质等成分，能够渗入到毛孔当中，抑制和杀灭各种细菌，防止皮肤感染。另外，它还能防止毛囊皮脂腺的导管发生堵塞，从而促进皮脂正常排出，预防和改善因皮脂淤积于毛孔中而形成的痤疮。

消化不良及溃疡患者宜服用。金银花可增加胃肠蠕动，促进胃液及胆汁分泌，改善人体消化功能，并起到保肝作用。金银花提取液可抑制消化性溃疡，预防胃溃疡、十二指肠溃疡等。

金银花性寒凉，脾胃虚寒及气虚疮疡脓清者忌服。

体质虚寒者及女性月经期内忌服，否则易发生不良反应。

选购宜忌

选购时以花蕾初开、完整，梗叶少，色金黄，花蕾多，无杂质者为佳。

切勿买到山银花。山银花与金银花大小略似，但子房有毛，表面淡黄，微带紫色，无花。

要防止买到掺假劣品，掺假劣品一般是将真品喷洒糖水后拌入玉米面等杂质以增加重量，所以外形相似，但可见花蕾粘连甚至发霉变色，轻轻翻动即可见细小颗粒状物脱落沉淀。

储存宜忌

金银花易发霉变质，可将它置于干净的缸内，压实，再密封，或放入内壁衬纸的木箱中，密封，置于通风干燥处，温度不要超过20℃。

服用宜忌

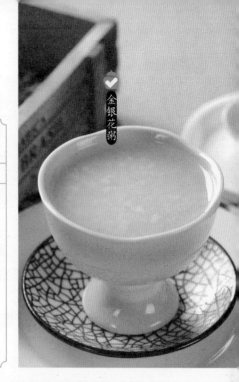

金银花粥

服用剂量	✅ 内服 10~20 克。
	❌ 金银花性寒凉，不宜长期大量服用
服用时机	✅ 一年四季均可服用，夏季服用效果最佳。
服用方法	✅ 将金银花放入茶杯中，以沸水冲泡，盖上杯盖闷 5~10 分钟，代茶饮用。
	✅ 将金银花以铁锅炒干，研为粉末，加糖水或蜂蜜水调服。
	✅ 将 50 克金银花择净，10 克甘草刷净，一同入砂锅中以水煎，再加白酒略煎，1 日 1 剂，分 3 次服用，可调入红糖。
	✅ 将金银花以水煎至汁浓，滤渣取汁，与粳米一同煮粥食用。

配伍宜忌

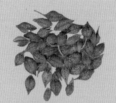

✅ **金银花 + 连翘**
清热解毒、消肿

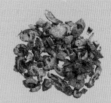

✅ **金银花 + 黄芩**
清热解毒

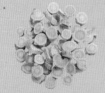

✅ **金银花 + 黄芪**
解毒消肿、托疮排脓生肌

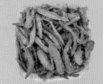

✅ **金银花 + 地榆**
凉血止血、解毒消肿

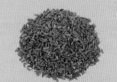

✅ **金银花 + 牛蒡子**
清热解毒

服用期间的饮食与西药宜忌

 饮食宜清淡、易消化。

 用药期间要忌食辛辣油腻的食物。

❌ 不宜与乳酶生、盐酸帕罗西汀片、地高辛等西药同用。

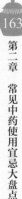

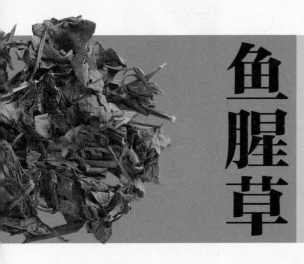

鱼腥草

性味： 性微寒，味辛。

归经： 入肺经。

功效： 清热散毒、消肿祛瘀。

鱼腥草是南方常见的一种中草药。《分类草药性》记载其"治五淋，消水肿，去食积，补虚弱，消膨胀"。

人群宜忌

✅ 体内有炎症者宜服用。

✅ 长期接近电脑等辐射源的人员宜服用。

❌ 鱼腥草性寒，虚寒症及阴性疮疡者忌服。

选购宜忌

✅ 选购新鲜鱼腥草时以叶片茂盛、颜色翠绿有光泽、有花穗、鱼腥气浓者为佳。

✅ 选购干品时以无杂质、干燥无潮湿者为佳。

储存宜忌

✅ 新鲜鱼腥草宜及时食用，不宜储存。

✅ 储存干品时宜放入木箱或其他容器中，置于阴凉干燥处储存，注意防潮防霉。

服用宜忌

服用剂量	✅ 内服 15~30 克，鲜品加倍；外用适量。
	❌ 鱼腥草性寒，善清肺热，不宜长期及大量服用，否则会损伤阳气。
服用时机	❌ 煎剂不宜饭前及空腹时服用，以防伤肠胃，最好饭后服用。
服用方法	✅ 取鱼腥草 5~10 克，用沸水浸泡 10~12 分钟，代茶饮。
	✅ 将鱼腥草以水煎，调入白糖，温服，每日 1 剂。
	❌ 鱼腥草含挥发油，不宜久煎。

服用期间的饮食与西药宜忌

✅ 饮食宜清淡、易消化。

❌ 服药期间，忌食辛辣油腻的食物。

配伍宜忌

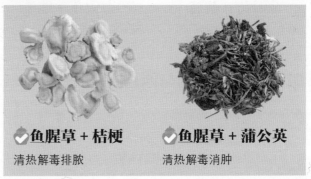

✅ **鱼腥草 + 桔梗**
清热解毒排脓

✅ **鱼腥草 + 蒲公英**
清热解毒消肿

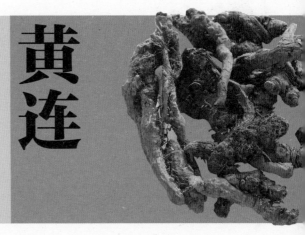

性味： 性寒，味苦。

归经： 入心、肺、胆、胃、大肠经。

功效： 清热燥湿、泻火解毒。

黄连始载于《神农本草经》，是泻火解毒的要药。《名医别录》记载其"主五脏冷热，久下泄澼脓血，止消渴，大惊，除水利骨，调胃厚肠，益胆，疗口疮"。

人群宜忌

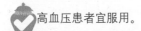 高血压患者宜服用。

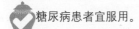 糖尿病患者宜服用。

✅ 常用于治湿热下痢、痞满、呕吐、泄泻、胃火牙痛、肝火胁痛、烦躁不寐、痈肿疮毒、耳目肿痛等。

❌ 黄连苦寒质燥，胃寒呕吐、脾虚泄泻、阴虚烦热者忌用。

选购宜忌

✅ 选购黄连时以条肥壮、连珠形、质坚实而体重、断面红黄色、无残茎毛须、味极苦者为佳。

储存宜忌

✅ 储存黄连时宜用内衬为防潮纸的纸箱包装，置于阴凉干燥处，要注意避光。

服用宜忌

服用剂量	✅ 内服 2~5 克，外用适量。
	❌ 黄连大苦大寒，不宜大量服用，否则会伤及脾胃。
	✅ 黄连与其他寒凉药同用时要注意减量。
服用时机	✅ 黄连苦寒，宜饭后服用。
服用方法	✅ 将黄连洗净后同绿茶一起放入茶杯内，加入 200 毫升开水冲泡，盖上杯盖闷 5~10 分钟后调入白砂糖即可饮用。
	✅ 将黄连研为粉末，吞服，每日 3 次。

服用期间的饮食与西药宜忌

❌ 服药期间要忌食猪肉等油腻及生冷寒凉的食物。

❌ 黄连中含有生物碱，不宜与氨茶碱、咖啡因、阿托品等西药合用，否则会使毒性增大。

❌ 不宜与洋地黄类西药强心苷、酶制剂、重金属盐、碘化物等西药合用。

配伍宜忌

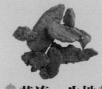

✅ **黄连 + 生地黄**

清热降火、凉血解毒

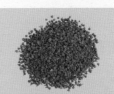

✅ **黄连 + 吴茱萸**

泻肝和胃

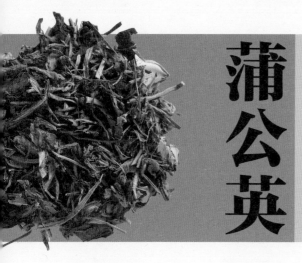

蒲公英

性味： 性寒，味甘、苦。

归经： 入肝、胃经。

功效： 解毒消肿、清肝热。

蒲公英属菊科多年生草本植物，是药食兼用的植物。《本草纲目》中记载："蒲公英嫩苗可食，生食治感染性疾病尤佳。"《本草衍义补遗》记载其"化热毒，消恶肿结核，解食毒，散滞气"。

人群宜忌

✓ 因上火所致的各种炎症患者宜服用。

✓ 胃溃疡患者宜服用。

✓ 可改善消化不良、便秘、湿疹，舒缓皮肤炎，还可治疗胆结石、风湿等。

✗ 蒲公英性寒，阳虚外寒、脾胃虚弱者忌用。

选购宜忌

✓ 选购新鲜蒲公英时以叶片干净、略带香气者为佳。

✓ 购干品时以根茎完整、叶片较多、色灰绿、有韧性、不易折断、无杂质、干燥者为佳。

储存宜忌

✓ 新鲜蒲公英最好即买即食，吃不完的可先清洗干净，然后在阳光下晒干，塑封后保存，注意防潮。

服用宜忌

服用剂量	✓ 内服 10~20 克，鲜品可酌加；外用适量。
	✗ 不宜用量过大，易导致腹泻。
服用时机	✓ 蒲公英不宜饭前及空腹时服用，以防伤胃，最好饭后服用。
服用方法	✓ 将蒲公英以水煎，滤渣取汁，将粳米放入锅中煮粥，粥将熟时加入药汁同煮成粥，早晚佐餐服用。
	✓ 蒲公英也可生吃、炒食、做汤、炝拌。

服用期间的饮食与西药宜忌

✓ 饮食宜清淡、易消化。

✗ 服药期间要少食辛辣、油腻的食物。

配伍宜忌

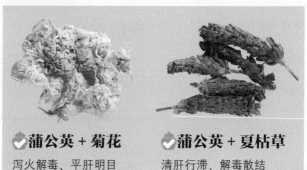

✓ **蒲公英 + 菊花**
泻火解毒、平肝明目

✓ **蒲公英 + 夏枯草**
清肝行滞、解毒散结

中药应该这样吃——家庭中药宜忌全书

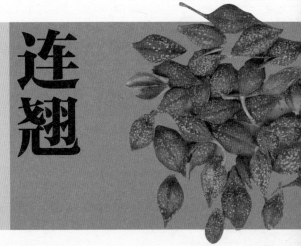

性味： 性寒，味苦。

归经： 入心、胆、三焦、大肠经。

功效： 清热解毒、散结消肿。

连翘

连翘为木犀科落叶灌木植物连翘的果实，最早见于《神农本草经》，其中记载连翘"主寒热，鼠瘘，痈肿恶疮，瘿瘤，结热，蛊毒"。

人群宜忌

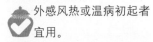 外感风热或温病初起者宜用。

心血管病患者宜服用。

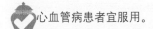 连翘性寒，脾胃虚寒、气虚疮疡脓溃者忌用。

选购宜忌

根据连翘果实的成熟程度，在商品中分为青翘和老翘。选购青翘时以色绿、不开裂者为佳；选购老翘时以色黄、瓣大、壳厚者为佳。

储存宜忌

宜密封后置于阴凉干燥通风处储存，注意防霉防蛀。

服用宜忌

服用剂量	✔ 内服 6~15 克。
	✘ 不宜多服久服，否则易使人出现脾虚便溏等。
服用时机	✔ 连翘性寒，为了保护胃肠，最好饭后服用。
服用方法	✔ 将连翘放入茶杯中，以沸水冲泡，加入蜂蜜搅匀即可，代茶频饮，每日 1 剂。
	✔ 将连翘入砂锅中以水煎，滤渣取汁，加入粳米同煮成粥，佐餐服用。

服用期间的饮食与西药宜忌

服药期间不宜食用辛辣油腻的食品。

连翘富含芦丁，有降压作用，与西药中的抗高血压药联用，有协同降压作用。

连翘挥发油与黄连素合用，可使抗菌作用增强。

连翘与洋地黄类西药合用，可增强其强心利尿功效。

不宜与乳酶生、盐酸帕罗西汀片、地高辛等西药同用。

配伍宜忌

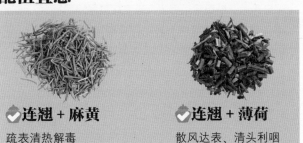

✔ **连翘 + 麻黄**
疏表清热解毒

✔ **连翘 + 薄荷**
散风达表、清头利咽

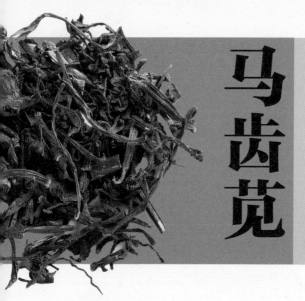

马齿苋

性味： 性寒，味酸。

归经： 入心、肝、脾、大肠经。

功效： 清热利湿、解毒消肿。

马齿苋始载于《名医别录》，素有"天然抗生素"之称。《本草备要》中记载其"清热解热，散血止嗽，治喉痹咽痛，鼻衄，失音，外用敷诸疮"。

人群宜忌

常食马齿苋可减肥瘦身，促进排毒，防止便秘。

高血压患者宜服用。马齿苋中含有大量钾盐，具有利水消肿的作用，此外，它所含钾可直接作用于血管壁上，使血管壁扩张，阻止动脉管壁增厚，从而起到降低血压的作用。

溃疡患者宜服用。马齿苋含有较多的胡萝卜素，能促进溃疡的愈合。

糖尿病患者宜服用。马齿苋中含有大量的去甲肾上腺素，可促进胰岛素分泌，调节人体内糖代谢，马齿苋还能使血糖浓度降低，保持血糖稳定，改善糖尿病症状。

白癜风及淋巴管炎等炎症患者宜服用。马齿苋能消除尘毒，防止吞噬细胞变性和坏死，防止淋巴管炎，对白癜风也有一定治疗作用。此外，马齿苋对痢疾杆菌、伤寒杆菌和大肠杆菌均有较强的抑制作用，可用于各种炎症的辅助治疗。

高血脂及心脏病患者宜服用。马齿苋能抑制人体内血清胆固醇和三酰甘油的生成，降低血脂，扩张血管，预防血栓形成，从而起到防治心脏病的作用。

马齿苋会使子宫收缩次数增多，造成流产，孕妇禁食。

马齿苋为寒凉之品，脾胃虚寒、大便泄泻者忌食。

选购宜忌

选购鲜马齿苋时以叶片厚实、水分充足、鲜嫩肥厚多汁者为佳。如果已经蔫了，则汁液丧失较多，口感不佳，不宜选购。

选购干品时以植株小、质地较嫩、叶子较多、青绿色、无杂质者为佳。

储存宜忌

鲜马齿苋不易储存，宜即买即食。

将干品密封包装后置于干燥通风处储存，注意防霉防蛀。储存容器要定期检查，及时翻晒和杀虫。

服用宜忌

服用剂量	✔ 内服 9~15 克，鲜品 30~60 克；外用适量。
服用时机	✔ 马齿苋用于治疗泄泻、细菌性痢疾等肠道疾病时宜饭前服用，其余宜饭后服用。
服用方法	✔ 将马齿苋同绿茶一起放入茶杯中，以沸水冲泡，盖上杯盖闷 5~10 分钟后代茶饮用。
	✔ 将粳米入锅中，加水煮至粥将熟时加入马齿苋碎煮熟即可，每日 1 剂，分两次服用。
	✔ 将马齿苋放入砂锅中，以水煎，每日 1 剂，不拘时服用。
	✔ 将马齿苋捣烂后放入净瓶中，加入黄酒浸泡，3 天后滤渣取汁，每日饭前饮服 15 毫升。
	✔ 马齿苋还可凉拌、剁馅、炒菜食用。
	✘ 马齿苋不宜直接鲜食，需以开水焯烫，以防过敏。

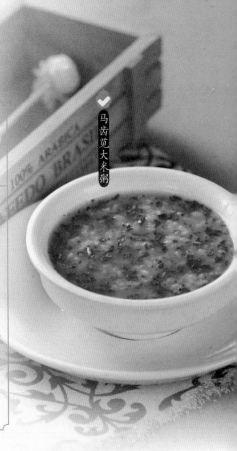

马齿苋大米粥

配伍宜忌

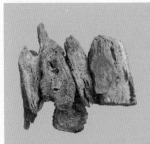

✔ **马齿苋 + 木香**

健脾止痛止痢

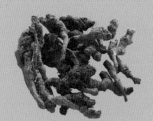

✔ **马齿苋 + 黄连**

清热止痢

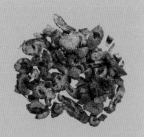

✔ **马齿苋 + 黄芩**

利湿

服用期间的饮食与西药宜忌

 饮食宜清淡、易消化。

 忌与碱性药物同用。

 忌与胡椒粉、鳖甲同食。

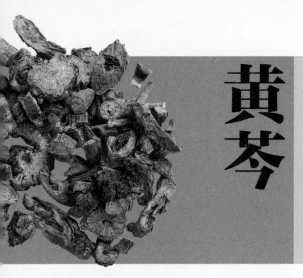

黄芩

性味: 性寒,味苦。

归经: 入肺、胃、胆、大肠经。

功效: 清热燥湿、凉血安胎、解毒。

黄芩本名"芩",本义为"止血草",黄芩在药用之初,被当做急救用的止血草。《神农本草经》记载其"主诸热黄疸,肠澼泄痢,逐水,下血闭,恶疮疽蚀火疡"。

人群宜忌

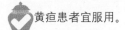 可广泛应用于上呼吸道感染、肺热咳嗽、肺炎、痢疾、咯血、目赤、胎动不安、高血压、痈肿疔疮等。

🏺 黄疸患者宜服用。

❌ 黄芩性寒味苦,脾胃虚寒、少食、便溏者忌用。

选购宜忌

🏺 黄芩呈圆锥形,表面为棕黄色或深黄色,上部较粗糙,下部有顺纹和细纹。选购时以质硬而脆、易折断、断面为黄色,气微味苦者为佳。

储存宜忌

🏺 储存时宜置于通风阴凉干燥处储存,注意防潮、防蛀。

服用宜忌

服用剂量	✔ 内服 3~10 克。
服用时机	❌ 黄芩性寒,不宜久服多服,否则易伤脾胃。
	✔ 黄芩性寒,空腹服用恐伤胃,最好饭后服用。
服用方法	✔ 将黄芩炒后研为粉末,加水制成药丸,以温开水送服。
	✔ 将黄芩入砂锅中以水煎煮,滤渣取汁,绿茶放入茶杯中,以药汁冲泡至味淡,代茶饮用。

服用期间的饮食与西药宜忌

🏺 饮食宜清淡、易消化。

❌ 黄芩不宜与维生素 C、洋地黄类强心苷、普萘洛尔等西药同用。

配伍宜忌

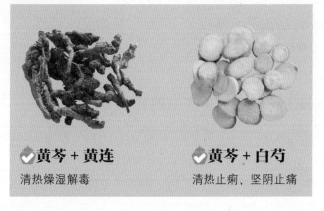

✔ **黄芩 + 黄连**
清热燥湿解毒

✔ **黄芩 + 白芍**
清热止痢、坚阴止痛

中药应该这样吃——家庭中药宜忌全书

性味： 性寒，味甘。

归经： 入肺、胃经。

功效： 清热生津、止呕除烦。

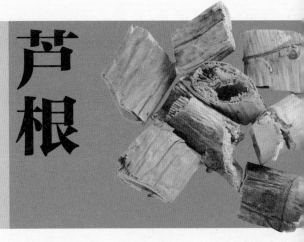

芦根

芦根始载于《名医别录》，为禾本科多年生草本植物芦苇的根茎。《药性本草》记载其"能解大热，开胃。治噎哕不止"。

人群宜忌

✓ 因热病伤津导致的烦热口渴，或舌燥少津者宜用。

✓ 胃热呃逆者宜用。

✓ 肺热咳嗽、咳痰黄稠、外感风热等患者宜用。

✓ 小便短赤、热淋涩痛及麻疹透发不畅患者宜用。

✗ 凡阳虚阴盛所致的痰饮咳喘患者忌用。

✗ 肌无力患者、性功能不全患者及甲亢患者不宜长期大量服用。

✗ 婴幼儿及老年人不宜大量、单味药长期使用。

✗ 芦根性寒，孕妇忌服。

选购宜忌

✓ 选购以条粗壮、黄白色、有光泽、无须根、质嫩者为佳。

储存宜忌

✓ 干芦根可以放在蒲包、竹篓中，置于通风干燥处保存，注意防霉。

✓ 鲜芦根宜置于阴凉潮湿处保存。

服用宜忌

服用剂量	✓ 内服 10~30 克，鲜品可加量。
服用时机	✓ 芦根汁宜晨起空腹食用或佐餐食用。
服用方法	✓ 鲜芦根可捣汁饮用，清热生津的效果更好，适用于发热、口渴、舌质红者。 ✓ 芦根可泡茶，也可煮粥食用。泡茶饮有清热解表的功效，还可治牙龈出血。

服用期间的饮食与西药宜忌

✓ 饮食宜清淡、易消化。

配伍宜忌

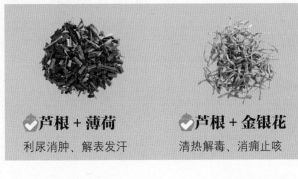

✓ **芦根 + 薄荷**
利尿消肿、解表发汗

✓ **芦根 + 金银花**
清热解毒、消痈止咳

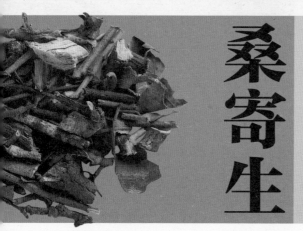

性味： 性平，味苦、甘。

归经： 入肝、肾经。

功效： 祛风湿、补肝肾、强筋骨。

桑寄生

桑寄生始载于《神农本草经》，原名为桑上寄生，它是桑寄生科常绿小灌木植物桑寄生或槲寄生的带叶茎枝。《药性本草》中记载其"能令胎牢固，主怀妊漏血不止"。

人群宜忌

- 心血管疾病患者宜服用。

- 肝肾不足、血虚失养导致的关节不利、筋骨痿软、腰膝酸痛等患者宜服用。

- 孕妇宜服用。

选购宜忌

- 桑寄生表面粗糙，表面为红褐色或灰褐色，选购时以质坚脆、易折断、枝细、质嫩、红褐色、叶多者为佳。

储存宜忌

- 宜放入干燥容器内后置于通风干燥处储存，注意防蛀。

服用宜忌

服用剂量	✔ 内服 5~10 克。
	✘ 酒剂不可过量，以防产生不良反应。
服用时机	✔ 服用桑寄生煎剂时宜趁热温服，效果更好。
服用方法	✔ 将桑寄生和茶叶一同放入茶杯中，以沸水冲泡，闷 5~10 分钟后代茶饮用。
	✔ 将桑寄生以水煎，滤渣取汁，加入粳米煮粥，佐餐食用。

服用期间的饮食与西药宜忌

- 桑寄生与西药阿托品联用，可消除桑寄生减慢心率的作用，但不减轻其降压作用。

- 桑寄生与西药巴比妥类合用可延长睡眠时间。

- 不宜与氢氧化铝制剂、钙制剂、亚铁制剂等含金属离子的西药合用，以免影响吸收。

配伍宜忌

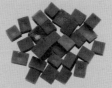

✔ **桑寄生 + 阿胶**

养血安胎、止血

✔ **桑寄生 + 草决明**

补肝肾、清肝火

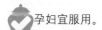

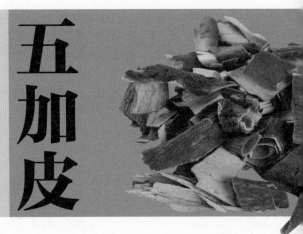

性味：性温，味辛、苦。

归经：入肝、肾经。

功效：祛风湿、强筋骨。

五加皮最早记载于《神农本草经》，被认为是壮骨补髓和抗衰老的良药，有着"宁得一把五加，不用金玉满车"的美誉。《本草纲目》记载其"治风湿痿痹，壮筋骨"。

五加皮

人群宜忌

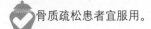骨质疏松患者宜服用。

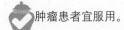肿瘤患者宜服用。

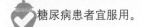糖尿病患者宜服用。

❌ 风湿热痹者忌用，阴虚火旺者慎用，以防加重症状。

选购宜忌

✅ 选购时以体轻、质脆、肉厚、表面呈灰棕色或灰褐色、断面为灰白色、气香、无木心者为佳。

配伍宜忌

储存宜忌

✅ 五加皮易受潮变色，宜放入缸内以防香气走失，密封后置于干燥通风处储存，注意防霉、防蛀。

服用宜忌

服用剂量	✅ 内服 5~10 克。
	❌ 不宜久服多服，以防上火。
服用时机	✅ 宜饭后服用，效果最佳。
服用方法	✅ 将五加皮入砂锅中煎煮，滤渣取汁，加入粳米煮粥，佐餐食用时调入白砂糖即可。
	✅ 将五加皮、花茶同放入茶杯中，以沸开水冲泡至味淡即可饮用。

服用期间的饮食与西药宜忌

❌ 服药期间忌食辛辣温热食物，以防生热。

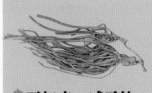

✅ **五加皮 + 威灵仙**

祛风湿、强筋骨、止痛

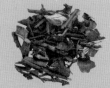

✅ **五加皮 + 桑寄生**

补肝肾、祛风湿、疗痹痛

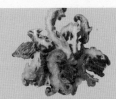

✅ **五加皮 + 木瓜**

祛风湿、舒筋止痛

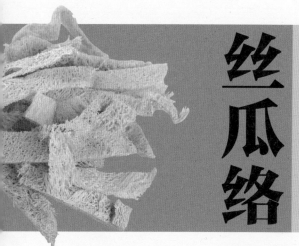

丝瓜络

性味： 性凉，味甘。

归经： 入肺、骨、肝经。

功效： 凉血、通络、除温热。

丝瓜络原名丝瓜瓤，为葫芦科一年生攀援草本植物丝瓜的干燥成熟果实的维管束，始载于陈嘉谟编著的《本草蒙筌》。《本草再新》记载其"通经络，和血脉，化痰顺气"。

人群宜忌

✓ 风湿痹痛者宜服用。

✓ 高脂血症患者宜服用。

✗ 丝瓜络性平而偏凉，脾胃虚寒者忌用。

选购宜忌

✓ 选购时以体大、完整、质地柔韧、筋脉细、色洁白、无残皮种子、无根须者为佳。

✗ 不宜选购外表颜色呈黄棕色且色泽暗淡者，此为存放时间较久所致。

储存宜忌

✓ 宜放入干燥的竹篓或蒲包内后置于干燥处储存。

服用宜忌

服用剂量	✓ 内服 10~15 克；外用适量。
服用时机	✓ 煎剂宜饭后服用，效果更佳。
服用方法	✓ 将丝瓜络放入砂锅中以水煎煮，代茶饮用。
	✓ 将丝瓜络炒黄，研末，取适量以温开水冲服，每日 3 次。
	✓ 将丝瓜络入砂锅中以水煎，滤渣取汁，加入粳米同煮成粥，佐餐服用。

服用期间的饮食与西药宜忌

✗ 服药期间要忌食辛辣刺激性食物及生冷不易消化食物。

配伍宜忌

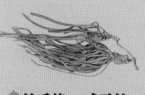

✓ **丝瓜络 + 威灵仙**

祛湿通络止痛

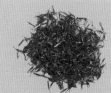

✓ **丝瓜络 + 红花**

凉血活血、通经止痛

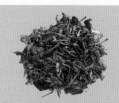

✓ **丝瓜络 + 蒲公英**

清热凉血、解毒消肿

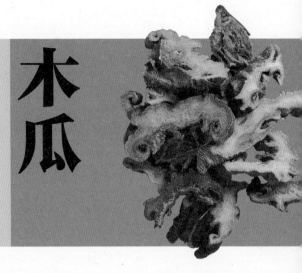

性味： 性温，味酸。

归经： 入肝、脾经。

功效： 舒筋活络、化湿和胃。

木瓜，又称"皱皮木瓜"，它是蔷薇科落叶灌木贴梗海棠的近成熟果实。《名医别录》记载其"主湿痹邪气，霍乱大吐下，转筋不止"。

人群宜忌

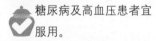 糖尿病及高血压患者宜服用。

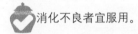 消化不良者宜服用。

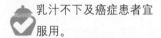 乳汁不下及癌症患者宜服用。

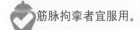 筋脉拘挛者宜服用。

❌ 木瓜性温味酸，血虚所致麻木不遂者忌服；脾胃虚寒及血虚、阴虚内热者忌服。

选购宜忌

✅ 选购时以个大、质坚实、肉厚、紫红色、皮皱、味酸者为佳。

储存宜忌

✅ 宜置于阴凉干燥处储存，防潮，防蛀。

服用宜忌

服用剂量	✅ 内服 6~9 克。
服用时机	✅ 一年四季均可服用，煎剂宜饭后趁温热时服用有利于药效发挥。
服用方法	✅ 将木瓜以温水浸泡后入砂锅煎煮 2 次，滤渣取汁，加入淘洗净的大米同煮成粥，加入白砂糖调味，每日 1 剂，分 2 次食用。
	✅ 将木瓜放入茶杯中，加入沸水冲泡，盖上杯盖闷 5~10 分钟后代茶饮用。

服用期间的饮食与西药宜忌

✅ 木瓜与西药中的华法林合用可增加其药效。

❌ 不宜与西药中的磺胺类药物同用。

❌ 不宜与氨基糖苷类、氢氧化铝、氨茶碱、利福平、阿司匹林、吲哚美辛、呋喃妥因等西药同用。

配伍宜忌

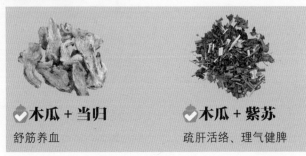

✅ **木瓜 + 当归**
舒筋养血

✅ **木瓜 + 紫苏**
疏肝活络、理气健脾

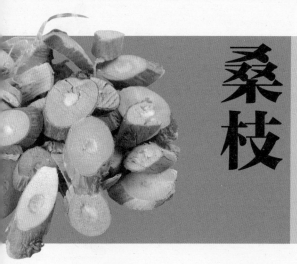

桑枝

性味： 性平，味苦。

归经： 入肝经。

功效： 祛风除湿、通经络、利关节。

　　桑枝为桑科落叶乔木桑树的嫩枝，始载于《图经本草》，并记载其"疗遍体风痒干燥，脚气风气，四肢拘挛，上气，眼晕，肺气嗽，消食，利小便，兼疗口干"。

人群宜忌

 风湿痹痛及四肢拘挛者宜服用。

高血压及糖尿病患者宜服用。

桑枝苦平偏凉，风寒湿痹及肝肾亏虚、腰膝酸软者不宜服用。

选购宜忌

选购时以茎细、质嫩、无残叶、断面黄白色者为佳。

储存宜忌

宜置干燥通风处储存，注意防蛀。

服用宜忌

服用剂量	✔ 内服 5~10 克；外用适量。
	✘ 不宜大量服用，以防对肝肾不利。
服用时机	✔ 桑枝煎剂宜饭后温热服用。
服用方法	✔ 将桑枝洗净后以水煎，滤渣取汁，加入大米同煮成粥，调入白砂糖服用，每日 1 剂。
	✔ 将桑枝洗净后切成薄片，放入茶杯中以沸水冲泡，盖上杯盖闷 10 分钟，代茶饮用。
	✔ 将新鲜桑椹、桑枝一同洗净切段后放入净瓶中，加入红糖、白酒浸泡 1 个月即可饮用，每日 2 次，每次 10~30 毫升。

服用期间的饮食与西药宜忌

饮食宜清淡、易消化。

配伍宜忌

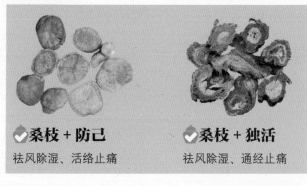

✔ **桑枝 + 防己**
祛风除湿、活络止痛

✔ **桑枝 + 独活**
祛风除湿、通经止痛

性味： 性寒，味甘。

归经： 入脾、胃、大肠、小肠经。

功效： 清热渗湿、滑痰排脓。

冬瓜皮始载于《开宝本草》，为葫芦科一年生草本植物冬瓜的外果皮。《滇南本草》中记载冬瓜皮"止渴，消痰，利小便"。

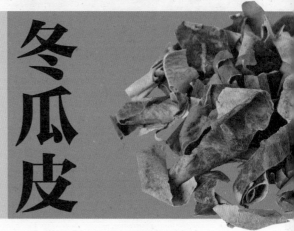

冬瓜皮

人群宜忌

✔ 水肿者宜服用。冬瓜皮性凉清热，功善利水消肿，能有效改善及缓解湿盛及湿热导致的急性肾炎水肿、顽固性水肿等。

✔ 有脚气者宜服用。脚气是由于湿热下注或感染所致，冬瓜皮清热利湿，用来煎汤洗脚可有效改善脚气。

✘ 冬瓜皮性寒，可利水消肿，脾胃虚寒及因营养不良导致的虚肿者不宜服用。

选购宜忌

✔ 选购时以皮薄、条长、色淡绿、有粉霜、干燥、洁净、无霉变及杂质者为佳。

储存宜忌

✔ 冬瓜皮宜放入木箱或其他容器中后置于干燥通风处储存，注意防蛀。

服用宜忌

服用剂量	✔ 内服 10~30 克；外用适量。
服用时机	✔ 用于利水时宜水煎，在饭后服用。
服用方法	✔ 将冬瓜皮切块后与粳米同煮成粥，空腹食用，每日 1~2 次。
	✔ 将冬瓜皮以水煎，温服，每日 3 次。
	✔ 将冬瓜皮以水煎，滤渣取汁，调入蜂蜜，代茶饮用。
	✔ 冬瓜皮可以用来炒菜、凉拌。

服用期间的饮食与西药宜忌

✔ 冬瓜皮宜与盐、醋、鲫鱼、红豆等同食。

配伍宜忌

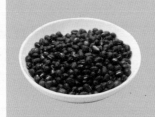

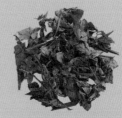

✔ **冬瓜皮 + 赤小豆**

利水、解毒、疗痈

✔ **冬瓜皮 + 鱼腥草**

清热解毒、消肿排脓

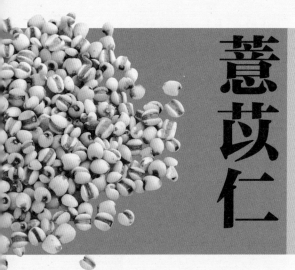

薏苡仁

性味：味甘淡，性微寒。

归经：入脾、肺、胃经。

功效：利水渗湿、消肿排脓、健脾、美容。

薏苡仁营养价值很高，被誉为"世界禾本科植物之王"，药食两用。《名医别录》中记载薏苡仁可"除筋骨邪气不仁，利肠胃，消水肿，令人能食"。

人群宜忌

高血压、高脂血症、高血糖患者宜服用。薏苡仁有扩张血管，防治高血压的作用；薏苡仁具有显著的降低血糖的作用；薏苡仁可以降低血中胆固醇以及三酰甘油脂，并可预防高脂血症、中风及心脏病。

肤色暗沉且有粉刺、色斑者宜服用。薏苡仁所含的维生素 B_1 和维生素 E 可改善肤色，消除粉刺、色斑。薏苡仁中还含有丰富的蛋白质分解酶，能软化皮肤角质，使皮肤光泽细腻。

肥胖者宜服用。薏苡仁含有丰富的膳食纤维，且低脂肪、低热量，是减肥的最佳主食。薏苡仁还可以促进体内血液和水分的新陈代谢，有利尿、消水肿等作用，有助于减轻体重。

癌症患者宜服用。薏苡仁中的醇提取物具有抗癌功效，其不饱和脂肪酸是抗癌的主要成分。薏苡仁中所含的硒元素也具有抗癌功效并能有效抑制癌细胞的增殖。

有脚气者宜服用。薏苡仁含有丰富的维生素 B_1，对防治脚气病十分有益。

因为薏苡仁性偏凉，所以阳虚怕冷的人不适宜长期服用。

薏苡仁能兴奋子宫，孕妇及先兆流产者不宜服用，正值经期的女性也要避免食用。

脾虚无湿、大便燥结及婴幼儿要避免食用。

选购宜忌

选购时以颗粒饱满，有光泽，颜色为白色或黄白色，无碎皮，抓一把没有粉末留在手里者为佳。

储存宜忌

薏苡仁宜装入有盖密封容器内，置于阴凉、通风、干燥处储存。

服用宜忌

服用剂量	✔ 内服 10~30 克，薏苡仁效果缓慢，用量须大，可久服。
	✘ 薏苡仁所含的糖类黏性较高，一次不宜吃太多，以防消化不良。
服用时机	✔ 薏苡仁煎剂宜饭前服用，更利于药效发挥。
服用方法	✔ 将薏苡仁以水煎，滤渣取汁，冲泡花茶，代茶饮用。
	✔ 将薏苡仁浸泡后入锅中，加适量水煮成粥，佐餐食用。
	✔ 将薏苡仁研为粉末，以沸水冲服，每日 3 次，每次 10 克。
	✔ 将薏苡仁放入净瓶中，加入白酒浸泡，密封 3 天后即可饮用，每日 3 次，每次 30 毫升。
	✔ 薏苡仁还可同其他材料一起炖汤、做羹、制成糕点等。

配伍宜忌

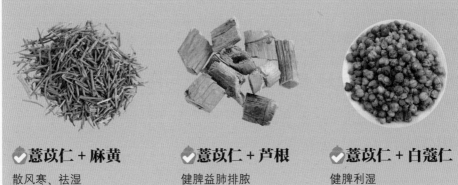

✔**薏苡仁 + 麻黄**
散风寒、祛湿

✔**薏苡仁 + 芦根**
健脾益肺排脓

✔**薏苡仁 + 白蔻仁**
健脾利湿

服用期间的饮食与西药宜忌

不宜加碱同煮，以免破坏薏苡仁中所含维生素。

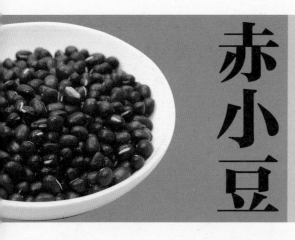

赤小豆

性味： 性平，味甘、酸。

归经： 入心、小肠经。

功效： 清热利水、行血消肿、解毒排脓。

　　赤小豆是一种高营养、多功能的杂粮。《本草纲目》中记载"此药治一切痈疽疮疖及赤肿，不拘善恶，但水调涂之，无不愈者"，赤小豆药用功效显著，故李时珍称其为"心之谷"。

人群宜忌

✔ 小便不利及水肿者宜服用。

✔ 心血管病患者宜服用。

✖ 赤小豆性善下行，通利水道，津血枯燥消瘦者慎食。

✖ 尿多者忌食，以免增加肾的负担。

选购宜忌

✔ 选购时以干燥、皮薄、颗粒饱满、色泽均匀、有光泽、色赤红发暗、嚼之有豆腥气者为佳。

储存宜忌

✔ 赤小豆易被虫蛀，储存前宜高温曝晒，装入塑料袋后密闭储存，置于干燥处。

✔ 少量储存时宜先用开水浸泡，晒干后装入缸或坛内储存。

服用宜忌

服用剂量	✔ 内服 10~30 克；外用适量。
	✖ 不可一次服用过多，以防加重肾脏负担。
服用时机	✖ 煎剂宜饭后服用更利于药效发挥。
服用方法	✔ 将赤小豆浸泡后与淘洗净的粳米同煮粥，早、晚温热服食。
	✔ 将赤小豆入锅中煮汤，加入红糖调匀，代茶饮。
	✔ 赤小豆可同鲤鱼、莲藕等一起炖食。

服用期间的饮食与西药宜忌

✖ 服药期间要忌食生冷、油腻、辛辣刺激性食物。

配伍宜忌

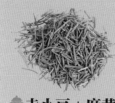

✔赤小豆＋麻黄

宣肺利湿清热

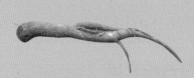

✔赤小豆＋商陆

逐水除胀

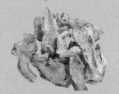

✔赤小豆＋当归

清热利湿、行血消肿

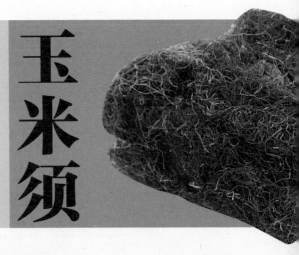

性味： 性平，味甘、淡。

归经： 归肝、肾、膀胱经。

功效： 利水消肿、通淋、清肝胆湿热。

玉米须又称"龙须"，《滇南本草》记载其"治妇人乳结，乳汁不通，红肿疼痛，怕冷发热，头痛体困"。

人群宜忌

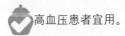 玉米须有宽肠下气的功效，可用于治疗乳腺炎等。

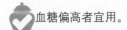 高血压患者宜用。

膀胱湿热内蕴引起的小便淋沥涩痛者宜用。玉米须有利水消肿、通淋的功效。

血糖偏高者宜用。

低血糖及营养不良性虚肿者不宜大量服用。

玉米须具有明显的利尿作用，遗尿患者慎用，否则会加重病情。

选购宜忌

选购时以干燥、色黄褐或红棕、无泥沙杂质者为佳。

储存宜忌

宜置于干燥处，防霉、防蛀、防尘。

服用宜忌

服用剂量	✔ 内服为 15~30 克。
服用时机	✔ 常规煎煮，一年四季均可食用。
服用方法	✔ 把留着须的玉米放进锅内煮熟，其汤水即"龙须茶"，可代茶饮用。
	✔ 将 50 克玉米须和 10 克菊花一起煎水，去渣取汁，每日 1 剂分 2 次服用。此汤可改善高血压病头晕脑胀的症状。
	✔ 取玉米须 30 克放入锅中煮沸约 10 分钟，去渣留汁，加入大米煮成粥即可。有降血压的功效。

服用期间的饮食与西药宜忌

玉米须含钾量高，不宜长期大量服用，否则可导致高钾血症。

配伍宜忌

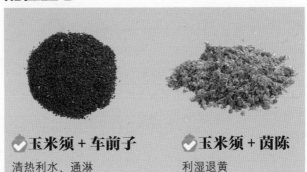

✔ **玉米须 + 车前子**
清热利水、通淋

✔ **玉米须 + 茵陈**
利湿退黄

第二章　常见中药使用宜忌大盘点

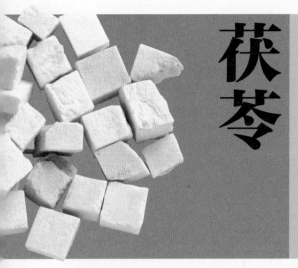

茯苓

性味： 性平，味甘。

归经： 入心、肝、脾、肾、胃经。

功效： 渗湿利水、补脾宁心。

茯苓自古被视为中药八珍之一。古人称服食茯苓为神仙度世法，有"仙家食品"之称。《本草纲目》中称茯苓是由"松之神灵之气，伏结而成"。久服能使人面若童颜，延年益寿。

人群宜忌

水肿胀满及咳嗽痰多者宜服用。茯苓药性平和，既能利水渗湿，又能健脾，利水而不伤气，可有效改善小便不利、水肿胀满、痰饮内停等。

糖尿病患者宜服用。茯苓多糖和不溶性膳食纤维等成分能有效降低糖尿病患者的空腹血糖浓度，减少胰岛素需求量，有效控制餐后血糖的升高。此外，茯苓具有渗湿利水的功效，可辅助治疗糖尿病肾病。

皮肤有色斑者宜服用。茯苓中含有茯苓多精、钾盐、葡萄糖等成分，能够祛除皮肤斑痕，淡化色素，起到净肤作用，同时还能为皮肤细胞补充水分，使皮肤滋润。

癌症患者宜服用。茯苓多糖的衍生物新茯苓多糖羧甲基化而合成的羧甲基茯苓多糖具有抗肿瘤作用，常用于治疗食管癌、胃癌、肝癌等。

肝病患者宜服用。茯苓对肝脏损伤有保护作用，能防止肝细胞坏死。

茯苓渗湿利水，阴虚无湿热、虚寒滑精者不宜服用。

选购宜忌

选购时以体重结实、外皮色棕褐、无裂隙、皮细皱密、断面洁白而细腻、嚼之黏性强、香气浓郁者为佳。

储存宜忌

宜置于阴凉处储存，注意防潮，不可过于干燥。

茯苓不宜曝晒，也不宜置于潮湿环境中储存。

服用宜忌

服用剂量	✔ 内服 10~15 克。
	✔ 水肿胀满者服用时可加大剂量。
	✘ 大剂量服用时要防止利尿过度。
服用时机	✔ 用于利水时宜饭前或空腹服用；用于健脾益气时宜饭前服用；用于安神时宜睡前服用。
服用方法	✔ 将茯苓研末；粳米入锅中煮粥，粥将熟时放入茯苓末拌匀，温热空腹食用，每日早、晚各服 1 次。
	✔ 将茯苓研为细粉，用沸水冲泡，加少许蜂蜜调味，温服。
	✔ 将茯苓捣碎，包入纱布中，放入白酒中浸泡，密封 30 天后空腹饮用，每日 2 次，每次 20 毫升。
	✔ 将茯苓研为细末，以温开水冲服，每日 2 次。

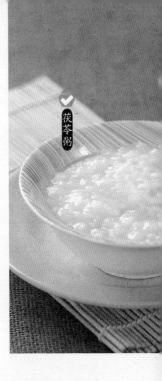

配伍宜忌

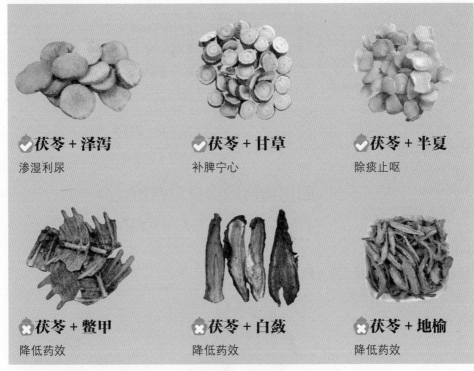

✔ **茯苓 + 泽泻**
渗湿利尿

✔ **茯苓 + 甘草**
补脾宁心

✔ **茯苓 + 半夏**
除痰止呕

✘ **茯苓 + 鳖甲**
降低药效

✘ **茯苓 + 白蔹**
降低药效

✘ **茯苓 + 地榆**
降低药效

服用期间的饮食与西药宜忌

 饮食宜清淡、易消化，维持低盐饮食。

 服药期间要忌食醋、葱及酸性食物。

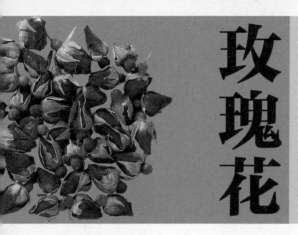

玫瑰花

性味： 性温，味甘、微苦。

归经： 入肝、脾经。

功效： 理气解郁、和血行血。

　　玫瑰花始载于明末姚可成《食物本草》，《本草纲目拾遗》记载其"和血，行血，理气。治风痹"，《本草再新》则认为玫瑰花"舒肝胆之郁气，健脾降火。治腹中冷痛，胃脘积寒，兼能破血"。

人群宜忌

● 内分泌紊乱者宜服用。

● 更年期女性宜服用。

✗ 气阴不足、血虚血燥者慎服。

选购宜忌

● 选购时以干燥、体轻、质脆、气味芳香浓郁、味微苦涩者为佳。

储存宜忌

● 宜密闭后置于阴凉干燥处储存，注意防潮避光。

服用宜忌

服用剂量	● 内服 3~6 克。
服用时机	● 玫瑰花煎剂宜饭后服用，更利于药效发挥。
服用方法	● 将玫瑰花放入茶杯中，以沸水冲泡，盖上杯盖闷片刻后代茶饮用。
	● 将玫瑰花去杂质后切碎，包入纱布袋内，放入白酒中浸泡，密封后置于阴凉处，隔 2 日摇一摇，3 周后饮用，早晚各 1 次，每次 15~20 毫升。

服用期间的饮食与西药宜忌

✗ 服药期间要忌食生冷、油腻及刺激性食物。

配伍宜忌

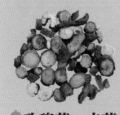

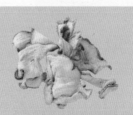

● **玫瑰花 + 赤芍**
行气祛瘀

● **玫瑰花 + 佛手**
行气解郁、舒肝和胃

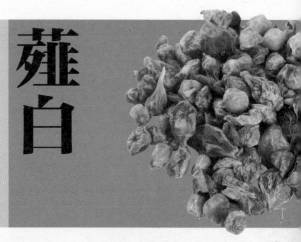

性味： 性温，味辛、苦。

归经： 入肺、胃、大肠经。

功效： 通阳散结、行气导滞。

薤白始载于《神农本草经》，为百合科多年生草本植物小根蒜和薤的地下鳞茎。《本草拾遗》记载其"调中，主久痢不瘥，大腹内常恶者"。

人群宜忌

✔ 寒痰阻滞、胸阳不振所致的胸痹证患者宜用。

✔ 外感风寒、咳喘气急、胸胁胀满、痰多稀薄者宜用。

✔ 胃肠气滞所致的脘腹痞满胀痛者宜用。

✘ 气虚无滞者、胃弱纳呆者不宜用。

✘ 外感热病、阴虚火旺、血虚、血热者不宜单味用。

✘ 薤白有活血功效，孕妇需慎用。

选购宜忌

✔ 选购以个大、质坚、饱满、黄白色、半透明、不带花茎、味辛者为佳。

服用宜忌

服用剂量	✔内服 5~10 克。
服用时机	✔常规煎煮，宜饭后服用。
服用方法	✔薤白的鳞茎及幼苗可蘸酱生食，也可腌渍作为泡菜食用。
	✔薤白煮粥食用，具有通阳散结、下气行滞、活血止痛的功效，对心绞痛有一定的缓解作用。

服用期间的饮食与西药宜忌

✘ 忌食生冷、黏腻、对胃黏膜有刺激性的食物。

✘ 一般不与对胃黏膜有刺激作用的药物同用。

储存宜忌

✔ 宜置于通风干燥处保存，防潮防蛀。

✔ 干薤白可以装入塑料袋中，密封后置于冰箱中冷藏保存。

配伍宜忌

✔ **薤白 + 桂枝**

通阳散结、助心阳

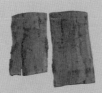

✔ **薤白 + 黄柏**

可燥湿化浊解毒

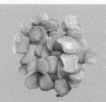

✔ **薤白 + 半夏**

化痰散结、行气止痛

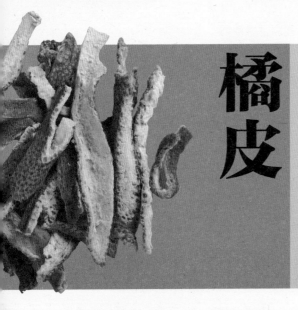

橘皮

性味：性平，味辛。

归经：入脾、肺经。

功效：理气健脾、燥湿化痰。

　　橘皮因贮藏时间越久越好，故称"陈皮"。它是常用的中药材之一，《药性论》记载其"治胸膈间气，开胃，主气痢，消痰涎，治上气咳嗽"，古代医家称它"能散能泻，能温能补能和"。

人群宜忌

　脘腹胀满者宜服用。橘皮所含挥发油等化学成分对消化道有缓和刺激作用，有利于胃肠积气排出，能促进胃液分泌，增强消化功能，从而减少肠道内食物的堆积，使腹腔废气的生成量减少。此外，橘皮水煎液能提高人体唾液的淀粉酶活性，使唾液的消化功能增强，从而减轻肠胃的消化负担。

　食欲不振者宜服用。橘皮所含的挥发油对胃肠道有温和刺激作用，可促进消化液的分泌，促进废气的排出，增进食欲。

　痰多咳喘者宜服用。橘皮所含挥发油有刺激性被动祛痰作用，它能刺激呼吸道黏膜，使分泌物增多，痰液稀释，利于痰液排出。另外，川橘皮素能舒张支气管，具有平喘作用。

　有炎症者宜服用。橘皮有一定的消炎功效，与维生素C、维生素K并用，能增强消炎作用。

　肝病患者宜服用。橘皮的提取物对机体肝脏损害有缓解作用，可保护肝脏。

　高血压患者宜服用。橘皮中含有橙皮苷、胡萝卜素、维生素C及大量的B族维生素，对于血管出血、脑血栓及动脉硬化有预防作用，从而有效抑制血压上升。

　橘皮辛温苦燥，阴虚、燥咳及吐血证者不宜服用。

选购宜忌

　选购时以皮薄而大，外皮深红色、内皮白色，陈旧、油润、香气浓郁者为佳。

储存宜忌

　橘皮宜放入密封的容器内，置于干燥通风处储存，注意防潮防蛀。橘皮贮藏时间越长越好。

服用期间的饮食与西药宜忌

　服药期间要忌食生冷、黏腻、易生痰湿的食物。

　不宜与西药中的酚妥拉明、妥拉苏林、氢氧化铝、硫酸镁、硫酸亚铁、碳酸钙、酚苄明等同用。

服用宜忌

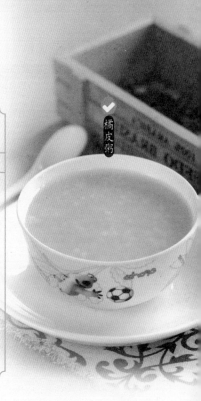

服用剂量	✔ 内服 3~9 克。
	✘ 橘皮易耗气伤阴，不宜长期大量服用。
服用时机	✔ 饭后服用煎剂更利于药效发挥。
服用方法	✔ 将橘皮研为粉末，淘洗净的粳米入锅中煮粥，粥将熟时加入橘皮末，早、晚餐食用。
	✔ 将橘皮放入茶杯中，以沸水冲泡，盖上杯盖闷 10 分钟，依个人口味加入蜂蜜，代茶饮。
	✔ 将橘皮研为粉末，以温开水送服，早、晚各 1 次。
	✔ 橘皮晾干后撕碎，放入容器中，加入白酒浸泡，每日摇 1 次，密封 3~5 日，去渣取汁饮用，每日 3 次，每次 15~20 毫升。
	✔ 烹调菜肴，尤其是肉食类菜肴时，宜加入橘皮祛腥提味。

配伍宜忌

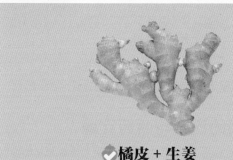

✔橘皮 + 生姜

健脾和胃、降逆止呕

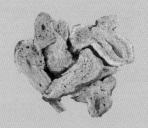

✔橘皮 + 白术

补脾胃、理气机

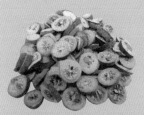

✔橘皮 + 青皮

舒肝和胃、理气散结止痛

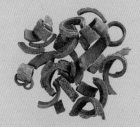

✔橘皮 + 厚朴

健脾理气燥湿

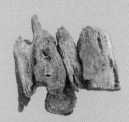

✔橘皮 + 木香

行气宽中、开胃止痛

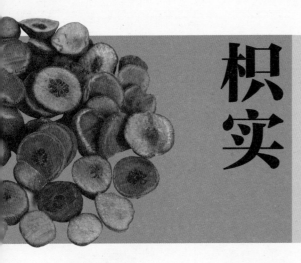

枳实

性味：性微寒，味苦。

归经：入脾、胃经。

功效：破气消积、化痰除胀。

枳实始载于《神农本草经》。《本草衍义补遗》中记载"枳实泻痰，能冲墙倒壁、滑窍泻气之药也"，常用于治疗食积停滞、腹痛便秘、胸脘痞满、胃下垂、子宫脱垂、脱肛等。

人群宜忌

✅ 胃肠积滞者宜服用。

✅ 心脑血管病患者宜服用。

❌ 脾胃虚弱者及孕妇慎用。

❌ 枳实有升高血压的功效，高血压患者慎服。

选购宜忌

✅ 选购时以皮青黑、质硬、肉厚、色白、瓤小、体坚实、香气浓者为佳。

储存宜忌

❌ 宜置于阴凉干燥处储存，注意避光防蛀。

服用宜忌

服用剂量	✅ 内服 3~10 克，大剂量可用至 15 克。
服用时机	✅ 用于行气消积时宜以水煎，饭后服用。
服用方法	✅ 将枳实和粳米淘洗净，同放入砂锅中煮粥，空腹食用。
	✅ 将枳实入砂锅中以水煎，代茶饮用。
	✅ 将枳实研为细末，以白酒送服，每日 2 次。

服用期间的饮食与西药宜忌

❌ 服药期间要忌食生冷、黏腻、易生痰湿的食物。

❌ 不宜与单胺氧化酶抑制剂、碳酸钙、硫酸镁、硫酸亚铁、氢氧化铝、碳酸铋、洋地黄等同用。

配伍宜忌

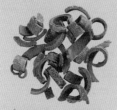

✅ **枳实 + 厚朴**

行气散结、消痞除满

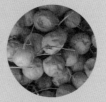

✅ **枳实 + 瓜蒌**

行气宽胸散结

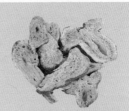

✅ **枳实 + 白术**

健脾胃、消痞满

性味： 性温，味辛、苦。

归经： 入肝、胃、脾、大肠经。

功效： 行气止痛、健胃消食。

木香始载于《神农本草经》，为菊科多年生草本植物云木香、川木香的根。《本草衍义》记载"木香专泄，决胸腹间滞塞冷气"，对气滞腹胀有很好的缓解功效。

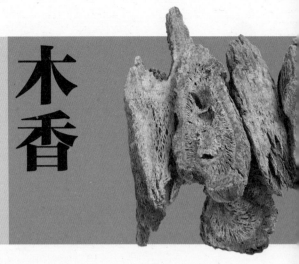

木香

人群宜忌

✅ 脘腹胀满、腹痛者宜服用。

✅ 高血压患者宜服用。

❌ 木香辛温香燥，气虚、阴虚、津亏、火旺者慎服。

选购宜忌

✅ 选购时以条匀、体质坚实、香气浓郁、油性大、无须根者为佳。

储存宜忌

✅ 宜置于阴凉干燥处储存，注意防蛀。

服用宜忌

服用剂量	✅ 内服 3~10 克。
	❌ 木香辛温香燥，不宜服用过量，以防伤阴助火。
服用时机	✅ 煎剂用于止痛止泻时宜饭后服用。
服用方法	✅ 将木香择净后稍浸泡，以水煎，滤渣取汁，加入大米煮粥，粥将熟时加入白砂糖，早、晚餐食用。
	✅ 将木香同茶叶一起放入茶杯中，以沸水冲泡至味淡，代茶饮。
	✅ 将木香切碎，加入白酒浸泡，密封 15 日后即可饮用，每日 2~3 次，每次 10 毫升。

服用期间的饮食与西药宜忌

❌ 服药期间要忌食生冷、滋腻及对胃黏膜有刺激性的食物。

配伍宜忌

✅ **木香 + 槟榔**

消积导滞、行气止痛

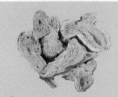

✅ **木香 + 白术**

健脾胃、消食滞、止痛

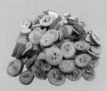

✅ **木香 + 青皮**

舒肝健胃止痛

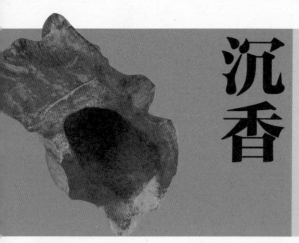

沉香

性味： 性温，味辛、苦。

归经： 入脾、胃、肾经。

功效： 降气平喘、温中止痛。

沉香始载于《名医别录》，别名沉水香，为瑞香科常绿乔木植物沉香及白木香含有黑色树脂的木材。《本草经疏》记载"沉香治冷气、气逆、气郁气结，殊为要药"。

人群宜忌

胸腹胀痛者宜服用。

高血压患者宜服用。沉香水煎剂具有降低血压的作用。

脾胃虚寒、呕吐呃逆者宜用。

沉香辛温助热，阴虚火旺、气虚下陷者忌服。

选购宜忌

选购时以体重、色黑、质坚硬、油性足、燃之有油渗出、香气浓烈、能沉水者为佳。

储存宜忌

宜密闭后置于阴凉干燥处储存，储存时间越久越香。

储存沉香的温度不宜过高，否则会导致沉香的油性挥发，减少寿命，还应避免阳光直射以及空气湿度过大。

服用宜忌

服用剂量	✔ 内服 1～1.5 克。
	✘ 不宜大量服用，否则会出现腹痛、呕吐等。
服用时机	✔ 煎剂宜饭后服用，更有利于药效发挥。
服用方法	✔ 将沉香研为粉末，以温开水冲服。
	✔ 将沉香同花茶一起放入茶杯中，以沸水冲泡至味淡，代茶饮用。
	✔ 将沉香研为细末，淘洗净的大米入锅中煮粥，粥将熟时加入沉香末、白砂糖煮沸，每日 1 剂，佐餐食用。

服用期间的饮食与西药宜忌

服药期间要忌食生冷、滋腻的食物。

配伍宜忌

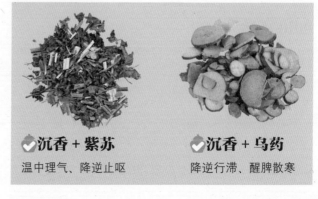

✔ 沉香 + 紫苏
温中理气、降逆止呕

✔ 沉香 + 乌药
降逆行滞、醒脾散寒

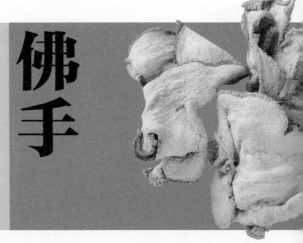

性味：性温，味辛、苦、酸。

归经：入肝、脾、胃经。

功效：理气化痰、疏肝解郁、行气止痛。

　　佛手不仅有较高的观赏价值，而且具有珍贵的药用价值，被称为"果中之仙品，世上之奇卉"，雅称"金佛手"。《本草再新》记载其"治气舒肝，和胃化痰，破积"。

人群宜忌

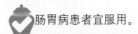肠胃病患者宜服用。

心血管病患者宜服用。

佛手辛温苦燥，阴虚火旺、气虚或无气滞者慎用。

选购宜忌

选购时以均匀、平整、不破碎、皮黄绿色、肉白、闻之香气浓郁、嚼之味微甜后苦者为佳。

储存宜忌

宜置于阴凉干燥处储存，注意防霉、防蛀。

服用宜忌

服用剂量	✔ 内服 3~5 克。
	✖ 佛手辛温苦燥，不宜服用过量，以防上火。
服用时机	✔ 一年四季均可服用。
服用方法	✔ 将佛手以水煎，滤渣取汁，将粳米、冰糖同煮成粥，粥成加入佛手汁，微沸即成。
	✔ 将佛手放入茶杯中，以沸水冲泡，代茶饮。
	✔ 将佛手洗净、润透、切丁，放入瓶中，加低度优质白酒 500 毫升浸泡，密闭 10 日后饮用，每次 15 毫升。

服用期间的饮食与西药宜忌

服药期间要忌食生冷、油腻的食物。

配伍宜忌

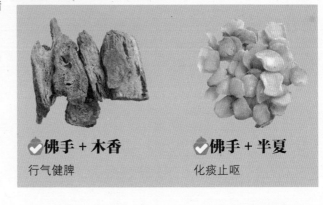

✔**佛手 + 木香**
行气健脾

✔**佛手 + 半夏**
化痰止呕

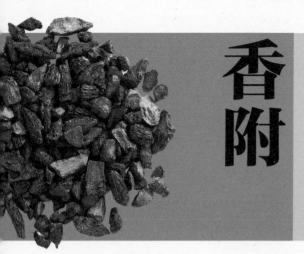

香附

性味：性平，味辛、微苦、微甘。

归经：入肝、三焦经。

功效：理气解郁、调经止痛。

香附，原名莎草根，为莎草科多年生草本植物莎草的根茎。《本草正义》记载"香附辛味甚烈，香气颇浓，皆以气用事，故专治气结为病"。

人群宜忌

消化不良者宜服用。

心血管疾病患者宜服用。

理气解郁、调经止痛，可用于肝郁气滞、月经不调、经闭痛经、乳房胀痛等。

凡气虚无滞、阴虚血热者忌服。

选购宜忌

选购时以粒大、饱满、色棕褐、质坚实、香气浓者为佳。

储存宜忌

宜密封后置于阴凉干燥通风处储存，以防香气挥发殆尽，注意防蛀。

服用宜忌

服用剂量	✔ 内服 6~12 克；外用适量。
	✘ 不宜过量或长期服用，否则会耗气损血。
服用时机	✔ 煎剂宜饭后服用，更利于药效发挥。
服用方法	✔ 将香附择净后稍浸泡，入锅中煎煮，滤渣取汁，加入淘洗净的大米同煮成粥，每日 1 剂，佐餐食用。
	✔ 将香附浸透后切片，与茶叶一同入锅中煎煮，代茶饮用。

服用期间的饮食与西药宜忌

服药期间要忌食生冷、辛辣刺激性及油腻的食物。

配伍宜忌

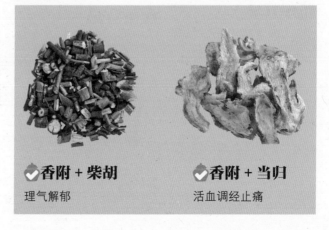

✔**香附 + 柴胡**

理气解郁

✔**香附 + 当归**

活血调经止痛

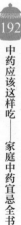

性味： 性温，味甘、涩。

归经： 入肝、肾经。

功效： 温中理气、散寒、消疝。

荔枝核为无患子科常绿乔木植物荔枝树的种子，《本草备要》记载其"入肝肾，散滞气，辟寒邪，治胃脘痛、妇人血气痛"。

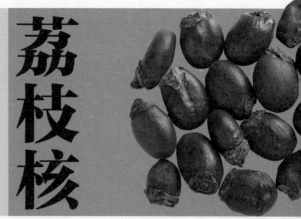

人群宜忌

✅ 气滞血瘀导致的产后腹痛者宜用。

✅ 糖尿病患者宜适量服用。

✅ 皮肤老化者宜服用。荔枝核可滋润、美白皮肤，还可活化细胞，改善老化、干燥等一系列皮肤问题。

✅ 常被用于改善疝气腹痛、胃脘疼痛、血瘀痛经、产后腹痛等。

❌ 荔枝核辛温苦燥，无寒湿滞气者勿服。

选购宜忌

✅ 选购时以颗粒大、饱满、色棕红、种皮有光泽者为佳。

储存宜忌

✅ 宜置于通风干燥处储存，注意防蛀。

服用宜忌

服用剂量	✅ 内服 10~15 克。
	❌ 荔枝核辛温苦燥，不宜长期大量服用。
服用时机	✅ 水煎剂宜饭后服用，更利于药效发挥。
服用方法	✅ 将荔枝核烘干，研为细末，取适量以温开水送服，每日 3 次。
	✅ 将荔枝核、橘核一同以水煎，滤渣取汁，调入红糖，代茶饮用。
	✅ 将荔枝核以水煎，滤渣取汁，加入淘洗干净的粳米同煮成粥，早晚佐餐食用。

服用期间的饮食与西药宜忌

❌ 服药期间要忌食生冷、油腻、温燥的食物。

配伍宜忌

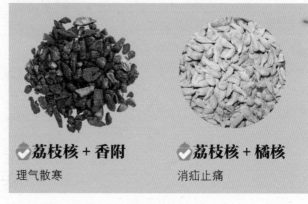

✅ **荔枝核 + 香附**
理气散寒

✅ **荔枝核 + 橘核**
消疝止痛

消食药的使用宜忌

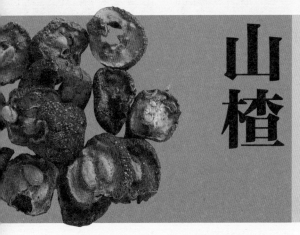

山楂

性味： 性微温，味酸、甘。
归经： 入脾、胃、肝经。
功效： 消食化积、活血散瘀。

山楂药食两用，始载于《本草经集注》。《日用本草》中记载其"化食积，行结气，健胃宽膈，消血痞气块"。

人群宜忌

✔️ 心血管疾病患者宜服用。山楂中所含的山萜类及黄酮类等成分，可有效扩张血管、增加冠脉血流量，改善心脏活力，兴奋中枢神经系统，起到降低血压、调节血脂及胆固醇的作用，还可有效抗动脉粥样硬化及防止血栓形成。

✔️ 跌打损伤者宜服用。山楂有活血化瘀的功效，有助于解除局部瘀血状态，对跌打损伤有辅助疗效。

✔️ 食欲不振、消化不良者宜服用。山楂具有开胃消食的功效，其含有山楂酸等多种有机酸，并含解脂酶，山楂入胃后，能增强酶的作用，促进肉食消化。

✔️ 癌症患者宜服用。山楂中含有一种叫"牡荆素"的化合物，能阻断亚硝胺的合成，抑制黄曲霉素的致癌作用。具有抗癌的作用。

❌ 胃肠功能弱者应少吃生山楂。

❌ 孕妇不宜服用，以防诱发流产。

❌ 儿童忌贪食山楂，对牙齿生长不利，食后要及时漱口。

选购宜忌

✔️ 选购干品时以形状规则、果皮深红、暗红或鲜红且有光泽、果肉深黄色或浅棕色、果肉较厚者为佳。

✔️ 选购鲜品时以果形整齐端正、个大均匀，果皮新鲜红艳，有光泽，无皱缩，没有干疤、虫眼及外伤者为佳。

❌ 不宜选购皮色青暗、无光泽、表皮皱缩、有虫眼、干疤、皱皮或果肉干硬的山楂。

储存宜忌

✔️ 山楂干品宜密闭后置于阴凉处储存，注意防蛀。

✔️ 山楂鲜品宜置于阴凉处，或埋入湿沙中储存。

服用宜忌

服用剂量	✔ 内服 10~15 克，大剂量可用至 30 克。
	✘ 山楂不可多食，否则会刺激胃黏膜，且不利于牙齿健康。
服用时机	✔ 煎剂宜饭后服用，更有利于药效发挥及保护肠胃。
	✘ 山楂不宜空腹服用，以防刺激胃黏膜。
服用方法	✔ 将山楂放入茶杯内，以沸水冲泡 5 分钟，温服。
	✔ 将山楂以水煎，滤渣取汁，加入洗净的粳米同煮成粥，每日 1 剂，佐餐食用。
	✔ 将鲜山楂洗净后去蒂及籽，放入榨汁机中，加凉开水一同榨汁，随时饮用。
	✔ 将山楂洗净，去核，放入干净的瓶子内，加入白酒密封，每日摇一次，7 日后可饮用。每日 2 次，每次 10~20 毫升。

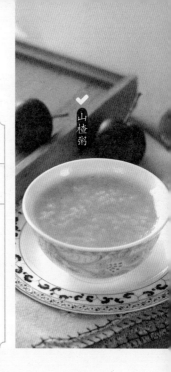

山楂粥

配伍宜忌

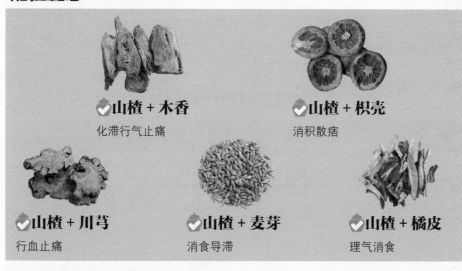

✔ **山楂 + 木香**
化滞行气止痛

✔ **山楂 + 枳壳**
消积散痞

✔ **山楂 + 川芎**
行血止痛

✔ **山楂 + 麦芽**
消食导滞

✔ **山楂 + 橘皮**
理气消食

服用期间的饮食与西药宜忌

✘ 服药期间忌食藻类、鱼虾。

✘ 服药期间忌食生冷、油腻、不易消化的食物。

✘ 山楂不宜与葱、蒜等同食。

✘ 山楂可增强西药吲哚美辛的重复吸收，两者不宜同时服用。

✘ 山楂味酸，红霉素、麦迪霉素在酸性环境下，抗菌功效下降，两者不宜同用。

✘ 山楂忌与氨基糖苷类、大环内酯类抗生素同用，也忌与磺胺类药物等西药同用。

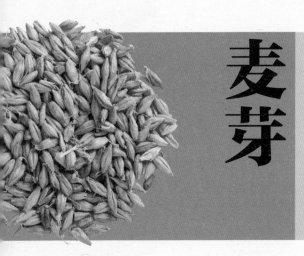

麦芽

性味： 性平，味甘。

归经： 入脾、胃经。

功效： 消食和中、回乳。

麦芽为禾本科一年生草本植物大麦的成熟果实，经发芽干燥而成。《药性本草》最早记载麦芽"消化宿食，破冷气，去心腹胀痛"。

人群宜忌

✅ 消化不良者宜服用。

✅ 适用于治疗乳汁瘀积、乳房胀痛、妇女断乳等。

✅ 糖尿病患者宜服用。

❌ 脾胃虚弱而无积滞者不宜服用。

❌ 胃酸过多、消化性溃疡者忌服。

选购宜忌

✅ 选购时以色黄、颗粒大而饱满、短芽完整、呈梭形、有数条纤细而弯曲的须根、干燥、粉质好者为佳。

储存宜忌

✅ 宜置于通风干燥处储存，注意防蛀。

服用宜忌

服用剂量	✅ 内服 10~15 克；大剂量为 30~120 克。
服用时机	✅ 煎剂用于消食化滞时宜饭后服用。
服用方法	✅ 将麦芽以水煎，代茶饮，每日 1 剂，连服 7 日。
	✅ 将麦芽与粳米一同入锅中煮粥，佐餐食用。
	✅ 将麦芽捣碎，研为粉末，同适量白酒一起煮沸，温服。

服用期间的饮食与西药宜忌

❌ 服药期间要忌食生冷、油腻、辛辣刺激性食物。

❌ 服药期间忌饮茶，茶中含草鞣酸，可与麦芽淀粉酶发生反应，降低疗效。

❌ 麦芽富含消化酶，不宜与西药中的抗生素同用，否则会使酶的活性下降。

❌ 忌与西药中的对氨基水杨酸钠、阿司匹林、四环素类抗生素、鞣酸蛋白、烟酸等同服，因麦芽淀粉酶可降低这些药物的疗效。

配伍宜忌

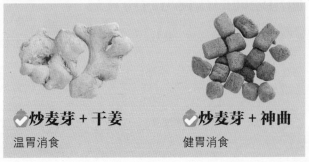

✅ **炒麦芽 + 干姜**
温胃消食

✅ **炒麦芽 + 神曲**
健胃消食

性味：性微温，味甘。

归经：入脾、胃经。

功效：消食和中、健脾开胃。

谷芽是粟（稻）的成熟果实经发芽干燥而成，《本经逢原》记载"谷芽，启脾进食，宽中消谷，而能补中，不似麦芽之克削也。"

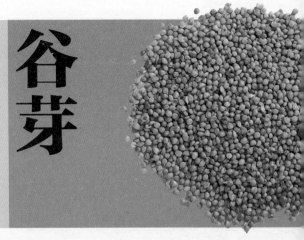

谷芽

人群宜忌

消化不良者宜服用。

食欲不振者宜服用。

胃下垂者忌食，以防加重胃部不适。

选购宜忌

谷芽以南方早稻谷加工的谷芽品质最好。选购时以颗粒饱满、均匀、色黄、有芽、质坚、断面粉质好、无杂质者为佳。

储存宜忌

宜置于通风干燥处储存，注意防潮、防蛀。

服用宜忌

服用剂量	✔ 内服 10~15 克，大剂量可用至 30 克。
	✘ 一次不宜食用过多，以防加重脾胃负担。
服用时机	✔ 煎剂用于消食、健脾时，宜饭后服用。
服用方法	✔ 将谷芽研为粉末，加入温开水调服。
	✔ 将谷芽炒黄后以水煎，滤渣取汁，加入粳米同煮成粥，每日 1~2 次，佐餐食用。
	✔ 将谷芽放入杯中，以沸水冲泡，盖上杯盖闷5~10 分钟后饮用。
	✔ 将谷芽以水煎，滤渣取汁，冲泡茶叶，代茶饮。

服用期间的饮食与西药宜忌

饮食宜清淡、易消化。

服药期间要忌食生冷、油腻、辛辣刺激性食物。

配伍宜忌

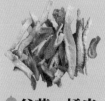

✔ 谷芽 + 橘皮

健脾胃消食

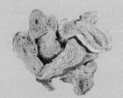

✔ 谷芽 + 白术

健脾益气、消食

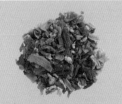

✔ 谷芽 + 鸡内金

消食急、健脾胃

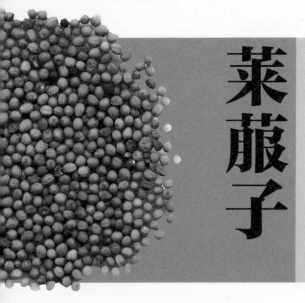

莱菔子

性味：性平，味辛、甘。
归经：入脾、胃、肺经。
功效：消食导滞、降气祛痰。

莱菔子始载于《日华子本草》，为十字花科一年生或二年生草本植物莱菔的成熟干燥种子。《本草纲目》记载其"下气定喘，治痰，消食，除胀，利大小便，行气止痛，下痢后重，发疮疹"。

人群宜忌

常用于治疗痰壅喘咳、积滞泻痢、崩漏等。

大便秘结者宜服用。莱菔子中所含的成分能增强肠道的收缩性，促进肠道蠕动，还能对抗肾上腺素对肠道的抑制作用，从而促进排便。

脘腹胀满者宜服用。莱菔子制剂能增强机体胃幽门部环形肌紧张性和收缩幅度，延迟胃排空时间，使食物不至于过快地进入小肠，减轻小肠的消化负担，达到消食除胀的作用。

肥胖者宜服用。莱菔子含有的成分，可起到调节胃肠运动的作用，从而减少食物营养的过度吸收，起到一定的减肥瘦身作用。

高血压患者宜服用。莱菔子含有的莱菔素、芥子碱等成分具有明显的降压作用，其水提取物也具有明显缓慢而持久的降压作用。莱菔子的水煎液浸膏可明显降低体动脉压及肺动脉压，还可降低体血管阻力和肺血管阻力，高血压患者服用可有效降低血压，改善心血管疾病。

莱菔子辛散耗气，气虚无食积、痰滞及脏器下垂者慎用。

选购宜忌

莱菔子呈类卵圆形或椭圆形，表面黄棕色、红棕色或灰棕色，种皮薄而脆，子叶为黄白色且有油性，闻之气微，嚼之味淡、微苦辛且有萝卜味。选购时以颗粒饱满、无杂质、油性大、无异味、表面为红棕色者为佳。

储存宜忌

莱菔子易虫蛀、泛油，储存时宜放入缸或瓮内，密闭后置于阴凉干燥处，温度不宜超过 30℃。

中药应该这样吃——家庭中药宜忌全书

服用宜忌

服用剂量	✔ 内服 6~10 克。
	✖ 不宜大量服用生莱菔子，否则可致恶心。
服用时机	✔ 煎剂宜饭后服用，更利于药效发挥。
服用方法	✔ 将莱菔子炒熟后研为细末，与粳米同煮成粥，早晚温热服食。
	✔ 取 50 克生莱菔子和 50 克熟莱菔子，共捣碎，以水煎，温服。
	✔ 将莱菔子入砂锅中以水煎，每日 1 剂，分 3 次服用。
	✔ 将莱菔子炒至微黄，研细末，早、晚以温开水送服。
	✔ 将莱菔子洗净炒香，放入茶杯中，以沸水冲泡，调入适量白砂糖，代茶饮用。

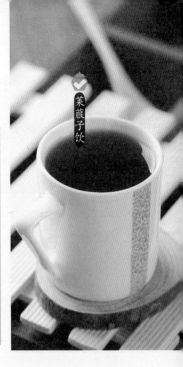

莱菔子饮

配伍宜忌

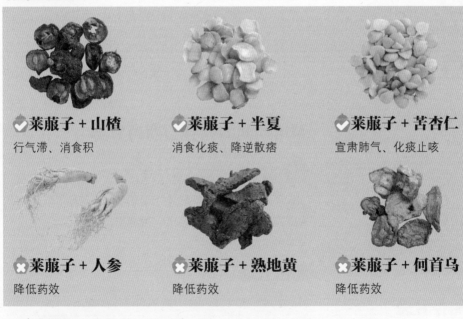

✔ **莱菔子 + 山楂**
行气滞、消食积

✔ **莱菔子 + 半夏**
消食化痰、降逆散痞

✔ **莱菔子 + 苦杏仁**
宣肃肺气、化痰止咳

✖ **莱菔子 + 人参**
降低药效

✖ **莱菔子 + 熟地黄**
降低药效

✖ **莱菔子 + 何首乌**
降低药效

服用期间的饮食与西药宜忌

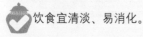 饮食宜清淡、易消化。

✖ 服药期间忌食生冷、油腻及刺激性食物。

✖ 有报道认为，莱菔子不宜与苹果、梨、橘子、胡萝卜同食。

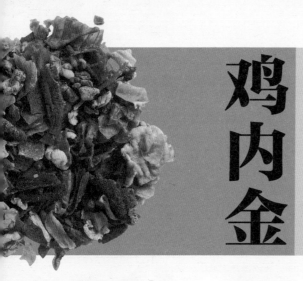

鸡内金

性味: 性平,味甘。

归经: 入脾胃、小肠、膀胱经。

功效: 运脾消食、防治结石、防脱发。

鸡内金为雉科动物家鸡的砂囊的角质内壁,始载于《神农本草经》。《本草再新》记载其"化痰、理气,利湿"。

人群宜忌

☺ 消化不良者宜服用。

❌ 鸡内金能促使胃酸分泌,所以胃酸过多者不宜服用。

❌ 脾虚无积滞者慎服。

选购宜忌

✅ 选购时以个大、色黄、干燥、完整无破碎者为佳。

❌ 如果呈碟片状、色暗绿、波皱少、断面较厚无光泽者则不宜选购,此为混淆品鸭内金。

储存宜忌

☺ 宜放入木箱内后置于干燥处储存,注意防蛀防灰尘,勿重压。

服用宜忌

服用剂量	✅ 内服 3~10 克,研末服用 1.5~3 克。
服用时机	✅ 煎剂用于消食化积时宜饭后服用。
服用方法	❌ 忌空腹状态下服用。
	✅ 将鸡内金入砂锅中以水煎,代茶饮。
	✅ 将鸡内金炒黄后研为粉末,以温开水送服。
	✅ 将鸡内金炒黄后研为细末,粳米淘洗净后入锅中煮粥,粥将成时放入鸡内金末煮沸,早晚食用。

服用期间的饮食与西药宜忌

❌ 服药期间要忌食生冷、油腻及辛辣刺激性食物。

❌ 不宜与富含鞣酸的食物,如茶、咖啡、柿子等同用。

❌ 不宜与西药中的四环素、对氨基水杨酸钠、阿司匹林、鞣酸蛋白、盐酸等同用。

配伍宜忌

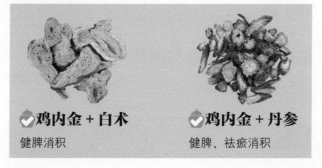

✅ **鸡内金 + 白术**
健脾消积

✅ **鸡内金 + 丹参**
健脾、祛瘀消积

性味：性温，味甘、辛。

归经：入脾、胃经。

功效：消食化积、健脾开胃。

神曲是以面粉或麸皮与杏仁泥、赤小豆粉，以及鲜青蒿、鲜苍耳、鲜辣蓼等混合后经发酵而成的。《药性本草》中最早记载其"化水谷宿食，癥结积滞，健脾暖胃"。

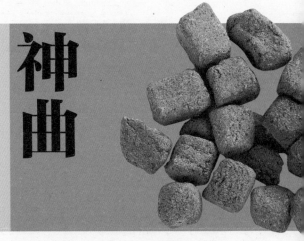

人群宜忌

食欲不振及消化不良者宜服用。

神曲辛散温燥，胃阴虚、胃火盛、风热感冒、内热炽盛、血虚、血热者慎服。

选购宜忌

选购时以身干、表面粗糙且呈土黄色、断面不平且为类白色、陈久、无虫蛀、杂质少者为佳。

储存宜忌

宜置于通风干燥处储存，注意防蛀。

配伍宜忌

服用宜忌

服用剂量	✔ 内服 6~15 克。
	✘ 神曲辛散温燥，用量不宜过大，否则会出现口干等症状。
服用时机	✔ 水煎剂宜在饭后服用，更利于药效发挥。
服用方法	✔ 将神曲捣成粗末后微炒，与茶叶末混合，以沸水冲泡，代茶饮。
	✔ 将神曲研为细末，大米淘洗净后入锅中煮粥，粥将熟时调入神曲末，煮沸即成，早晚佐餐食用。
	✔ 将神曲稍炒后放入纱布袋中，加入白酒密封，浸泡 7 日后饮用，每日 2 次，每次 10~20 毫升。

服用期间的饮食与西药宜忌

服药期间要忌食生冷、油腻、辛辣刺激性食物。

不宜与西药中的四环素、对氨基水杨酸钠、阿司匹林、鞣酸蛋白、盐酸等同用。

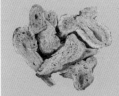

✔ **神曲＋白术**

健脾和胃消食

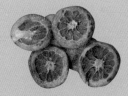

✔ **神曲＋枳壳**

消食化滞

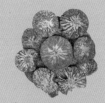

✔ **神曲＋槟榔**

消积滞、除满胀

第二章 常见中药使用宜忌大盘点

化痰止咳平喘药的使用宜忌

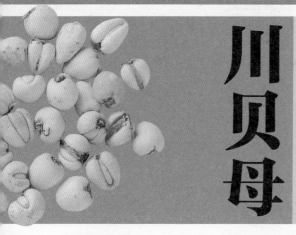

川贝母

性味： 性微寒，味苦、甘。

归经： 入肺、心经。

功效： 清热润肺、化痰止咳。

川贝母应用历史悠久，是一味治疗久咳痰喘的名贵中药。《神农本草经》记载其"主伤寒烦热，淋沥邪气，疝瘕，喉痹乳难，金疮风痉"。

人群宜忌

✓ 咳嗽痰多者宜服用。

✓ 瘰疬、肺痈、乳痈、痰核等患者宜服用。

✗ 川贝母性寒，脾胃虚寒及寒痰、湿痰者不宜服。

选购宜忌

✓ 川贝母商品分为松贝、青贝、炉贝，其中四川产的松贝质坚实、粉性足、色白，质量为最佳。

储存宜忌

✓ 川贝母易虫蛀受潮，宜置于干燥通风处储存。

✓ 如果储存环境较潮湿，可加入生石灰、无水氯化钙等吸潮剂吸潮去湿，或在晴天勤晒。

服用宜忌

服用剂量	✓ 煎服 3~10 克；研末服 1~2 克。
服用时机	✗ 川贝母性寒，不宜多服、久服。
	✓ 治疗咳嗽有痰时宜饭后服用。
服用方法	✓ 将川贝母研为粉末，放入砂锅中，加入冰糖，以水煎，炖服。
	✓ 将川贝母研为粉末，砂锅中加入大米煮粥，粥将熟时可加入贝母粉和白砂糖调匀，佐餐服用。

服用期间的饮食与西药宜忌

✗ 服药时忌食甜腻食品。

✓ 与西药降压药、阿托品等 M 胆碱受体阻滞剂合用时要减少用量。

✗ 不宜与西药酶制剂同用。

✗ 不宜与西药地高辛、苯丙胺、咖啡因合用。

✗ 不宜与碳酸氢钠等碱性较强的药物合用。

配伍宜忌

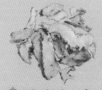

✓ **川贝母 + 知母**

滋阴清肺、润燥化痰

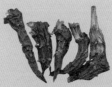

✗ **川贝母 + 乌头**

降低药效

性味：性平，味苦、辛。

归经：入肺经。

功效：宣肺、利咽、祛痰、排脓。

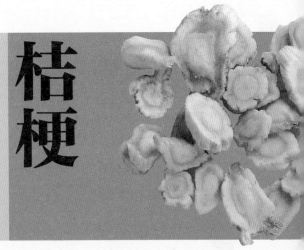

桔梗始载于《神农本草经》，为桔梗科植物桔梗的干燥根，《名医别录》记载桔梗"利五脏肠胃，补血气，除寒热、风痹，温中消谷，疗喉咽痛。"

人群宜忌

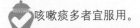 咳嗽痰多者宜服用。

❌ 本品性升散，凡阴虚久嗽、气逆及咯血者忌服。

❌ 胃及十二指肠溃疡者慎服。

选购宜忌

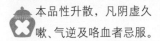 选购时以条粗均匀、坚实、洁白、味苦者为佳。

❌ 粗细不均匀，折断中空，色灰白者品质不佳，不宜选购。

储存宜忌

✅ 桔梗易虫蛀吸潮，宜置于通风干燥处储存。

服用宜忌

服用剂量	✅ 内服 3~9 克。
	❌ 不宜大量服用，桔梗易刺激胃黏膜引起呕吐。
服用时机	❌ 不宜饭前和空腹时服用，以防伤胃。
服用方法	✅ 将桔梗放入砂锅中，以水煎，温服。
	✅ 将桔梗放入茶杯中，以沸水冲泡，盖上杯盖闷泡 10~15 分钟后即可调入适量蜂蜜，代茶饮用。

服用期间的饮食与西药宜忌

❌ 忌与龙眼以及各种生冷、油腻食物等同食。

配伍宜忌

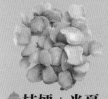
✅ **桔梗 + 半夏**
宣肺降气、止咳化痰

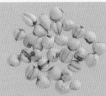
✅ **桔梗 + 贝母**
祛痰止咳、解郁散结

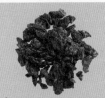
❌ **桔梗 + 山茱萸**
降低药效

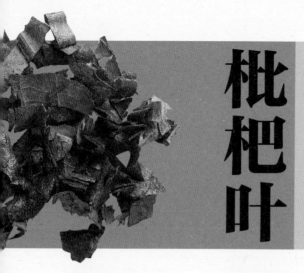

枇杷叶

性味： 性微寒，味苦。

归经： 入肺、胃经。

功效： 清肺止咳、降逆止呕。

枇杷叶始载于《名医别录》，为蔷薇科常绿小乔木枇杷的干燥叶。《开宝本草》记载其"治肺热咳嗽，痰结喘促，血痔瘘疮"。

人群宜忌

✅ 肺热咳喘及肺虚久咳者宜服。

✅ 胃热呕吐者宜服用。

❌ 枇杷叶清泄苦降，寒咳及胃寒呕逆者忌用。

选购宜忌

✅ 选购时以叶片干燥完整，无栓皮，色绿，叶厚，闻之清香者为佳。

❌ 切勿选购叶片枯黄且长霉菌，背部披有灰色绒毛的劣质品。

储存宜忌

✅ 新鲜枇杷叶在储存前要先刷干净绒毛，再阴干，密封后再冷冻保存。

✅ 枇杷叶干品要先晒干，然后置于阴凉干燥处密闭保存。

服用宜忌

服用剂量	✔ 内服 10~15 克。
服用时机	✔ 治疗咳喘宜饭后服，治疗呕吐不拘饭前饭后。
服用方法	✔ 将枇杷叶放入砂锅中，以水煎 15~20 分钟后，滤渣取汁，温服。
	✔ 用纱布包裹枇杷叶后放入砂锅中以水煎，取汁，加入浸泡过的粳米、冰糖煮粥，早晚温服食用。
	✔ 将枇杷叶去毛，焙干后研末，以茶水送服，每日 2 次。
	✔ 鲜枇杷叶在食用前一定要刷干净绒毛，否则会刺激黏膜引起咳嗽。

服用期间的饮食与西药宜忌

✅ 饮食宜清淡、易消化。

配伍宜忌

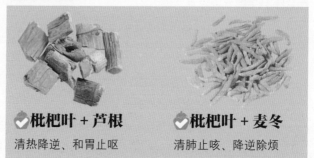

✔ **枇杷叶 + 芦根**
清热降逆、和胃止呕

✔ **枇杷叶 + 麦冬**
清肺止咳、降逆除烦

性味： 性微寒，味甘、淡。

归经： 入肺、胃经。

功效： 清热化痰、除烦止呕。

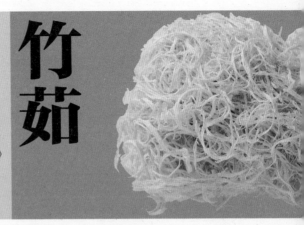

竹茹

竹茹始载于《名医别录》，为禾本科植物淡竹、青秆竹、大头典竹等的茎秆去外皮刮出的中间层。《本经逢原》记载其"清胃府之热，为虚烦、烦渴、胃虚呕逆之要药"。

人群宜忌

✅ 肺热咳嗽、心烦不寐者宜服用。竹茹甘寒性润，善于清热化痰除烦，可用于肺热壅盛所致的咳嗽、痰黄稠，以及烦躁不宁等。

✅ 胃热呕吐者宜服用。竹茹能清胃热、化痰、止呕，对于胃热引起的呃逆呕哕有明显缓解作用，尤其是江竹茹经姜汁拌制可减轻其寒凉之性，和胃止呕效果更佳。

❌ 竹茹性较寒凉，寒痰咳喘、胃寒呕逆及脾虚泄泻者禁服。

选购宜忌

✅ 选购时以丝细均匀，干燥，色绿，质柔软，有弹性者为佳。

储存宜忌

✅ 宜置于通风干燥处，密闭保存。

服用宜忌

服用剂量	✅ 内服 6~10 克。
服用时机	❌ 煎汤服用时不宜饭前及空腹时服用，以防刺激肠胃。
服用方法	✅ 将竹茹切碎，放入砂锅，加入黄酒煎煮，滤渣取汁，每日 1 剂，分 2 次服。 ✅ 将竹茹放入砂锅中，以水煎，滤取药汁，加入糯米同煮成粥，温服。 ✅ 将竹茹切碎，以沸水冲泡，盖上杯盖闷 10~15 分钟，代茶饮。

服用期间的饮食与西药宜忌

✅ 饮食宜清淡、易消化。　　❌ 忌食生冷、油腻的食物。

配伍宜忌

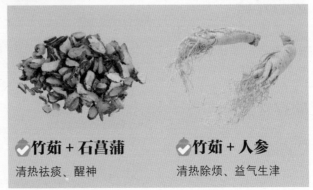

✅ **竹茹 + 石菖蒲**
清热祛痰、醒神

✅ **竹茹 + 人参**
清热除烦、益气生津

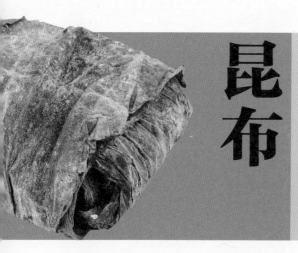

昆布

性味： 性寒，味咸。

归经： 入肝、胃、肾经。

功效： 清热消痰、散结软坚。

昆布始载于《吴普本草》，为海带、黑昆布、裙带菜的干燥叶状体。《药性本草》中记载其可"利水道，去面肿，治面疮鼠瘘"。

人群宜忌

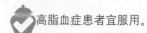 高脂血症患者宜服用。

甲状腺肿大者宜服用。昆布所含碘和碘化物可弥补因为缺碘而引起的甲状腺功能不足，改善甲状腺肿大症状。

乳腺增生患者宜服用。

脾胃虚寒、消化不良者忌用。

昆布中含碘及碘化物，甲状腺功能亢进者应慎用。

选购宜忌

选购时以身干、完整、青绿色、质厚、无杂质、无泥沙者为佳。

储存宜忌

宜置于干燥处，注意防潮。

服用宜忌

服用剂量	✔ 内服 10~15 克。
	✘ 不宜多服、久服，以防损伤脾胃。
服用时机	✘ 昆布性寒，不宜饭前及空腹时服用，以防伤脾胃。
服用方法	✔ 将昆布洗净，切块，与粳米同放入砂锅中，加水煮粥，粥快熟时加入冰糖调味，每日 1 次，连服 7 日。
	✔ 将昆布捣碎，放入净瓶中，加入黄酒密封 1 日即可，每日饭后取适量饮用。
	✔ 昆布可入鸡汤、鸭汤中一起炖，也可以与其他蔬菜一起炒食。

服用期间的饮食与西药宜忌

饮食宜清淡、易消化。

不宜与西药异烟肼同用。

配伍宜忌

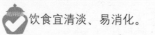 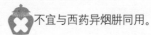

昆布 + 夏枯草

清热软坚

昆布 + 牡蛎

益阴、软坚散结

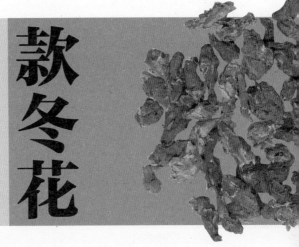

性味：性温，味辛、苦。

归经：入肺经。

功效：下气、化痰、止咳。

款冬花

款冬花为菊科植物款冬的干燥花蕾，始载于《神农本草经》，它又被称为"冬花"，因在冬天开花而得名。《本草逢原》记载其"润肺消痰，止嗽定喘"。

人群宜忌

✓ 咳喘者宜服用。款冬花具有润肺、化痰、止咳的作用。

✓ 低血压者宜服用。款冬花醚提取物和煎剂具有升血压的作用。

✗ 款冬花辛温，易散气助热，咯血或肺痈导致咳吐脓血者慎用。

选购宜忌

✓ 选购时以花大、2~3朵并连，色紫红、无花梗者为佳。

储存宜忌

✓ 款冬花易受潮发霉，宜密封后置于阴凉通风干燥处储存。

✗ 款冬花受潮后忌曝晒，否则颜色变深，吐丝露蕊，影响品质。

服用宜忌

服用剂量	✓ 内服 5~10 克。
服用时机	✗ 款冬花服用后会引起胃肠反应，所以不宜饭前及空腹时服用。
服用方法	✓ 将款冬花捣碎后，以水煎，温服。 ✓ 将款冬花放入茶杯中，加入适量沸水冲泡，加冰糖搅匀即可，代茶饮用。 ✓ 将款冬花洗净，浸泡后取汁，加入大米煮粥，每日 1 剂，连服 3 日。

服用期间的饮食与西药宜忌

✓ 饮食宜清淡、易消化。

✓ 与治疗止咳平喘的西药同用时要减量。

配伍宜忌

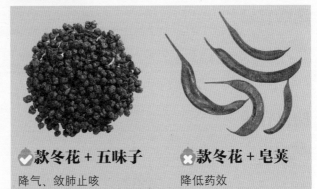

✓ **款冬花 + 五味子**
降气、敛肺止咳

✗ **款冬花 + 皂荚**
降低药效

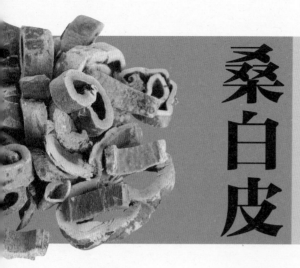

桑白皮

性味： 性寒，味甘、辛。

归经： 入肺经。

功效： 泻肺平喘、利水消肿。

桑白皮始载于《神农本草经》，为桑科落叶乔木或灌木桑的干燥根皮，是一味以泻肺热、平喘咳为专长的药材。古有"泻肺之有余，非桑白皮不可"的说法。

人群宜忌

✔ 咳嗽、哮喘者宜服用。

✔ 高血压患者宜服用。

✔ 糖尿病患者宜服用。

✘ 桑白皮性寒，由于肺寒引起的咳嗽及外感风寒、肺虚无火者忌用。

✘ 桑白皮具有利尿功效，遗尿、尿频者不宜久服、多服。

✘ 桑白皮可降低血压，低血压者不宜服用。

选购宜忌

✔ 选购时以皮肉厚、无栓皮、色白、质柔韧、粉性足、嚼之有黏性者为佳。

储存宜忌

✔ 应密封后置于通风干燥处储存，注意防潮。

服用宜忌

服用剂量	✔ 内服 5~10 克。
服用时机	✘ 不宜常服久服，以防伤胃，引起腹痛腹泻。
	✔ 桑白皮性凉，食后易刺激胃，最好饭后服用。
服用方法	✔ 将桑白皮入砂锅中以水煎，滤取药汁，加入粳米煮粥，每日 2 次，早晚温热服用。
	✔ 将桑白皮入沸水中煎煮 3~5 分钟，闷泡片刻后代茶饮用。

服用期间的饮食与西药宜忌

✘ 忌与泻药同用。

✘ 不宜与西药阿托品同用。

配伍宜忌

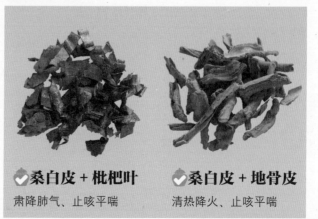

✔ 桑白皮 + 枇杷叶

肃降肺气、止咳平喘

✔ 桑白皮 + 地骨皮

清热降火、止咳平喘

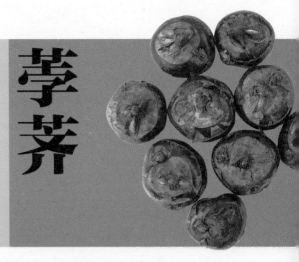

性味： 性微寒，味甘。

归经： 入肺、胃、大肠经。

功效： 化痰消积、清热生津、明目退翳。

荸荠为莎草科多年生沼生草本植物荸荠的球茎。《食疗本草》记载其"下丹石，消风毒，除胸中实热气。可作粉食，明耳目，消黄疸"。

荸荠

人群宜忌

- 痰热咳嗽、阴虚肺燥、痰核瘰疬者宜用。
- 热病烦渴、肠燥便秘者宜用。
- 因发热引起的口渴及老年性口干症患者宜用。
- 目赤肿痛者宜用。
- 荸荠性微寒，虚寒及血虚者慎用。
- 虚劳咳嗽、孕妇血竭者忌食。

选购宜忌

- 选购以外皮呈淡紫红色、肉呈白色、芽粗短、无破损、带点泥土、浸泡后色泽鲜嫩的为佳。

储存宜忌

- 宜把荸荠放在太阳底下曝晒，以延长荸荠的保存时间。

服用宜忌

服用剂量	✔ 内服 30~90 克。
服用时机	✔ 荸荠有消积化食的作用，宜饭后服用。
服用方法	✔ 荸荠可生食、煮食，也可搭配其他食材做菜食用。
	✔ 荸荠还可榨汁饮用，有解渴除烦的功效。

服用期间的饮食与西药宜忌

- 生食荸荠时要注意去皮洗净，有些荸荠上会附着姜片虫。
- 不宜与生鱼、蛤蜊同食，否则会降低食物的营养价值。
- 忌与螺内酯、氨苯蝶啶及补钾药物等西药同食。

配伍宜忌

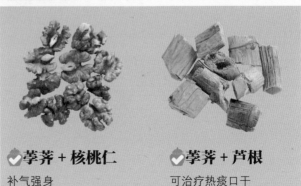

✔ **荸荠 + 核桃仁**

补气强身

✔ **荸荠 + 芦根**

可治疗热痰口干

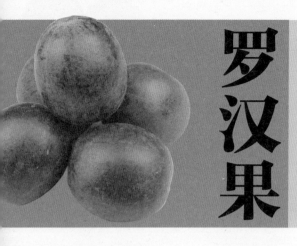

罗汉果

性味：性凉，味甘。

归经：入肺、大肠经。

功效：润肺止咳、生津止渴。

　　罗汉果为葫芦科多年生草质藤本植物罗汉果的干燥果实。《广西中药志》记载其"止咳清热，凉血润肠。治咳嗽、血燥胃热便秘等"。

人群宜忌

肺热或肺燥咳嗽患者宜用。

痰少咽干或咽痛失音患者宜用。

从事教学、演唱、广播主持、导游等职业者宜用。

罗汉果甘润性凉，外感疾病及肺寒咳嗽者慎用。

糖尿病患者应慎用。

肾虚者忌食。

选购宜忌

选购以个大形圆、色泽黄褐、摇不响、壳不破、味甜者为佳。

储存宜忌

宜放置在干燥、阴凉、低温、通风处储存。

服用宜忌

服用剂量	✔ 内服 15～30 克。
服用时机	✔ 常规煎煮。煎剂宜饭后服用，泡水不拘时饮用。
服用方法	✔ 罗汉果可鲜食，也可泡水或水煎饮用，具有清心润肺、止咳化痰的功效。 ✔ 罗汉果还可用于煲汤或制作各种甜品。

服用期间的饮食与西药宜忌

饮食宜清淡、易消化。

服用罗汉果期间可食用银耳，能起到润肺止咳、清肠通便的功效。

配伍宜忌

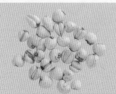

罗汉果 + 川贝母

可治肺热咳嗽

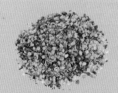

罗汉果 + 火麻仁

润肠通便

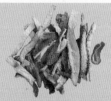

罗汉果 + 陈皮

可治肺热燥咳

养心安神药的使用宜忌

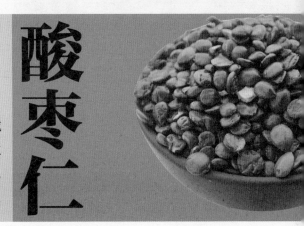

性味： 性平，味酸、甘。

归经： 入心、脾、肝、胆经。

功效： 养血安神、敛阴止汗。

酸枣仁为鼠李科植物酸枣的干燥成熟种子，《神农本草经》最早记载其"主心腹寒热，邪结气聚，四肢酸痛，湿痹。久服安五脏，轻身延年。"

人群宜忌

✓ 失眠惊悸者宜服用。

✓ 高血压患者宜服用。

✓ 心血管病患者宜服用。

✗ 酸枣仁既能收敛又能滑肠，内有实邪郁火及腹泻者慎服。

选购宜忌

✓ 以粒大饱满、有光泽、外皮红棕色、断面浅黄色、无核壳、有油性者为佳。

储存宜忌

✓ 宜装入瓮罐后加盖密闭，置阴凉干燥处储存，注意防蛀。

服用宜忌

服用剂量	✓ 内服 6~18 克。
	✗ 不宜大量服用，以防腹泻。
服用时机	✓ 用于安神、催眠时宜睡前服用。
服用方法	✓ 将酸枣仁和白砂糖拍碎后混合，放入茶杯中，以沸水冲泡，盖上杯盖闷 10~15 分钟，代茶饮用。
	✓ 将酸枣仁与绿茶研为细末后放入杯中，以沸水冲泡，调入白砂糖饮用。

服用期间的饮食与西药宜忌

✗ 一般不与西药中的巴比妥类药物合用。

配伍宜忌

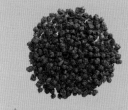

✓ 酸枣仁 + 五味子

宁心安神、敛气生津

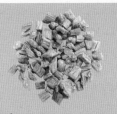

✓ 酸枣仁 + 党参

养心敛阴、益气固表

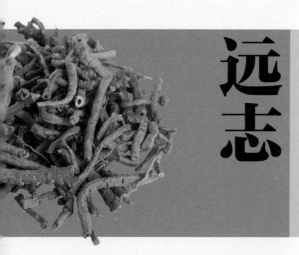

远志

性味： 性温，味苦、辛。

归经： 入心、肾经。

功效： 安神益智、祛痰利窍。

远志始载于《神农本草经》，为远志科植物远志或卵叶远志的干燥根。《本草纲目》中记载"此草服之能益智强志，故有远志之称"。

人群宜忌

- 受惊过度、癫痫、失眠等患者适用。
- 健忘、记忆力差者、痰多不消者、水肿者适用。
- 远志有消散痈肿的功效，可用于治疗痈疽疮毒、乳房肿痛等。
- 远志易引起恶心，胃炎、胃溃疡患者及湿热、痰火内盛者慎服。

选购宜忌

- 选购时以条粗、肉厚、皮细、色嫩、去净木心者宜服用。
- 幼榕白皮的中药，外形和远志相似，但其有油腥气，嚼之味苦而持久，其功效也与远志大不相同。

储存宜忌

- 宜放入缸、罐内密闭储存，置于阴凉干燥处，注意防霉、防蛀。

服用宜忌

服用剂量	✔ 内服 3~10 克；外用适量。
服用时机	✘ 有出血倾向者用量不宜过大。
	✔ 治疗失眠宜睡前服用；用于化痰止咳时宜饭后服用。
服用方法	✔ 将远志择净后稍浸泡，入锅中以水煎，滤渣取汁，加大米煮为稀粥，待熟时调入白砂糖，再煮沸即成，早、晚餐食用。
	✔ 将远志放入砂锅中，以水煎，滤渣取汁，调入白砂糖搅匀，代茶饮用。

服用期间的饮食与西药宜忌

- 饮食宜清淡、易消化。

配伍宜忌

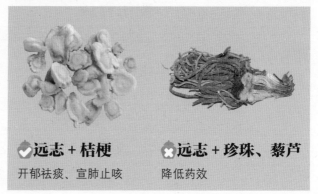

✔ **远志 + 桔梗**
开郁祛痰、宣肺止咳

✘ **远志 + 珍珠、藜芦**
降低药效

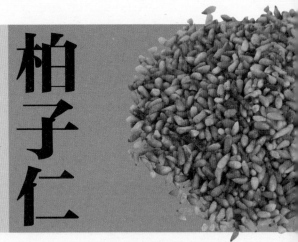

性味：性平，味甘。

归经：入心、脾经。

功效：养心安神、益脾润肠。

柏子仁始载于《神农本草经》，为柏科常绿乔木侧柏的干燥成熟种仁。《本草纲目》中记载柏子仁可"养心神，润肾燥，安魂定魄，益智宁神"。

人群宜忌

☑ 记忆力差者、大便燥结者、肥胖人群宜服用。

☑ 自汗、盗汗者宜服用。

✗ 柏子仁能润滑肠道，便溏者慎服。

✗ 痰多者慎服。

选购宜忌

☑ 选购时以颗粒饱满、黄白色、油性大而不泛油、无皮壳杂质者为佳。

储存宜忌

☑ 柏子仁含皂苷和脂肪等成分，富含油性，易被虫蛀，应将柏子仁阴干后除去杂质，用适量的医用酒精喷洒一遍后置于阴凉干燥处储存。

✗ 柏子仁易走油变化，不宜曝晒。

服用宜忌

服用剂量	☑ 内服 10~18 克。
	✗ 不宜服用过量，以防引起肠胃不适。
服用时机	☑ 用于安神时宜睡前服用；用于润肠通便时宜空腹服用。
服用方法	☑ 将柏子仁去皮、壳后捣烂，与粳米一同煮粥，调入蜂蜜，早晚佐餐食用。
	☑ 将柏子仁炒香研碎，放入茶杯中，以开水冲泡，代茶饮用。
	☑ 将柏子仁碾碎后放入砂锅中，加白酒煎煮，温服，每日 2 次，每次 30~50 毫升。

服用期间的饮食与西药宜忌

☑ 饮食宜清淡、易消化。

配伍宜忌

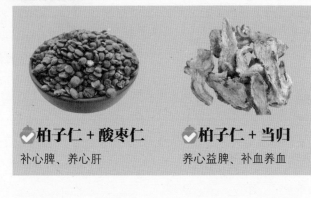

☑ 柏子仁 + 酸枣仁
补心脾、养心肝

☑ 柏子仁 + 当归
养心益脾、补血养血

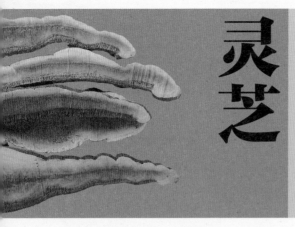

性味： 性平，味甘。

归经： 入心、肝、肺经。

功效： 补气养血、养心安神。

灵芝始见于《本草原始》，自古以来就被认为是吉祥、富贵、美好、长寿的象征，有"仙草""瑞草"之称，为滋补强壮、固本扶正的珍贵中草药，具备很高的药用价值。

人群宜忌

肝病患者宜服用。灵芝可修护多种因素引起的肝损伤，并促进肝脏对药物、毒物的代谢，治疗中毒性肝炎。

高血压患者宜服用。灵芝中所含的腺苷具有抗凝血、抗血栓，扩张血管的作用；灵芝所含的三萜类物质可降低胆固醇，促进血小板凝集，以防血压骤降，同时还能双向调节血压。

肿瘤及癌症患者宜服用。灵芝可抗肿瘤，还可预防癌细胞的生成，抑制癌细胞生长恶化。

中老年人宜服用。灵芝多糖、多肽等物质能促进核酸和蛋白质的合成，清除自由基，阻止自由基对机体的损伤，保护细胞，延缓机体的衰老。

神经衰弱及失眠者宜服用。灵芝具有镇静安神的功效，对于神经衰弱和失眠患者是必备佳品，对气血两虚者疗效更好。

脸部有色斑者宜服用。灵芝能保持和调节皮肤水分，恢复皮肤弹性，使皮肤湿润、细腻，并可抑制皮肤中黑色素的形成和沉淀，清除色斑。

患有顽固性皮肤瘙痒者忌用灵芝。

有外感病（如感冒发热）者不宜服用灵芝。

选购宜忌

选购灵芝时要注意区分野生灵芝和人工栽培的灵芝。野生灵芝由于环境是天然的，会有野虫的侵害，所以有时会留有不规则虫眼；人工灵芝则没有虫眼。

选购时以菌盖大、菌柄长、完整、质坚实、色紫红、光泽如漆者为佳。

切勿购买菌盖表面无孢子粉末，并见有条纹明显的"脱落露白"现象的灵芝，可能已被煎煮过。

储存宜忌

新鲜的灵芝最好即买即食，剩下的可自然晾干或烘干，装入密封的袋子里，放在阴凉干燥处储存。

灵芝不宜与有毒物质、异味物品放在一起，以防变质或影响药效，注意防虫、防鼠。

服用宜忌

服用剂量	✔ 内服 3~15 克；研末 1.5~3 克。
服用时机	✔ 用于安神催眠时宜睡前服用；用于补益心肺宜饭前服用。
服用方法	✔ 把灵芝剪成碎块后放入茶杯内，以沸水冲泡，代茶饮用。
	✔ 将灵芝剪碎后放入砂锅内，以水煎煮 3~4 次，将煎液混合，分多次口服。
	✔ 将灵芝剪碎后放入净瓶中，加入白酒密封浸泡，3 日后白酒变成棕红色即可饮用。
	✔ 炖煮猪肉、鸡肉时均可加入灵芝，有补益功效。

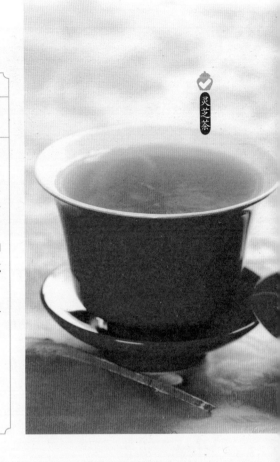

灵芝茶

配伍宜忌

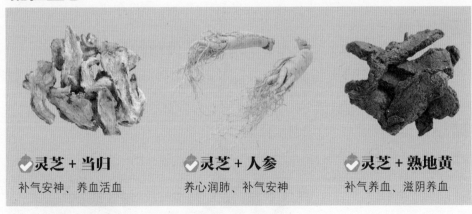

✔**灵芝 + 当归**
补气安神、养血活血

✔**灵芝 + 人参**
养心润肺、补气安神

✔**灵芝 + 熟地黄**
补气养血、滋阴养血

服用期间的饮食与西药宜忌

服药期间切勿饮酒，避免食用辛辣刺激性食物。

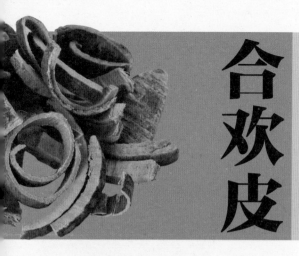

合欢皮

性味： 性平，味甘。

归经： 入心、脾经。

功效： 安神解郁、活血、消痈肿。

合欢皮为豆科落叶乔木合欢的干燥树皮，《神农本草经》最早记载其"主安五脏，利心志，令人欢乐无忧"。

人群宜忌

✔ 抑郁及睡眠质量不佳者宜服用。

✔ 过敏患者宜服用。

✔ 肿瘤患者宜服用。

✘ 合欢皮具有抗早孕及终止妊娠的作用，孕妇慎服，经期女性不宜单味服用。

选购宜忌

✔ 选购时以身干、皮薄而均匀、皮嫩且光滑柔润、无栓皮、皮孔明显者为佳。

储存宜忌

✔ 宜放入木箱后置于通风干燥处储存，注意防蛀。

服用宜忌

服用剂量	✔ 内服 10~15 克；外用适量。
服用时机	✔ 用于安神时宜饭前服用；用于活血化瘀时宜饭后服用。
服用方法	✔ 将合欢皮洗净，切细，大米入锅中煮粥，粥熟时调入白砂糖，每日 1 剂。
	✔ 将合欢皮洗净，放入茶杯中，以沸水冲泡 30 分钟，代茶饮用。
	✔ 将合欢皮洗净后切碎，入净瓶中，注入黄酒，加盖密封，每日振摇 1 次，浸泡 14 日后饮用，服法每日 1~2 次，每次 20 毫升。

服用期间的饮食与西药宜忌

✔ 饮食宜清淡、易消化。

配伍宜忌

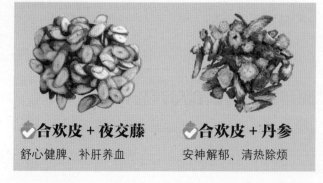

✔**合欢皮 + 夜交藤**
舒心健脾、补肝养血

✔**合欢皮 + 丹参**
安神解郁、清热除烦

收涩药的使用宜忌

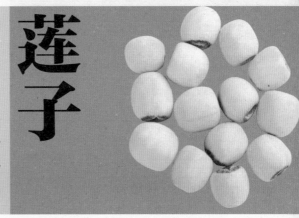

性味： 性平，味甘、涩。

归经： 入脾、肾、心经。

功效： 补脾止泻、益肾固精、养心安神。

莲子

莲子药食两用，是睡莲科多年水生草本植物莲的成熟种仁。《神农本草经》记载其"补中养神，益气力"。《本草拾遗》记载其"令发黑，不老"。

人群宜忌

✅ 高血压患者宜用。

✅ 老年体虚者宜用。

✅ 遗精、滑精者宜用。

❌ 莲子不易消化，腹胀、大便燥结者不宜服。

选购宜忌

✅ 选购时以个大、饱满、颜色呈米黄色者为佳。

储存宜忌

✅ 宜置于阴凉、干燥处密封保存，注意防潮、防蛀、防鼠。

服用宜忌

服用剂量	✅ 内服 6~15 克。
	❌ 忌大剂量使用，会出现消化不良的症状。
服用时机	✅ 常规煎煮，宜饭后服用。
服用方法	✅ 莲子可先用水浸泡 2 个小时后煮粥食用。
	✅ 莲子还可与大枣、银耳、冰糖等一起做羹食用，不但清香可口，而且有除劳润肌的作用。
	❌ 生吃莲子容易影响脾胃功能。

服用期间的饮食与西药宜忌

✅ 莲子做药膳时，宜保留莲子心，以发挥药效。

❌ 发霉、发黄的莲子不能吃。

❌ 不宜与四环素、洋地黄、青霉素类、头孢菌素类等西药合用。

配伍宜忌

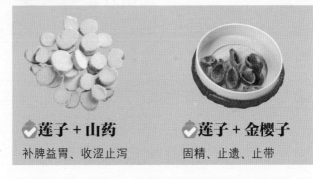

✅ **莲子 + 山药**
补脾益胃、收涩止泻

✅ **莲子 + 金樱子**
固精、止遗、止带

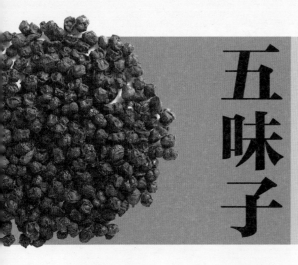

五味子

性味： 性温，味酸。

归经： 入肺、肾、心经。

功效： 敛肺滋肾、生津敛汗、涩精止泻。

五味子，顾名思义是一种具有辛、甘、酸、苦、咸五种药性的果实，可以保护人体的五脏。《神农本草经》记载其"主益气，咳逆上气，劳伤羸瘦，补不足，强阴，益男子精"。

人群宜忌

阴虚导致的性欲低下者宜用。

表邪未解、内有实热、咳嗽初起、麻疹初期均不宜服用。

孕妇慎用。

选购宜忌

选购干品时以颗粒大，色紫而不黑，有香味者为佳。鲜品则以条长，颗粒饱满，色紫红的价值为最高。

储存宜忌

鲜品不易保存，宜即买即食；干品可放在纸袋中置于通风干燥处保存，注意防霉。

服用宜忌

服用剂量	内服 2~6 克，研末服用每次 1~3 克。
	疗程不宜过长，不可随意加大药量。
服用时机	用于收敛固涩，宜饭后服用。
服用方法	五味子可用砂锅微火焙干，研成细粉，用温开水送服，对降低转氨酶有一定的疗效。
	将五味子洗净，用开水略烫后捞出，放在茶杯内，加入适量冰糖用开水冲泡代茶饮，可养心安神、补肾助精。
	用五味子 10 克，大米 100 克煮粥即可食用。酒后进食本品能够减少酒精对肝的损害。

服用期间的饮食与西药宜忌

服药期间，忌食酸性、对胃肠有刺激性的食物。

不宜与西药中的氢氧化铝、阿司匹林、咖啡因、红霉素等同用。

配伍宜忌

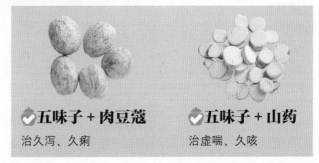

五味子 + 肉豆蔻
治久泻、久痢

五味子 + 山药
治虚喘、久咳

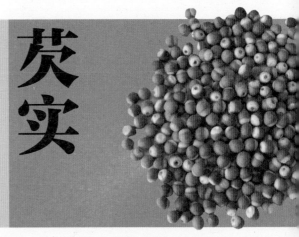

性味: 性平,味甘、涩。
归经: 入脾、肾经。
功效: 补脾去湿、益肾固精。

芡实

芡实又名"鸡头实",是睡莲科一年生大型水生草本植物芡的成熟种仁。《本草求真》记载其"味甘补脾,故能利湿,而使泄泻腹痛可治……味涩谷肾,故能闭气,而使遗带小便不禁皆愈"。

人群宜忌

脾虚不运,湿注大肠而致泄泻者宜用。

肾虚不固而致的白带过多、小便不禁、遗精者宜用。

产后恶露不尽者、大小便不利者、婴儿忌食。

食滞不化者慎服。

选购宜忌

选购时以颗粒饱满均匀、粉性足、无碎末及皮壳者为佳。

储存宜忌

宜置于通风干燥处保存,注意防潮、防蛀、防鼠。

服用宜忌

服用剂量	✔ 内服 10~15 克。
服用时机	✘ 不宜大量食用,否则易消化不良。
	✔ 常规煎煮,宜饭后服用。
服用方法	✔ 取芡实 200 克,冰糖 100 克,大枣适量煮粥食用,可起到健脾止泻、缩尿止遗的功效。
	✔ 在熬煮排骨汤或炖鸡时,可适量加入芡实,能使汤品更加美味并益肾固精。
	✔ 可将芡实与山药、粳米搭配煮粥食用,能起到补虚劳、强心智的功效。

服用期间的饮食与西药宜忌

饮食宜清淡、易消化。

食用芡实时宜用慢火炖煮至烂熟,细嚼慢咽方能起到滋养身体的作用。

配伍宜忌

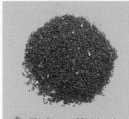

✔**芡实 + 菟丝子**

补阳益阴、固精缩尿

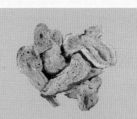

✔**芡实 + 白术**

补气健脾、燥湿利水

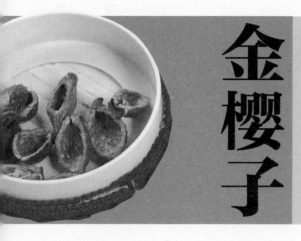

金樱子

性味： 性平，味酸、涩。

归经： 入肾、膀胱、大肠经。

功效： 固精缩尿、涩肠止泻。

金樱子始载于《雷公炮炙论》，是蔷薇科常绿攀援灌木植物金樱子的成熟假果或除去瘦果的成熟花托。《蜀本草》记载其"疗脾泄下痢，止小便利，涩精气。久服令人耐寒轻身"。

人群宜忌

✅ 体虚下焦不固引起的滑精、遗精、尿频、白带过多者宜用。

✅ 肠滑脱肛，久泻、久痢者宜用。

❌ 金樱子专功收敛，有实火、实邪者不宜服用；小便不利、癃闭者忌用。

❌ 胃溃疡者不宜大剂量服用。

❌ 发热患者或者在感冒期间的患者不宜吃。

选购宜忌

✅ 选购时以果大而饱满、颜色红黄、没有毛刺的干品为佳。

储存宜忌

✅ 宜放入防潮木箱内，置于干燥、通风、阴凉处存放，注意防蛀。

服用宜忌

服用剂量	✅ 内服 6~10 克。
	❌ 用量不宜过大，否则易引起腹痛和便秘。
服用时机	✅ 为保护脾胃，宜饭后服用。
服用方法	✅ 将金樱子 20 克，与粳米 100 克煮粥食用，待粥熟时可加入白砂糖。

服用期间的饮食与西药宜忌

✅ 饮食宜清淡、易消化。

❌ 不宜与西药阿托品、奎宁、麻黄碱等同用。

配伍宜忌

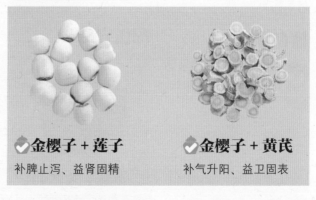

✅ **金樱子 + 莲子**
补脾止泻、益肾固精

✅ **金樱子 + 黄芪**
补气升阳、益卫固表

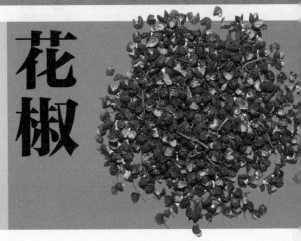

花椒

性味: 性热,味辛。

归经: 入脾、胃、肾经。

功效: 温中止痛、止泻、杀虫。

花椒药食同源,是常见的家庭调味料之一。《神农本草经》记载其"主邪气咳逆,温中,主骨节、皮肤死肌,寒湿痹痛,下气"。

人群宜忌

✓ 中寒腹痛、寒湿吐泻以及夏伤湿冷、泄泻不止者均宜用。

✓ 花椒可杀虫,虫积腹痛、手足厥逆、烦闷吐蛔者宜用。

✓ 花椒有祛风止痛及局部麻醉作用,牙痛者宜用。

✗ 花椒性热,阴虚火旺者忌服。

✗ 食用花椒容易上火,孕妇需慎用。

选购宜忌

✓ 选购红椒以身干、色红、无梗、皮细、颗粒均匀整齐、无椒目者为佳。选购青椒以色青绿、皮厚、香气大、无细梗和种子者为佳。

储存宜忌

✓ 宜存于有盖容器中,置于干燥通风处保存,防潮、防蛀。

服用宜忌

服用剂量	✓ 内服 2~5 克。
服用时机	✓ 常规煎煮,宜饭后服用。
	✗ 花椒伤阴助火,不宜长期大量服用。
服用方法	✓ 花椒一般被加工为花椒干、花椒粉和花椒油,是一味家庭常用调味料,可用于烹饪。

服用期间的饮食与西药宜忌

✗ 忌食用寒凉生冷之品。

✗ 花椒应慎与磺胺类、新霉素、奎尼丁等西药同用。

配伍宜忌

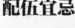

✓ **花椒 + 大枣**
补中益气、养血安神

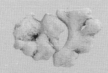
✓ **花椒 + 干姜**
温中止痛

✓ **花椒 + 乌梅**
温中散寒、安蛔止痛

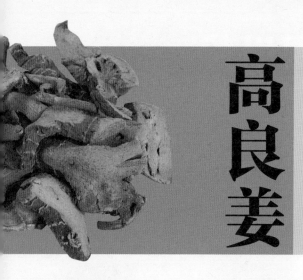

高良姜

性味： 性热，味辛。

归经： 入脾、胃经。

功效： 温脾胃。

高良姜为姜科多年生草本植物高良姜的根茎。《名医别录》记载其"主暴冷，胃中冷逆，霍乱腹痛"。

人群宜忌

✅ 胃脘冷痛、胃寒呕吐、嗳气吞酸者宜用。

❌ 热证、阴虚内热者忌用。

❌ 出血性疾病患者以及有出血倾向者不宜大量长期服用。

❌ 孕妇不宜长期大量服用。

选购宜忌

✅ 选购以分枝少、色红棕、气香浓、味辣者为佳。

储存宜忌

✅ 宜置于阴凉、通风干燥处保存，注意防潮、防蛀。

服用宜忌

服用剂量	✅内服 3~10 克。
服用时机	✅常规煎煮，宜饭后服用。
	❌高良姜性味辛热，易助火伤阴，不宜长期大量服用。
服用方法	✅高良姜可研末煮粥食用，具有温中散寒，止痛的功效。适用于寒邪伤胃、胃脘腹痛、呕吐清水的慢性胃肠炎。

服用期间的饮食与西药宜忌

❌ 不宜过多食用寒凉及辛辣刺激性食物。

❌ 慎与乙酰胆碱、组胺等西药合用。

配伍宜忌

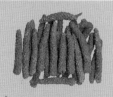

✅**高良姜 + 荜茇**

温胃散寒、止痛止呕

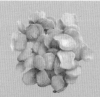

✅**高良姜 + 半夏**

温中降逆止呕

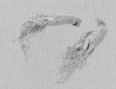

✅**高良姜 + 人参**

益气健脾、温胃止呕

性味：性热，味辛。
归经：入胃、大肠经。
功效：温中止痛。

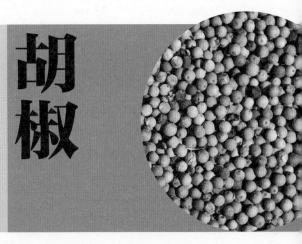

胡椒

胡椒常用作家庭的调味品，为胡椒科常绿藤本植物胡椒的果实。《新修本草》记载其"主下气，温中，去痰，去脏腑中风冷"。

人群宜忌

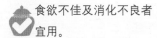 胃寒引起的脘腹冷痛、呕吐及脾胃虚寒引起的泄泻者宜用。

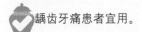 食欲不佳及消化不良者宜用。

龋齿牙痛患者宜用。

黑胡椒性热，阴虚有火、内热盛者、干燥综合征、糖尿病以及咳嗽、吐血、咽喉口齿目疾和痔疮患者忌用。

孕妇慎用。

胃及十二指肠溃疡与高血压患者不宜食用。

选购宜忌

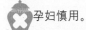 选购胡椒粉时以香气纯正浓郁、味道辛辣、粉末大小均匀、不掉色者为佳。白胡椒以个大、粒圆、坚实、色白、气味强烈者为佳。

储存宜忌

宜置于密封性强的容器内，防止接触到空气受潮。并时常日晒，防止发霉、变质。

服用宜忌

服用剂量	✔内服：入汤剂 2~3 克；散剂 0.5~1 克。
服用时机	✔常规煎煮，温中止痛宜饭后服用。
	✘胡椒易助火伤阴，不宜长期大量服用。
服用方法	✔黑胡椒研末可做调味料食用，有开胃进食的作用。
	✔咀嚼胡椒可缓解牙痛。

服用期间的饮食与西药宜忌

不宜过多食用寒凉生冷的食物。

配伍辛热类药物同用时，宜注意适当减少药量。

配伍宜忌

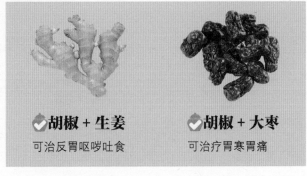

✔**胡椒 + 生姜**
可治反胃呕哕吐食

✔**胡椒 + 大枣**
可治疗胃寒胃痛

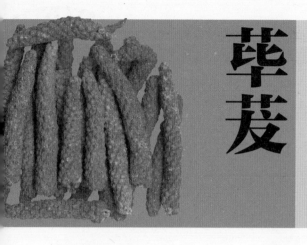

荜茇

性味： 性热，味辛。

归经： 入胃、大肠经。

功效： 温中止痛。

荜茇为胡椒科草质藤本植物荜茇的干燥近成熟或成熟果穗。《本草拾遗》记载其"温中下气，补腰脚，煞腥气，消食，除胃冷，阴疝，痃癖"。

人群宜忌

✓ 胃寒所致的脘腹冷痛、呕吐、泄泻、呃逆等患者宜用。

✓ 妇女血气不和、痛经、月经不调宜用。

✓ 龋齿疼痛者宜用。

✗ 热证、阴虚内热者忌用。

✗ 孕妇不宜过量用。

选购宜忌

✓ 选购以肥大饱满、坚实、色黑褐、气味浓烈者为佳。

储存宜忌

✓ 宜置于密封性强的容器内，放置于干燥、阴凉、通风的地方保存，防止受潮、发霉。

服用宜忌

服用剂量	✓内服 2~5 克。
服用时机	✗ 荜茇易助火伤阴，不宜长期大量服用。
服用方法	✓ 荜茇煮粥食用，具有解酒、散寒、止痛的功效。
	✓ 荜茇可用作菜肴，具有散寒止痛、温中养胃的功效。

服用期间的饮食与西药宜忌

✗ 忌食寒凉生冷的食物。

配伍宜忌

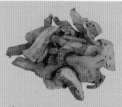
✓ **荜茇 + 高良姜**
温中止呕、散寒止痛

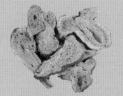
✓ **荜茇 + 白术**
温中健脾

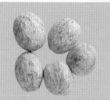
✓ **荜茇 + 肉豆蔻**
温中健胃、降气止痛

中药应该这样吃——家庭中药宜忌全书

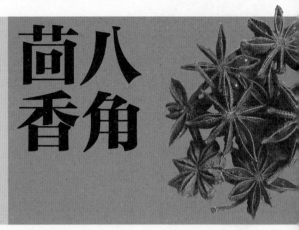

八角茴香

性味： 性温，味辛、甘。

归经： 入肝、肾、脾经。

功效： 散寒、暖肝、温肾、止痛、理气开胃。

八角茴香俗称"八角""大料"，是家庭常用的调味料之一，为八角科常绿乔木植物八角茴香的果实。《本草品汇精要》记载其"主一切冷气及诸疝痛"。

人群宜忌

八角茴香能温散肝肾之寒，疝气疼痛者宜用。

八角茴香还有温暖腰膝的功效，肾虚腰痛者宜用。

八角茴香可理气开胃，脘腹冷痛、呕吐食少者宜用。

阴虚火旺者慎用。

糖尿病、干燥综合征、更年期综合征、活动性肺结核、胃热便秘患者忌食。

选购宜忌

选购以个头大、果皮较厚、有不规则皱纹、外表呈灰棕色或红棕色、有光泽、香味浓郁、白色种仁富有油质者为佳。

储存宜忌

完整的八角茴香装入塑料袋或玻璃瓶中密封储存，可保存 2 年左右。

八角茴香粉装入玻璃罐内，置于冰箱冷藏，可储存 1 年左右。

服用宜忌

服用剂量	✔内服 3~8 克。
服用时机	✘八角茴香多食损目发疮，不宜过多食用。
服用方法	✔家庭做菜时可加入八角茴香提升菜肴香味。
	✔可将八角茴香研成粉末调味使用。

服用期间的饮食与西药宜忌

忌食辛辣油腻等助热食物。

配伍宜忌

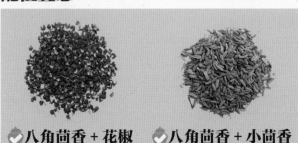

✔**八角茴香＋花椒**
温中散寒、解郁消积

✔**八角茴香＋小茴香**
可治小肠气坠

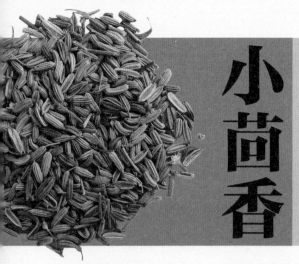

小茴香

性味： 性温，味辛。

归经： 入肝、肾、脾、胃经。

功效： 散寒暖肝、理气止痛、温肾开胃。

小茴香始载于《药性本草》，为伞形科多年生草本植物茴香的成熟果实。《本草汇言》记载其为"温中快气之要药也"。

人群宜忌

- 下焦寒凝气滞诸症患者宜用。
- 妇女少腹冷痛、经闭、肾虚腰痛等宜用。
- 脾胃虚寒气滞诸症患者宜用。
- 小茴香易伤阴助火，阴虚火旺者慎用。
- 孕妇慎用。

选购宜忌

- 选购以颜色土黄或黄绿、粒大而长、质地饱满、鲜艳光亮、干燥、杂质少、有较浓的甘草香味者为佳。
- 颜色发绿、大小不均匀、有杂质者不宜购买。

储存宜忌

- 宜用塑料袋或玻璃罐密封，并置于阴凉、避光处保存。

服用宜忌

服用剂量	✔内服 3~8 克。
服用时机	✔温里散寒宜饭后服用。
	✘小茴香易发霉变质，发霉后不宜食用；不宜久煎。
	✘小茴香易伤阴助火，不宜长期大量服用。
服用方法	✔小茴香可煎汁煮粥食用，具有行气止疼、健脾开胃、通乳的功效，适合产妇食用。
	✔小茴香是辛香料的一种，在食品中能起到调香作用，也可用于去除鱼、肉的腥味。

服用期间的饮食与西药宜忌

- 忌食辛辣、油腻的食物。

配伍宜忌

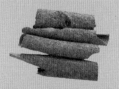

✔**小茴香 + 肉桂**

散寒行气止痛

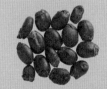

✔**小茴香 + 荔枝核**

祛寒散结、行气止痛

✔**小茴香 + 沉香**

行气止痛、降逆止呕

其他常用药的使用宜忌

性味： 性微寒，味苦。

归经： 入肝、大肠经。

功效： 凉血止血、清肝泻火。

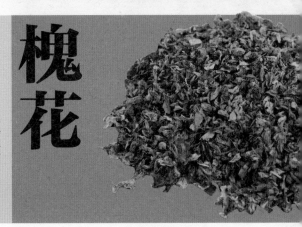

槐花始载于《日华子本草》，为豆科落叶乔木槐的干燥花蕾及花。《本草纲目》记载其"炒香频嚼，治失音及喉痹，又疗吐血衄血，崩中漏下"。

人群宜忌

✓ 血热妄行引起的吐血、衄血、崩漏、血痢等多种出血证患者宜用。

✓ 大肠火盛或湿热郁结所致的大便下血、痔疮出血者宜用。

✓ 肝火上炎所致的目赤头痛及眩晕等患者宜用。

✗ 脾胃虚寒及阴虚发热而无实火者慎用。

✗ 脑血栓患者忌单独使用，虚寒出血证者慎用。

选购宜忌

✓ 选购槐花以身干、色黄白、整齐、无枝梗杂质者为佳。槐米（花蕾）以花蕾足壮、花萼色绿而厚、身干、无枝梗者为佳。

服用宜忌

服用剂量	✓ 内服 10~15 克。
服用时机	✓ 常规煎煮，宜饭后服用。
服用方法	✓ 槐花可用于拌菜、煲汤、煮粥、焖饭、做糕点、包馅等，都具有清热凉血、祛风止痒、降血压的功效。

服用期间的饮食与西药宜忌

✓ 饮食宜清淡、易消化。

✗ 不宜与其他降压药同用。不宜与钙制剂、铁制剂同用。

储存宜忌

✓ 宜放在阴凉干燥处储存，注意防潮、防蛀。

配伍宜忌

✓ **槐花 + 黄连**

可治疗大便下血、痔疮出血

✓ **槐花 + 栀子**

清热利湿、凉血止血

✓ **槐花 + 黄芩**

清热祛湿、凉血止血

槐花

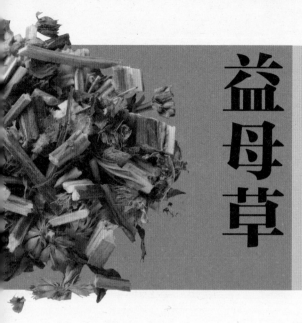

益母草

性味： 性凉，味辛、苦。

归经： 入肝、心包经。

功效： 活血化瘀、利尿消肿、调经止痛、解毒。

益母草为唇形科一年或二年生草本植物益母草的干燥地上部分，始载于《神农本草经》，是历代医家用来治疗妇科疾病的要药。《本草衍义补遗》中记载其"治产前产后诸疾，行血养血，难产作膏服"。

人群宜忌

✅ 心血管病患者宜服用。益母草中的化学成分生物碱、挥发油等可降低血液黏度，还能改善心肌缺血，扩张外周血管，从而起到降低血脂和血压的作用。

✅ 血栓患者宜服用。益母草煎剂能使血栓形成时间延长并能使血栓重量减轻。

✅ 痛经及产后瘀滞引起的腹痛者宜服用。益母草能活血祛瘀、通经，自古以来就是活血调经的良药，可有效用于治疗血滞所致的经闭、痛经，产后腹痛等。

✅ 免疫力低者宜服用。益母草含有硒、锰等多种人体必需的微量元素，能增强免疫细胞活力，提高机体防御疾病的功能，还可抗氧化、防衰老、抗疲劳及抑制癌细胞的增生，起到提高免疫力的作用。

✅ 肾病患者宜服用。益母草能有效改善肾功能，增加肾脏血流量，从而使肾小球或肾小管的病变得以恢复，逆转肾脏纤维化，抑制炎性病变，恢复肾脏功能。

✅ 体内外出血者宜服用。益母草具有抗凝血作用，可抑制血小板聚集、血小板血栓形成、纤维蛋白血栓形成以及红细胞的聚集，从而起到止血作用。

❌ 益母草能增强子宫肌肉持久的收缩和紧张性，从而减少胎盘供血，加速胚胎的娩出，导致早产，所以孕妇禁用。

❌ 益母草性寒，脾虚腹泻、大便稀溏者忌服；体寒及气血虚弱者禁服。

选购宜忌

✅ 选购鲜品时以质嫩、叶多、色青绿者为佳；选购干品时以茎直、茎表面灰绿或黄绿色、质韧、色绿、无杂质、具有青草气，味微苦者为佳。

储存宜忌

✅ 宜密闭后置于阴凉通风处储存，注意防潮、防蛀，益母草易变色，储存时间不宜过长。

服用宜忌

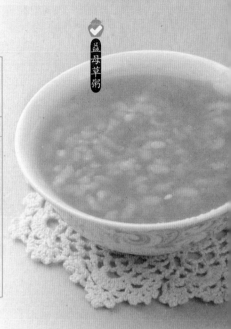

益母草粥

服用剂量	✔ 内服 10~15 克，大剂量可用至 30 克；外用适量。
	✘ 益母草性寒，不宜大量服用，以防引起不适。
服用时机	✔ 一年四季皆可服用，春夏季节服用效果更好。
服用方法	✔ 将益母草、绿茶同放入茶杯中，以沸水冲泡，盖上杯盖闷 10~15 分钟，代茶饮用。
	✔ 将益母草入砂锅中以水煎，滤渣取汁，粳米入锅中煮粥，粥将熟时加入益母草汁煮沸，调入白砂糖，早晚佐餐食用。
	✔ 将益母草和当归同放入净瓶中，加入白酒浸泡，密封 10 日，每晚睡前饮服，每次 20 毫升。

配伍宜忌

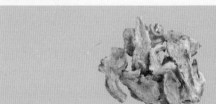

✔ **益母草 + 当归**

补血养血、活血调经

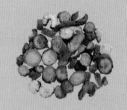

✔ **益母草 + 赤芍**

活血祛瘀、行血止痛

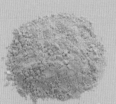

✔ **益母草 + 蒲黄**

行血消瘀止血

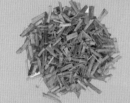

✔ **益母草 + 白茅根**

消瘀利水

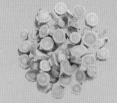

✔ **益母草 + 黄芪**

益气活血利水

服用期间的饮食与西药宜忌

 服药期间要忌食生冷、油腻、辛辣刺激性食物。

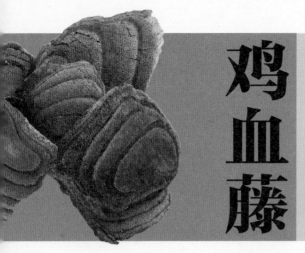

鸡血藤

性味： 性温，味苦、甘。

归经： 归肝、肾经。

功效： 通筋活络、补血养血。

鸡血藤的木质部里有一种鲜红色汁液，很像鸡血，因此，人们称它为"鸡血藤"。《饮片新参》记载其"去瘀血、生新血，流利经脉，治暑痧，风血痹症"。

人群宜忌

✅ 贫血患者宜服用。

✅ 风湿痹痛及手脚麻木、跌打损伤者宜服用。

✅ 女性月经不调及痛经者宜服用。

❌ 阴虚火旺者慎用。

❌ 鸡血藤能活血通经，月经量过多者不宜服用。

选购宜忌

✅ 选购时以条粗、环多、树脂分泌物多者为佳。

❌ 切勿在流动摊点购买，需遵医嘱到正规的中药店购买。

储存宜忌

✅ 宜置于通风干燥处储存，注意防霉、防蛀。

服用宜忌

服用剂量	✅ 内服为 10~15 克，大剂量为 30 克。
	❌ 不宜长期大量服用，易上火。
服用时机	✅ 煎剂宜饭后服用，更利于药效发挥。
服用方法	✅ 将鸡血藤以水煎，每日 1 剂，早晚 2 次服用。
	✅ 炖煮猪蹄、鸡汤时可加入鸡血藤。

服用期间的饮食与西药宜忌

❌ 服药期间要忌食油腻、腥臊、生冷、辛辣的食物。

❌ 要慎与抗凝药、血小板聚集抑制剂及具有负性肌力的药物同用。

配伍宜忌

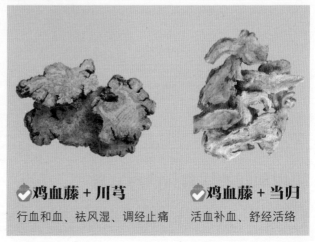

✅ **鸡血藤 + 川芎**

行血和血、祛风湿、调经止痛

✅ **鸡血藤 + 当归**

活血补血、舒经活络

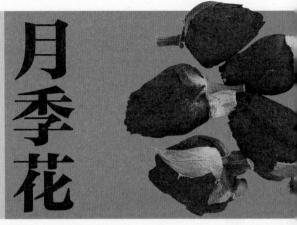

性味：性温，味甘。

归经：入肝、肾经。

功效：活血调经、解毒消肿。

月季花

月季花又叫"月月红""月月花"，是一味妇科良药。《泉州本草》记载月季"通经活血化瘀，清肠胃湿热，泻肺火，止咳，止血，止痛，消痈毒"。

人群宜忌

✅ 常用于治疗月经不调、痛经等。

✅ 体内、外出血者宜服用。

✅ 免疫力低下者宜服用。

✅ 肿瘤患者宜服用。

❌ 月季花久服会引起腹泻便溏，脾胃虚寒者慎用。

❌ 月季花服用不当会导致动血堕胎，孕妇及月经过多者应忌服。

选购宜忌

✅ 选购时以花蕾或初开花朵完整、干燥、颜色鲜艳，气味清香者为佳。

储存宜忌

✅ 月季花干品要置于阴凉干燥处储存，温度要保持在30℃以下，注意防变色、防霉、防蛀，鲜品不宜曝晒。

服用宜忌

服用剂量	✅ 内服 3~6 克。
	❌ 不宜过量服用，否则会引起腹泻等。
服用时机	✅ 月季花一年四季均可服用，用于一般病证时，用水泡后可不拘时饮用。
服用方法	✅ 将月季花放入茶杯内，以开水冲泡，代茶饮。
	✅ 将新鲜月季花与红酒一起放入砂锅炖煮，温服。
	✅ 将月季花洗净后切碎，粳米放入锅中煮粥，粥将熟时放入月季花碎，调入红糖佐餐食用即可。

服用期间的饮食与西药宜忌

❌ 服药期间不宜服用钙剂及微量元素制剂。

❌ 服药期间要避免食用蒜、葱等食物。

❌ 服药期间不宜食用油腻、腥臊食物。

配伍宜忌

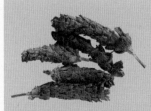

✅ **月季花 + 夏枯草**

清肝解郁

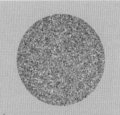

✅ **月季花 + 茺蔚子**

行气活血、止痛

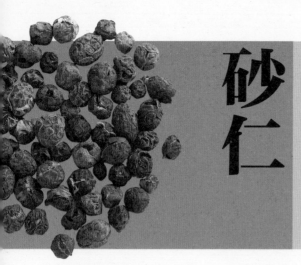

砂仁

性味： 性温，味辛。

归经： 入脾、胃经。

功效： 行气、化湿、健脾、温中止泻、安胎。

砂仁为姜科多年生草本植物阳春砂或缩砂的干燥果实。《药性本草》记载其"主冷气腹痛，主休息气痢，劳损。消化水谷，温暖脾胃"。

人群宜忌

✓ 因脾胃湿阻及气滞所致的脘腹胀痛者宜用。

✓ 寒湿气滞诸症患者宜用。

✗ 阴虚血燥者慎用。

✗ 热证、阴虚津亏、血虚者忌用。便秘者慎用。

选购宜忌

✓ 选购砂仁以个大、坚实、饱满、香气浓、无杂质、无霉变、搓之果皮不易脱落者为佳。

储存宜忌

✓ 宜置于干燥通风处储存。

服用宜忌

服用剂量	✓ 内服 3~6 克。
服用时机	✓ 湿滞内阻、脘腹胀满者宜饭后服用；脾胃虚寒证患者宜饭前服用。
服用方法	✓ 砂仁研末煮粥食用，可用于便血、血崩。 ✓ 砂仁研粗末泡酒饮用，具有和胎气、除心腹痛、消食积的功效。

服用期间的饮食与西药宜忌

✓ 饮食宜清淡、易消化。　　✗ 不宜与维生素 C 同服。

配伍宜忌

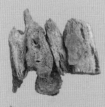
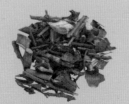
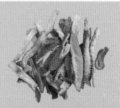

✓ **砂仁 + 木香**
行气和中

✓ **砂仁 + 桑寄生**
益肾健脾、安胎

✓ **砂仁 + 陈皮**
理气除湿、和胃调中

中药应该这样吃——家庭中药宜忌全书

性味：性微温，味辛。

归经：入脾、胃、肺经。

功效：化湿解表、祛暑、止呕、治癣。

藿香

　　藿香始载于《名医别录》，为唇形科多年生草本植物广藿香或藿香的地上部分。《本草图经》记载其"治脾胃吐逆，为最要之药"。

人群宜忌

夏季外感风寒、内伤生冷而致脾失运化，出现恶寒发热、头痛脘痞、呕恶泄泻症状者宜用。

久病气虚及阴虚血燥者慎用。

选购宜忌

选购新鲜藿香以茎粗、结实、断面发绿、叶厚柔软、香气浓厚者为佳。

储存宜忌

储存时宜置于干燥容器内密封，并存放于阴凉干燥处，注意防潮。

服用宜忌

服用剂量	✔ 内服 5~10 克。
服用时机	✔ 夏季食用最佳。
服用方法	✔ 藿香可以直接泡茶饮用，具有清热解暑的功效，还能帮助消化。
	✔ 新鲜藿香可以直接泡茶饮用，也可以用于制作菜肴，夏天食用藿香可预防感冒。
	✔ 藿香可以煎取药汁，做藿香粥，有和中止呕的功效。

服用期间的饮食与西药宜忌

 饮食宜清淡、易消化。　　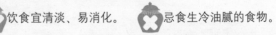 忌食生冷油腻的食物。

配伍宜忌

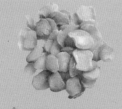

✔藿香＋半夏

理脾胃、除寒湿、止呕吐

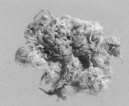

✔藿香＋菊花

清热明目

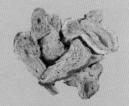

✔藿香＋白术

健脾益气、和胃化湿

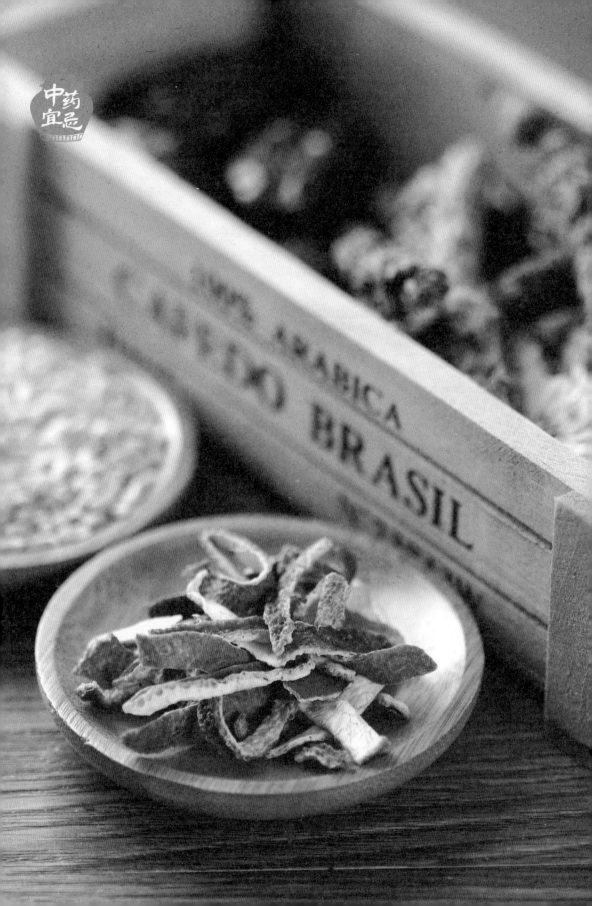

第三章

对症调理用药宜忌

辨证用药并非易事。同一种中药，不同病证及体质的人服用后效果会截然相反，有的人服用后病情得以改善，而有的人则适得其反。同一种病证，有的人适合用此药，而有的人适合用波药。辨清了病证，才能有的放矢，药到病除。

感冒

感冒是指感受风、寒、暑、湿、燥等外邪，以发热、恶寒、鼻塞流涕、喉咙痒、咳嗽为主要表现的疾病。感冒可分为风寒、风热、暑湿三种。

风寒感冒：恶寒，不发热或发热轻，无汗，周身酸痛，头痛，鼻塞声重或鼻痒打喷嚏，有时流清涕，咽痒，咳嗽，痰白质稀，口不渴或喜热饮，舌苔薄白。治疗宜用辛温解表药。

风热感冒：发热重，微恶风，头胀痛，有汗，咽喉红肿疼痛，咳嗽，痰黏或黄，黄涕，口渴喜饮，舌尖边红，苔薄白微黄。治疗宜用辛凉解表药。

暑湿感冒：发热头痛，面色淡黄，困倦乏力，鼻塞甚重，食欲不振，恶心呕吐，舌淡红，舌苔白腻。治疗宜用清暑祛湿药。

饮食宜忌

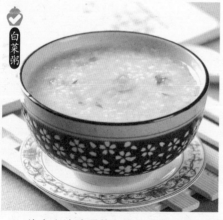

白菜粥

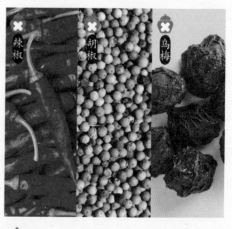

辣椒　胡椒　乌梅

饮食应清淡稀软，易于消化吸收，并少量多餐。

宜多喝水，补充水分，并帮助排毒，减轻感冒症状。

风寒感冒宜多吃发汗散寒的食物，如葱、大蒜等。风热感冒宜多吃清热的食物，如萝卜、白菜等。

忌吃酸涩食物如石榴、乌梅等。

忌吃刺激性食物，如咖喱粉、胡椒粉等，以免刺激呼吸道，加重病情。

忌吃油腻食物、甜糯食物，因为这些食物易生痰，对病情康复不利。

忌吃辛热食物，如辣椒、芥末等，助火生痰，加重症状。

中药宜忌

风寒感冒	✔ 麻黄	可宣肺止咳、发汗解表，风寒感冒者服用可缓解恶寒、发热等。
	✔ 防风	能散风、除湿、散寒，缓解风寒感冒所引起的恶寒发热、头痛身重等。
	✔ 紫苏叶	能发散风寒，风寒感冒者服用后促进发汗及减轻发热症状。
	✔ 生姜	有散寒发汗、解表祛风的功效，对于风寒型感冒患者非常有效。
	✘ 寒凉性中药	风寒感冒忌吃寒凉性中药，如罗汉果、薄荷、金银花、白菊花、胖大海等。

风热感冒	✔ 金银花	有清热解毒、宣散透邪、抗炎的作用，对于风热型感冒有较好的疗效。
	✔ 连翘	能疏散风热，清热解毒，适用于外感风热。
	✔ 菊花	能疏散肺经风热，常用于治疗风热表证。
	✔ 板蓝根	可清热解毒、凉血利咽，适用于风热型感冒。
	✘ 温热性中药	风热感冒忌吃生姜、胡椒、桂皮、茴香、丁香、冬虫夏草等。

暑湿感冒	✔ 香薷	可解表散寒、祛暑利湿，是治疗暑湿感冒的必备中药。
	✔ 厚朴	有燥湿消痰、行气除胀的作用，可缓解暑湿型感冒症状。
	✔ 藿香	可化湿浊、解暑邪，是治疗湿阻中焦的常用药。
	✘ 滋补药品	忌吃一切滋补药品，如黄芪、黄精、麦冬、人参、阿胶等，以免加重病情。

药膳举例

香薷饮——暑湿感冒

材料： 香薷6克，厚朴3克，扁豆10克，白砂糖适量。

做法： 1. 香薷、厚朴剪碎，扁豆炒黄捣碎。2. 将处理后的材料放入保温杯中，以沸水冲泡，盖严浸泡30分钟，加白砂糖调味即可。

功效： 此药饮具有发汗解表、化湿和中的功效，适用于暑湿感冒所致的发热头疼、头重如裹、困倦乏力、纳减欲呕者。

生姜红糖茶——风寒感冒

材料： 生姜300克，红糖适量。

做法： 1. 生姜切丝，和红糖一起放入碗中，搅拌均匀，静置10分钟后隔水蒸30分钟。2. 蒸好后放入冰箱，每天早上挖一勺用开水冲泡，代茶饮即可。病愈即可停用。

食用注意： 生姜发汗力较弱，在用于治疗风寒感冒时，往往需要采取促进发汗的辅助手段，如喝热粥、加厚衣被等。

功效： 生姜发汗解表，祛风散寒，作用缓和，适用于风寒感冒初期。

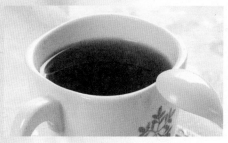

金银花山楂汤——风热感冒

材料： 山楂10克，金银花30克，蜂蜜250克。

做法： 1. 将山楂和金银花放入砂锅中，加水烧沸，5分钟后将药液过滤到碗中后，往砂锅中加水再煎熬一次，滤出药液。2. 将蜂蜜拌入药液，温热时服用即可。

功效： 金银花有清热解毒、散风止痛的作用，可有效缓解风热感冒。

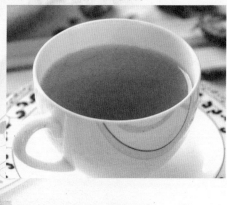

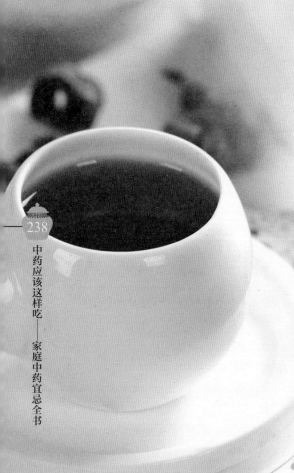

糖尿病是因胰岛素缺乏或机体对胰岛素抵抗，所引发的糖及脂质为主的代谢紊乱综合征。以血糖升高为基本特征。长期存在的高血糖，会导致各种组织如眼、心脏、肾、血管、神经受损，引起功能障碍。糖尿病属于中医"消渴"的范畴，多因嗜酒厚味，脾胃损伤，运化失调，消谷耗津，纵欲伤阴而致。治疗时应选用具有滋阴生津、清热解毒、益气活血功效的药物。

糖尿病

中药宜忌

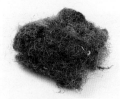

✓玉米须

具有利尿降糖、平肝利胆的功效。

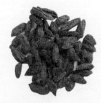

✓枸杞子

能滋补肝肾，生津止渴，可用于治疗内热伤津之消渴。

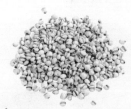

✓薏苡仁

具有利水消肿、健脾祛湿、舒筋除痹、清热排脓等功效，常用于治疗消渴。

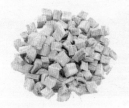

✓葛根

具有生津止渴、清热透疹、升阳止泻的功效，可用于热病烦渴、内热消渴及口干多饮等。

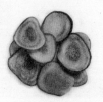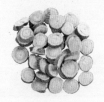

✗不宜选择温补燥热类药物

如鹿茸、甘草等。鹿茸性热，会使糖尿病患者的病情加重，且鹿茸含有肾上腺皮质激素样作用，可导致血糖升高；甘草中的甘草甜素、甘草次酸等成分也能使血糖升高。

饮食宜忌

✅ 宜多吃富含膳食纤维的食物，如粗粮、杂粮及果蔬、豆类等，促进机体的糖代谢。

✅ 宜吃含钙、硒较高的食物，如鱼、虾皮、海带、芝麻酱、黄豆、牛奶等，有利于改善糖尿病症状。

❌ 忌吃含糖量高的食物，如各类甜点、香蕉、龙眼等。因为葡萄糖、蔗糖消化吸收快，食用后会使血糖迅速升高。

❌ 忌饮食摄入过多食盐，因为食盐进入人体后，可加速淀粉的消化，提高小肠对葡萄糖的吸收，从而造成血糖升高。

药膳举例

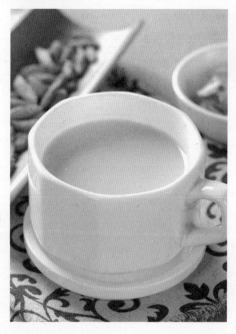

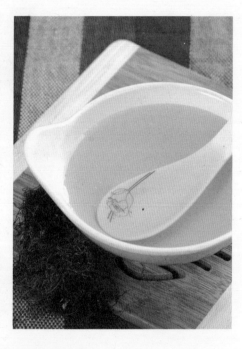

葛根饮

材料：葛根、麦冬各9克，牛奶5克。

做法：1.将葛根、麦冬洗净后，用100毫升水煎煮25分钟，去渣留汁。

2.加入牛奶，将药液和牛奶搅拌均匀，用中火烧沸即可饮用。

功效：具有解热生津、滋阴补肾的功效，适用于糖尿病患者。

玉米须水

材料：鲜玉米须30克。

做法：玉米须洗净，加适量水，小火煮30分钟后焖片刻，然后把汁液滤出即可。

功效：玉米须有辅助降血糖的功效。

高血压是指在静息状态下动脉收缩压和舒张压增高（收缩压 ≥ 140 毫米汞柱，舒张压 ≥ 90 毫米汞柱）[1] 的病症，是一种比较常见的慢性病，常伴有脂肪和糖代谢紊乱以及心、脑、肾和视网膜等器官功能性或器质性改变，是心脑血管病最主要的危险因素。

中医学认为高血压属于"肝阳上亢""肝风""眩晕"等范畴，多因肝阳上亢、痰湿瘀血、心火上炎、阴虚火旺所致。治疗时应选用具有清热平肝、化痰活血、滋养肝肾、宁心安神、镇肝潜阳功效的药物。

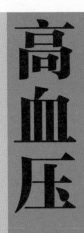

中药宜忌

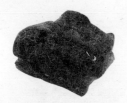

✅ 玉米须

具有平肝利胆、清热利尿等功效，是治疗高血压的良药。

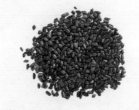

✅ 决明子

具有平抑肝阳的功效，可用于治疗肝阳上亢引起的头痛眩晕，对高血压有一定的缓解作用。

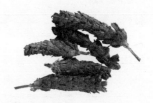

✅ 夏枯草

具有清肝火、降血压的功效，可用于治疗肝热阳亢证之高血压病，可单用，也可与钩藤、地龙、杜仲等搭配应用。

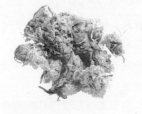

✅ 菊花

能疏散风热、清肝解毒、降血压，可用于冠心病、高血压病。

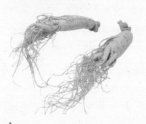

❌ 凡高压超过 140 毫米汞柱的患者，忌服用人参制品。

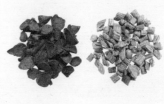

❌ 忌服附子、党参、桂枝、麻黄、白芷、艾叶等能使血压升高的中药。

---

[1] 为便于读者使用，本书血压单位统一采用惯用单位毫米汞柱。1 毫米汞柱 =0.133 千帕。

饮食禁忌

❌ 高血压并发肾功能不全时，不宜吃含钾多的食物。普通高血压患者则应多吃富含钾的食物，保护心肌细胞。

❌ 忌高热量、高脂肪、高胆固醇类食物。

❌ 忌暴饮暴食和过饥过饱，饮食宜适时定量。

❌ 忌摄入过量食盐，每日食盐摄入量应严格控制在6克以内，也不能长期低盐或缺盐，缺盐会导致食欲不振、全身乏力等。

❌ 忌抽烟。香烟中的尼古丁，能刺激心脏和血管，使血压升高，加速动脉粥样硬化的形成。

❌ 不宜食用动物脂肪、动物内脏及甜食。

药膳举例

菊槐茶

材料： 菊花、槐花、绿茶各3克。

做法： 将所有材料放入瓷杯中，以沸水冲泡，密盖浸泡5分钟即可。每日1剂，可随时饮用。

功效： 平肝祛风，清火降压，适用于高血压导致的头痛、头胀、眩晕等。

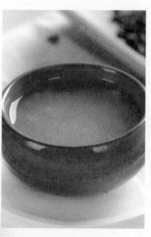

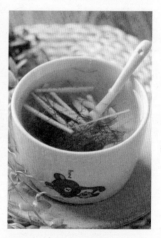

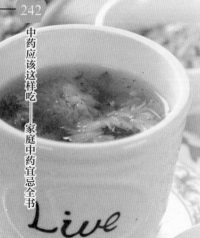

决明子粥

材料： 炒决明子10~15克，粳米100克，冰糖适量。

做法： 1. 将炒决明子加入适量水煎汁备用。

2. 将药汁与粳米一同煮粥，粥将熟时，加入冰糖调味即可。每日1次，5~7日为一个疗程。

功效： 决明子富含大黄酚、大黄素、决明素等成分，具有降压、抗菌和降低胆固醇的作用。

翠玉龙须茶

材料： 干玉米须2克，西瓜翠衣（西瓜皮）5克。

做法： 1. 将西瓜翠衣切成细丝。

2. 将玉米须和西瓜翠衣混合放入杯中，加入250毫升热开水冲泡即可饮用。冲泡时注意水温不可过高，否则会降低西瓜翠衣的降压效果。

功效： 西瓜翠衣有软化和扩张血管的作用，玉米须有很好的降压功效，两者搭配非常适合高血压患者饮用。

中药应该这样吃——家庭中药宜忌全书

高脂血症是由于机体脂肪代谢异常，导致血浆中的脂质浓度高于正常值，是动脉粥样硬化的主要发病因素，会加速动脉粥样硬化。因为全身的重要器官都要依靠动脉供血、供氧，动脉堵塞会侵犯人体的重要器官，从而引起严重的后果。

中医认为高脂血症是痰湿内盛、痰瘀交阻、脾肾阳虚、肝肾阴虚所致，伴有头晕胀痛、四肢麻木、胸闷心悸等。治疗时应选用具有补益肝肾、健脾利湿、活血化瘀、祛痰消食功效的药物。

中药宜忌

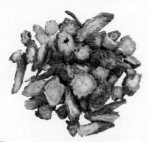

✅丹参

具有活血通经、除烦安神的功效，能抑制血脂升高。

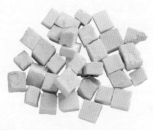

✅茯苓

具有利水渗湿、健脾安神的功效，能调节血脂，降低血胆固醇浓度。

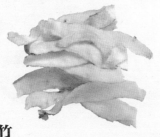

✅玉竹

降血糖、降血脂、降血压的功效良好，可用于高脂血症的治疗，及防治糖尿病性高脂血症、动脉粥样硬化。

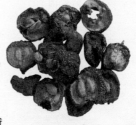

✅山楂

具有活血化瘀、降血脂的功效，与鸡内金同服，能够有效缓解高血脂引起的头痛、头晕、耳鸣目涩等。

饮食宜忌

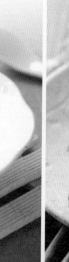

日常饮食需低胆固醇、低脂肪、低热量，在烹饪时宜少油或不用油，以控制食用油的摄入量，采用凉拌、蒸、煮、煨、炖、熬等健康烹调方法。

宜多食用富含膳食纤维的果蔬，有降血脂、助代谢的功效。

饮食要定时定量，暴饮暴食和过度饥饿都会使病情加重。

宜多食用鱼类，尤其是海鱼类食物，其富含不饱和脂肪酸，能促进胆固醇氧化。

忌吃高胆固醇、高脂肪的食物，如鱿鱼、蛋黄、奶油、黄油、贝壳类、肥肉、动物内脏、动物脑髓等。

忌吃高盐、高糖食物，如咸鱼、腌肉、腌菜、甜点、饮品及果脯等。

忌吃油炸类食品，忌喝咖啡、茶、酒等刺激性饮品。

药膳举例

海带（昆布）炖豆腐

材料：豆腐200克，水发海带100克，盐、葱、姜各适量。

做法：1. 将海带洗净，切成菱形片；豆腐切成大块，放入锅内加水煮沸，捞出晾凉，切成小方丁备用；葱切葱末，姜切末。

2. 烧锅上火倒油烧热，放入姜末、葱末煸香；放入豆腐丁、海带片，加入适量清水烧沸，加入盐，改用小火炖，至海带、豆腐入味时出锅即成。

功效：此菜具有软坚散结、清热利水、降脂降压、生津润燥、益中和气的功效，高脂血症患者可以经常食用。

山楂银菊茶

材料：山楂、菊花、金银花各10克。

做法：1. 将山楂、菊花和金银花一同放入保温杯中。

2. 冲入250毫升沸水，加盖闷15分钟即可。每日1剂，可反复冲泡，代茶频饮。

功效：山楂含有山楂酸等多种有机酸和降脂酶，其中降脂酶能够促进脂肪分解，扩张血管，降低血压和血脂。金银花能降低胆固醇，菊花有扩张血管、治疗高血压的作用。三者合用，降血脂功效更佳。

中药应该这样吃——家庭中药宜忌全书

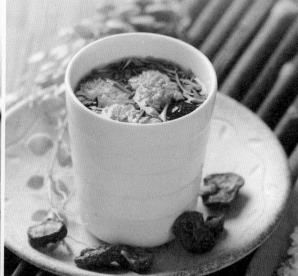

慢性支气管炎

　　慢性支气管炎指的是气管、支气管黏膜及周围的慢性非特异性炎症，临床上以慢性咳嗽、咳痰或伴有喘息为特征。降温、烟雾粉尘污染、吸烟、呼吸道小血管痉挛缺血、防御功能下降等因素均可致病。

　　慢性支气管炎在中医上属于"痰饮""咳喘"的范畴，与肺、脾、肾三脏器的亏虚及功能失调密切相关，因感受外邪而生，常伴有长期咳嗽、咳痰、肌肉酸痛等。治疗时应选用具有宣肺化痰、止咳平喘、健脾益肾功效的药物。

中药宜忌

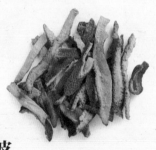

✅橘皮

具有健脾理气、调中燥湿、化痰止咳的功效，可用于治痰湿不化、咳喘痰多等。

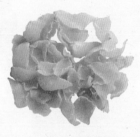

✅百合

具有清肺润燥、止咳平喘的功效，可用于支气管炎症引起的咳嗽、咳痰，肺燥咳嗽。

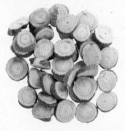

✅甘草

具有益气补中、缓急止痛、润肺止咳、泻火解毒的功效，可用于咳嗽气喘、咽喉肿痛、痰多气短。

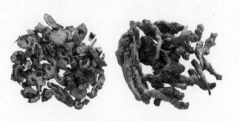

❌忌服药性寒凉的中药，如石膏、山栀子、黄芩、黄连、黄柏、蒲公英、龙胆草、夏枯草等。

饮食宜忌

✔️ 宜食用具有健脾益肺、补肾理气、化痰作用的食物，如枇杷、橘子、梨、百合、大枣、莲子、杏仁、核桃、蜂蜜等，有助于增强体质，改善症状。

❌ 忌过量食用荤腥油腻的食物及鱼虾蟹等，以免助火生痰，加重症状。

❌ 忌吃刺激性的食物，如辣椒、胡椒、蒜、葱、韭菜等，会刺激呼吸道，使症状加重。

❌ 忌吃寒凉、易产气的食物，如绿豆、土豆、空心菜、苦瓜、香蕉等，会加重支气管炎症。

❌ 忌菜肴调味过咸、过甜，冷热要适中。

药膳举例

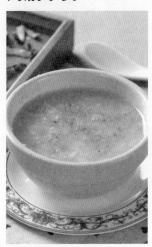

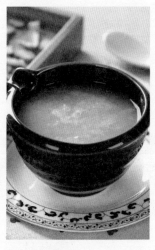

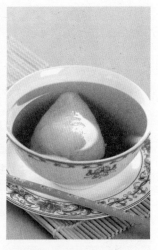

橘皮粥

材料： 橘皮20克，大米100克，白砂糖适量。

做法： 1. 将橘皮擦净，研末备用；大米洗净，用冷水浸泡半小时。

2. 在锅中加入适量冷水，放入大米，用大火煮沸后改小火煮成粥，待粥熟时加入橘皮末和白砂糖，略煮片刻即成。

功效： 橘皮具有健脾理气、化痰止咳的功效，可用于治疗慢性支气管炎。

玉竹粥

材料： 玉竹15克，大米50克。

做法： 1. 先将玉竹放入砂锅内，加清水适量，浸透，煎煮2次，去渣取汁约150毫升。

2. 将大米和适量清水倒入砂锅内，用大火煮沸后，改用小火煮成粥即可。每天早晚空腹，温热服食。

功效： 此粥具有滋养肺阴、润肺止咳的功效，适用于慢性支气管炎患者食用。

杏仁冰糖茶

材料： 苦杏仁、冰糖各5克。

做法： 1. 将苦杏仁和冰糖一起捣碎，装入纱布袋，放入保温杯中。

2. 冲入250毫升沸水，泡10分钟即可饮用。每日1剂，早、晚各冲泡1次。

功效： 苦杏仁具有降气化痰、镇咳平喘的作用；冰糖有很好的润肺功效。两者泡水饮用，对老年慢性支气管炎有很好的疗效。

哮喘是由多种细胞及细胞组分参与的慢性气道炎症，常导致气道痉挛、黏膜水肿、分泌物增多堵塞气管等。哮喘属中医学"哮证""喘证""痰饮"等范畴，"痰饮内伏于肺"是哮喘发生和复发的根源，多因外感风寒、风热之邪、痰随气升、气因痰阻、阻塞气道导致。在治疗上，应选用具有宣肺平喘、化痰止咳功效的药物。

哮喘

中药宜忌

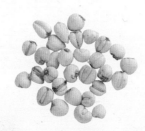

✅川贝母

有清热润肺、化痰止咳、抗菌等功效，常用于肺热燥咳、干咳少痰等，是治疗久咳痰喘的良药。

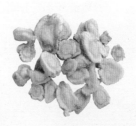

✅桔梗

具有宣肺益气、祛痰止咳、利咽抗炎、排脓等功效，常用于治疗咳嗽痰多、胸闷不畅、咽痛、气喘等。

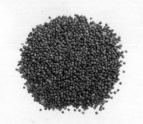

✅紫苏子

有疏肝润肺、降气消痰、止咳平喘的功效，用于风寒感冒、咳嗽气喘。

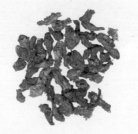

✅款冬花

具有润肺下气、化痰止嗽、平喘的作用，适用于治疗支气管炎、咽炎、支气管哮喘咳嗽、气喘等。

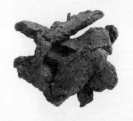

❌忌用滋腻大补的中药，如熟地黄、枸杞子、黄精、天冬、阿胶、龟胶、鳖甲胶、鹿角胶等。

饮食宜忌

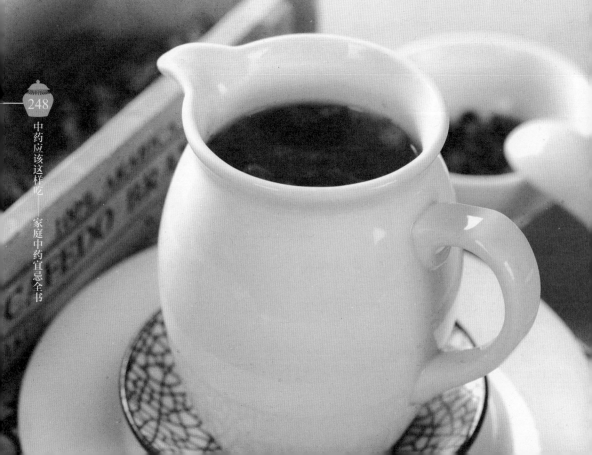

宜食用富含β-胡萝卜素、维生素E、硒、钙的食物，增强抗过敏能力。

宜多饮水，有利于稀释痰液，保持气管通畅。

宜多食用化痰利湿的食物，如萝卜、丝瓜、柑橘等。

忌过多食用奶制品，因为奶制品会使痰液变稠，不易排出，从而加重感染。

忌食过咸、过甜、生冷刺激性的食物，如冷饮、碳酸饮料、酒、咖啡、浓茶等。

忌肥甘油腻、辛辣刺激、性温化热的食物，如肥猪肉、辣椒、花椒、芥末、茴香等，会加重痰湿。

忌吃发物，如蛋、牛奶、海鱼、虾、蟹等。

药膳举例

款冬花茶

材料： 茶叶6克，款冬花3克。

做法： 将两者放入杯中，用沸水冲泡后，加盖闷5分钟即可。每日1剂，可多次冲泡代茶饮。

功效： 款冬花具有宣肺止咳、祛痰平喘的作用。

慢性胃炎表现为胃部疼痛、饱胀感，并伴有嗳气、反酸、恶心、呕吐、食欲不振、消化不良、出血等现象，若不及时加以治疗，长期发展可能会演变为胃癌。

慢性胃炎的主要病变部位在胃脘部，与肝胆、脾胃的功能密切相关。中医认为，胃气阻滞会引起胃部经络瘀阻，寒凝气滞，使胃失所养，引起疼痛；饮食不节、五味过极均会损伤脾胃，脾胃相表里，脾损则胃伤，导致胃气失和；气郁伤肝，肝气郁结横逆，会导致胃气阻滞，不通则痛。在治疗时应选用辛开苦降、和胃消痞、疏肝理气、健脾化湿类药物。

慢性胃炎

中药宜忌

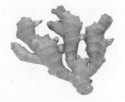

✅生姜

有温中止呕、温肺止咳的功效，可用于痰饮、咳嗽、胃寒呕吐、胃热呕吐。

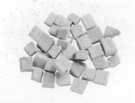

✅茯苓

具有渗湿利水、健脾和胃的功效，可用于脾胃虚弱、脾虚食少。

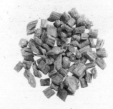

✅党参

有补中益气、健脾益肺、养血生津、止渴的功效，用于脾肺气虚、脾胃虚弱、食少倦怠、胃溃疡等。

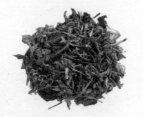

✅蒲公英

有清热解毒、消肿散结的功效，可用于治疗胃炎。

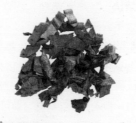

✅枇杷叶

有清热润肺、止咳化痰的功效，可用于肺热咳嗽、胃热呕吐、呃逆等。

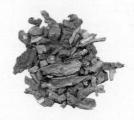

❌

忌用百部、远志。百部易伤胃滑肠；远志易引起恶心。

饮食宜忌

✅ 宜食用清淡少油、煮烂煮透的食物，有利于消化吸收。

✅ 宜食用富含维生素 C 的食物，对胃有保护作用。

❌ 忌吃富含粗纤维的食物，如芹菜、韭菜、黄豆芽、海带、笋等，会加重胃炎症状。

❌ 忌吃刺激性强的食物，如过咸、过甜、过冷、过热、过浓、过酸的汤类及菜肴，以及烈性酒、香烟、浓茶、咖啡、辣椒、芥末等，以防损伤胃黏膜。

❌ 不宜饮用碳酸类饮料、牛奶，会加重胃炎症状。

❌ 忌吃生冷、油腻食物及糯米，这些食物不易消化，不利于胃炎的恢复。

药膳举例

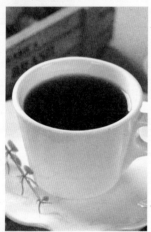

生姜醋

材料： 生姜 200 克，醋 250 毫升。

做法： 将生姜泡入醋中，密封浸泡 10 日，每天空腹服用 10 毫升。

功效： 生姜具有温中止呕、解毒杀菌的作用。此方主治慢性胃炎。

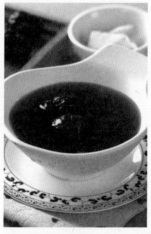

生姜大枣汤

材料： 生姜 50 克，大枣 30 克，红糖适量。

做法： 1. 生姜洗净，切片；大枣剖开，去核。
2. 将处理好的生姜和大枣放入锅中，加入适量水，以大火煮开，再转小火煮 20 分钟后，加入适量红糖拌匀即可。

功效： 饮用此汤，能有效地改善慢性肠炎、慢性胃炎、轻度腹泻，能增进体力和肌力。

蒲公英粥

材料： 鲜蒲公英（连根）50 克，糙米 30 克。

做法： 1. 将鲜蒲公英洗净，切碎后放入锅中，加适量水煎煮 10 多分钟后去渣取汁。
2. 将粳米洗净，与药汁一同放入锅中，用小火煮成稀粥即成。空腹时吃一小碗，每日 2 次。

功效： 蒲公英有清热解毒的功效，煮粥食用对于胃热型胃炎、胃幽门螺旋杆菌感染引起的慢性活动性胃炎有较好疗效。

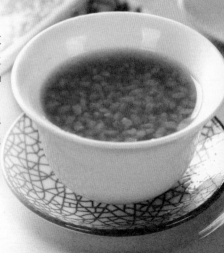

中药应该这样吃——家庭中药宜忌全书

贫血是指单位容积血液中血红蛋白含量、红细胞值和血球比积低于同地区、同年龄、同性别健康人正常参考值。在贫血的人群中，女性发病率高于男性。但在老年贫血中，男性高于女性。症状一般表现为脸色发黄、唇色暗淡、头发干燥、失眠多梦、四肢疲倦、怕冷、皮肤变皱等。

贫血属于中医学"虚劳""萎黄""黄胖"等范畴，由脾虚血亏、气血两虚、肝血不足等引起，应选用具有健脾和胃、养血益气功效的药物。

中药宜忌

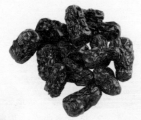

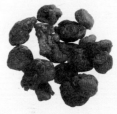

✅大枣

有补中益气、安神护肝、养血补血的作用，可用于青少年贫血。

✅龙眼肉

能补心安神、健脾养胃、益气补血，可用于气血不足、血虚萎黄，治思虑伤脾及脾虚所致的下血、失血。

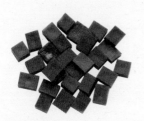

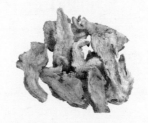

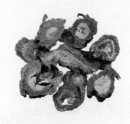

✅阿胶

有滋阴养血、活血养颜、益气补血、润燥抗衰等功效，能改善睡眠、抗贫血、补血止血，适用于贫血、出血者。

✅当归

有补血和血、调经止痛、润燥滑肠的功效，可用于血虚萎黄、血虚体弱，气血不足、月经不调等。

❌忌服独活等化燥伤阴类药物。

251

饮食宜忌

✅ 宜食用富含铁、维生素C的食物，如动物内脏、红肉、新鲜蔬果等，促进人体对铁的吸收。

✅ 宜食用有补血作用的食物，如龙眼肉、大枣等。

✅ 宜食用富含优质蛋白的食物，如蛋类、乳类、鱼类、瘦肉类、虾及豆类等。

❌ 忌喝茶，茶中含有鞣酸，易与铁质形成不溶性鞣酸铁，从而阻碍铁的吸收。

❌ 忌过量食用碱性食物，如牛奶、馒头、荞麦面、高粱面等，不利于铁的吸收。

❌ 不宜食用油煎、油炸食品，会影响消化吸收，造成肠道功能紊乱。

❌ 忌食生冷、辛辣的食物。

药膳举例

花生衣大枣汁

材料： 生花生米100克，大枣50克，红糖适量。

做法： 1. 将生花生米用温水泡半小时，留皮；大枣洗净后温水泡发。

2. 大枣与花生米皮同放锅内，倒入泡花生米的水，再加入清水适量，用小火煎半小时。

3. 捞出花生衣，在汁液中加入红糖即成。

功效： 大枣富含铁，对防治贫血有重要作用。

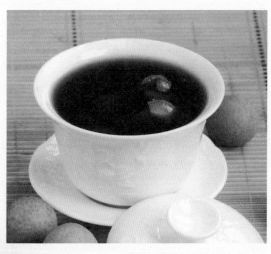

龙眼红茶

材料： 龙眼干8克，红茶5克。

做法： 1. 将龙眼干、红茶一同放入保温杯中。

2. 加入200毫升沸水，闷泡15分钟即可。每日1剂，可反复冲泡，直接代茶饮用即可。饮完后，取龙眼干食用。

功效： 龙眼肉有补气血、安神志的功效，能够有效补血，缓解贫血症状。

颈椎病是指因颈椎间盘退行性病，颈椎骨质增生及颈部损伤所引起的疾病。颈神经根受压时出现颈肩痛，放射到头枕部或上肢；颈动脉受压时出现头昏、眩晕，心悸等；脊髓受压时出现双下肢痉挛、行走困难，以致于四肢瘫痪。中医学认为，颈椎病主要因络脉瘀阻、风寒湿邪入侵、痹阻太阳经脉、经隧不通或气血不足，从而导致筋脉失养、肾虚精亏等。治疗时应选用解肌通脉、缓急止痛、舒经活血、化痰宁心的中药。

颈椎病

中药宜忌

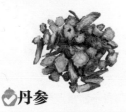

✅ 丹参

具有活血祛瘀、养血安神、凉血消肿、通经止痛的功效，可用于头、胸、胁、腹疼痛，关节痹痛，跌打瘀肿。

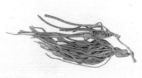

✅ 威灵仙

具有祛风除湿、通络止痛、消痰散结的功效，可用于风湿痹痛、肢体麻木、筋脉拘挛、腰膝冷痛。

✅ 葛根

具有发表解肌的功效，能缓解经气不利所致的颈背强痛。

饮食宜忌

✅ 宜多食用富含钙、蛋白质的食物，如牛奶、肉类、豆类及其制品等，为骨骼、肌肉补充营养。

✅ 宜食用富含维生素的食物，如粗粮、坚果、豆类、蛋、新鲜蔬菜等，可缓解颈椎病患者的疼痛，解除疲劳。

❌ 忌食厚味油腻的食物，如过咸过甜的腌制品、动物油脂等。

❌ 忌食辛辣刺激性的食物，如葱、蒜、辣椒、花椒、胡椒、桂皮、八角等。

药膳举例

山丹桃仁粥

材料： 山楂 30 克，丹参 15 克，核桃仁（去皮）6 克，大米 50 克。

做法： 将所有材料洗净，丹参先煎，去渣取汁，再放入山楂、核桃仁及大米，加水适量，大火煮沸后改小火熬成粥即可。

功效： 山楂和丹参都具有活血化瘀、通络止痛的功效，对颈椎病有辅助疗效。

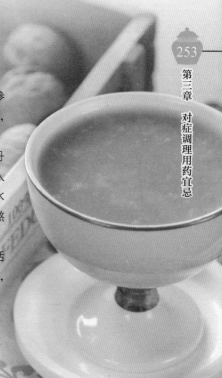

风湿性关节炎

风湿性关节炎在中医学属于"痹症"的范畴，包括风寒湿痹、风寒热痹和正虚久痹，是由于机体内在正气虚、阳气不足、卫气不能固表，以及外在风、寒、湿三邪相杂作用于人体，侵犯关节所致。治疗宜选用具有祛风除湿、散寒止痛、清热通络、益气养血功效的药物。

中药宜忌

✅ 苍术

具有健脾燥湿、祛风散寒、化浊止痛的功效，可用于治疗风湿痹痛、肢体关节疼痛。

✅ 鸡血藤

具有活血补血、调经止痛、舒筋活络的功效，可用于月经不调、风湿痹痛。

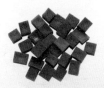

❌ 脾胃不和或湿热内蕴者，不宜食用人参、银耳、阿胶等补气养血的补品，会加剧病痛。

饮食宜忌

✅ 宜食用具有化湿、利湿作用的食物，如薏苡仁、扁豆等，有利于风湿性关节炎患者祛除体内湿气。

❌ 忌吃辛辣刺激性食物，如大蒜、芥末、胡椒、辣椒、茴香、花椒、桂皮等。

❌ 忌吃生冷、油腻的食物，如雪糕、冰镇饮料、油炸食品等。

❌ 体内有湿热或舌苔黏腻者，忌吃牛奶、豆浆、麦乳精、巧克力等，否则会引起腹胀。

药膳举例

薏苡仁粥

材料： 薏苡仁 50 克，干姜 10 克，红糖适量。

做法： 将薏苡仁洗净，与干姜同入锅中，加适量水煮成粥。粥熟后调入红糖即可食用。

功效： 薏苡仁能健脾去湿，适用于偏寒湿性关节炎患者食用。

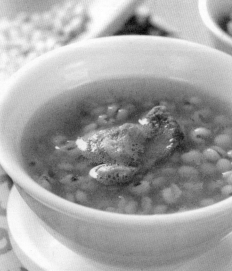

便秘通常是指排便频率减少，1周内大便次数少于2～3次，或者2～3天才大便1次，粪便量少且干结时称为便秘。大多数人便秘时会表现出粪便干结、粪便量少、排便次数减少、排便困难等，排便时可能有左腹痉挛性痛与下坠感。中医认为便秘多起因于胃肠燥热、心情郁闷、气血不足，导致大肠功能失调，应选用具有补气益血、润肠通便、滋阴润燥功效的药物。

便秘

中药宜忌

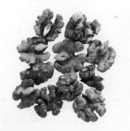

✅ 核桃仁

有润燥化痰、补肾温肺、润肠通便的功效，可用于腰膝酸软、虚寒喘嗽、大便秘结。

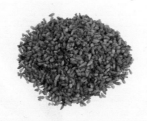

✅ 柏子仁

具有养心安神、润肠通便的功效，可用于阴血不足、肠燥便秘等。

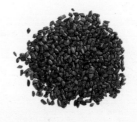

✅ 决明子

有清热明目、润肠通便的功效，用于目赤肿痛，大便秘结。

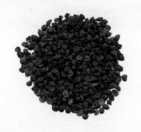

✅ 韭菜子

其中含有大量维生素和粗纤维，能增进胃肠蠕动，可用于治疗便秘、预防肠癌。

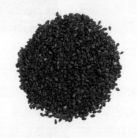

✅ 黑芝麻

有补益精血、润燥滑肠的功效，可用于治疗肠燥便秘。

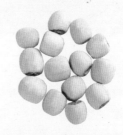

❌ 忌用有收敛作用的中药，如山药、莲子等，会加重便秘。

255

第三章　对症调理用药宜忌

饮食宜忌

- 宜多喝水，多食用富含膳食纤维的粗粮、蔬果，润肠通便。
- 宜食用产气食物，如洋葱、萝卜、蒜苗等，可促进肠蠕动，帮助排便。
- 早起时空腹喝一杯温蜂蜜水，可有效地润滑肠道，防止便秘。
- 宜食用酸奶，保护肠道。
- 忌食辛辣、热性食物，如白酒、胡椒、辣椒、大蒜、生姜、韭菜、石榴、羊肉等。
- 忌食具有收涩作用的食物，如乌梅、芡实、高粱等，会加重便秘症状。
- 忌饮用浓茶，浓茶中含有鞣酸，会加重便秘。

药膳举例

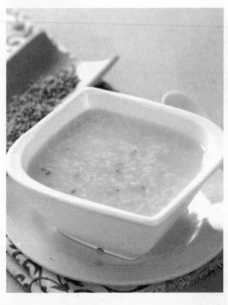

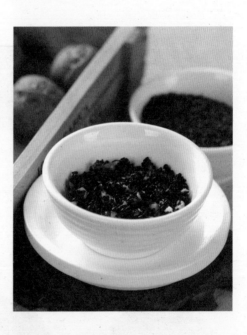

柏子仁蜜粥

材料： 柏子仁 20 克，粳米 100 克，蜂蜜适量。

做法： 1. 先将柏子仁去尽皮壳、杂质，稍捣烂，放入砂锅中。

2. 加入适量水与粳米同煮为粥，待粥熟时，加入蜂蜜，再稍煮 1~2 分钟即可。每日 1 剂，分 2 次热服，连服 3 日。

功效： 柏子仁与蜂蜜均有润肠通便的功效，制成稀粥食用可治疗肠燥便秘。

黑芝麻核桃松子仁

材料： 黑芝麻、核桃仁、松子仁各 25 克，蜂蜜适量。

做法： 将黑芝麻、核桃仁、松子仁共同捣烂后加入蜂蜜调服，每日 1 次，早晨空腹服用。

功效： 此药膳具有滋阴润燥的功效，适用于阴虚所致的肠燥便秘、习惯性便秘。

痔疮是一种慢性疾病，妊娠女性及肥胖、久坐的人易患痔疮，症状表现为便时出血，血色鲜红，便后出血自行停止，较为严重者痔疮会从肛门脱出，须用手推回肛门内，甚至手推不能回纳。大便干燥或食用刺激性食物易导致痔疮出血。

中医认为，痔疮产生的根本原因在于阴阳失调，外感内伤，六淫邪侵，具体来说，饮食不节、脏腑虚弱、情志不畅、劳累过度都是痔疮产生的诱因。治疗痔疮应选用具有清热解毒、疏风润燥、凉血止痛功效的药物。

中药宜忌

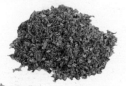

✓槐花

具有清肝泻火、凉血止血的功效，可有效缓解便血、痔血。

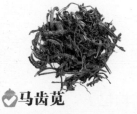

✓马齿苋

具有清热解毒、凉血止血的功效，可缓解痔血症状。

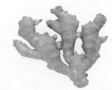

✗生姜属于发物，痔疮者不宜服用。

饮食宜忌

🏺宜多吃富含膳食纤维的蔬菜、粗粮，增加胃肠蠕动，润肠通便。

🏺可常吃蜂蜜和芝麻，并多饮水，润肠通便，缓解痔疮的症状。

✗忌吃羊肉等温热食物，容易上火，不利于痔疮的康复。

✗忌饮食过多，过饱。以免大便干燥，排便困难而加重痔疮的病情。

✗忌吃刺激性食物，如辛辣调料以及烈性白酒等，会加重痔疮的症状。

药膳举例

栀子仁粥

材料： 栀子仁5克，粳米100克。

做法： 1. 将栀子仁碾成细末备用。

2. 用适量水和粳米煮成粥，待粥熟时，调入栀子仁末稍煮即可。

功效： 此粥能清热泻火，有利于去除痔疮患者体内的热毒。但不宜久服多食，大便泄泻者忌用。

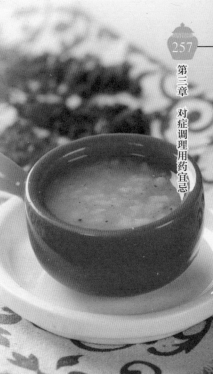

骨质增生

骨质增生主要发生部位在颈椎、腰椎、关节及跟骨等处，好发于久坐、久站、承重工作及中老年人群。中医认为，骨质增生的发生原因是气血不足、肝肾亏虚，从而使风寒邪湿侵袭骨髓，或是由于跌、扑、闪、挫等，损伤骨髓，导致气血瘀滞于关节损伤部位，运行不畅所致。治疗时应选用具有补肾壮骨、活血化瘀、软坚消肿、通经活络功效的中药。

中药宜忌

✔ 淫羊藿

有补肾阳、强筋骨、祛风湿等功效，用于阳痿遗精、筋骨痿软、风湿痹痛、麻木拘挛等。

✔ 枸杞子

具有滋补肝肾的功效，能显著提高人体中血浆睾酮含量，达到强身的功效，能辅助治疗骨质增生。

✔ 杜仲

有补益肝肾、强筋壮骨、调理冲任等功效，可用于腰脊酸疼、足膝痿弱。

饮食宜忌

✔ 宜食用高钙食物，如鱼虾、贝类、蛋类、黑木耳等。

✔ 宜在均衡饮食的前提下节制饮食，防止肥胖。同时，适当减轻体重能减轻负重关节的负担。

✔ 在加工蔬菜时，宜除去其中的草酸等成分，例如菠菜可以先用开水焯一下，使草酸先溶于水再烹调。

✘ 忌糖、酒、咖啡等。

药膳举例

枸杞肉丝

材料： 枸杞子 50 克，猪瘦肉 250 克，青笋 100 克。盐、白砂糖、料酒、香油、酱油各适量。

做法： 1. 将猪瘦肉洗净，去筋膜，切成肉丝；青笋洗净，切成同样长的笋丝。

2. 烧热油锅，放肉丝及笋丝急炒，烹入料酒和其他调料，拌匀。

3. 加入枸杞子，翻炒几下，淋入香油，炒熟即可。

功效： 此粥具有滋阴补肾的功效，适用于肾虚型骨质增生。

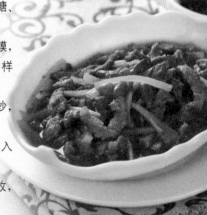

乳腺炎是指乳腺的急性化脓性感染，常见于哺乳期女性，尤其是初产妇。哺乳期的任一阶段都有可能发生乳腺炎，而哺乳的初期最为常见。乳腺炎初期乳头有破裂、刺痛，继而出现乳房胀痛和硬结，甚至伴有发热和畏寒；严重时乳房肿胀、剧痛或压痛，出现寒战、高热、食欲下降等。中医将乳腺炎称为"奶痈""乳痈"，治疗乳腺炎应选用具有解毒消肿、清热散结功效的药物。

乳腺炎

中药宜忌

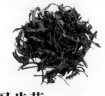

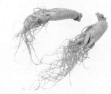

✅ 蒲公英

具有解毒消肿，清肝热的功效，并具有很强的消炎作用，对治疗乳腺炎十分有效。

✅ 马齿苋

具有清热利湿、解毒消肿的功效，其中含有大量的钾盐，有利水消肿的作用。

❌ 忌服人参等易致上火的药物。

饮食宜忌

✅ 宜遵循"低脂高纤"的饮食原则，多吃含膳食纤维丰富的全麦食品、豆类和蔬菜。

✅ 宜控制动物蛋白的摄入，并适当补充微量元素，硒元素可以调节雌激素，并起到抗氧化的作用。

❌ 忌吃燥热、辛辣刺激性食物，如羊肉、油炸食物、辣椒等。

❌ 忌食用有通乳作用的食物，以防止奶水淤积，如猪蹄、茭白等。

药膳举例

蒲公英地丁汤

材料： 蒲公英30克，地丁5克，蜂房10克。

做法： 将所有材料水煎，去渣，滤出汁液，再加入适量清水煎一次，合并药液饮服。每日1剂。

功效： 蒲公英可清热解毒、消肿散结，适用于乳腺炎热毒炽热者。

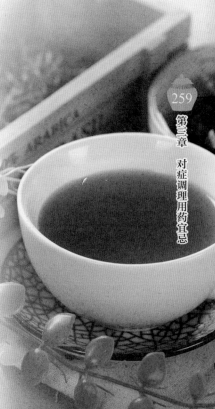

中风

中风也叫做"脑卒中"，是指以突然昏扑、半身不遂，语言謇涩或失语、口舌歪斜、偏身麻木为主要表现，并具有起病急，变化快，如风邪善行数变的特点的疾病。高血压病、高脂血症、冠心病等都有可能引发中风。中医认为，中风是因患者长期气虚血亏，心、肝、肾三脏阴阳失调，或者招受外邪，或者内伤七情而导致的。治疗中风应选用具有通络祛风、豁痰行气功效的药物。

中药宜忌

✅ 天麻

具有息风、定惊的功效，对治疗中风引起的头痛、肢体麻木、半身不遂等有较好疗效。

✅ 生地黄

具有清热凉血、养阴生津的功效。可治疗中风导致的四肢拘挛。

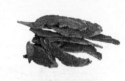

✅ 玄参

能清热养阴、解毒散结。《名医别录》记载其"主暴中风"，可治疗中风。

饮食宜忌

✅ 宜食用富含维生素C、膳食纤维的食物，血液中维生素C的浓度越高，中风发生的危险就越低。膳食纤维可以抑制总胆固醇的浓度升高，预防中风。

✅ 宜补充富含碘的食物，如紫菜、海带等，有助于预防动脉硬化。

❌ 忌食用高脂肪、高胆固醇食物，如动物油脂、动物内脏、动物脑髓、鹌鹑蛋、蛋黄等。

❌ 忌食用高盐食物，易使血压升高，引发中风。

❌ 忌食用刺激性食物，如酒、浓茶、咖啡等。

药膳举例

生地黄粥

材料：粳米100克，生地黄20克，生姜适量。

做法：1. 粳米洗净，放在清水中浸泡半小时；生姜洗净，去皮切成细丝；生地黄洗净。
2. 砂锅中加入适量清水，放入粳米，大火煮沸后改用小火，放入生地黄、生姜，一同煮至成粥即可。

功效：生地黄具有清热凉血、养阴生津的功效，中风患者食用此药膳有助于缓解中风导致的四肢拘挛症状。

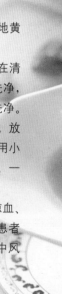

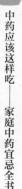
中药应该这样吃——家庭中药宜忌全书

阿尔茨海默病主要表现为记忆障碍、失语、失用、失认、视觉空间技能损害、判断力差、注意力分散、执行功能障碍以及人格和行为的改变等。本病属中医学"郁证""痴呆"等范畴，老年人肾精渐衰、五脏俱虚、精气精液亏乏，导致脑髓失养、髓少脑空而致病。在治疗时应以滋阴补阳、破血化痰、活血化瘀、醒脑开窍的药物为主。

中药宜忌

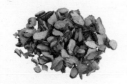

✅石菖蒲

有开窍宁神、化湿和胃的功效，能开心窍，宁心神，祛湿浊，醒神志，可用于阿尔茨海默病的辅助治疗。

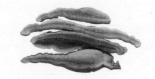

✅灵芝

有补气养血、止咳平喘、抗衰老等作用，可用于体虚乏力、头昏、失眠健忘、喘咳短气、高血压、冠心病等。

✅黄芩

有清热燥湿、泻火解毒、凉血的功效，可用于缓解阿尔茨海默病。

饮食宜忌

🏺 宜食用富含蛋白质、不饱和脂肪酸、膳食纤维的食物，如奶类、植物油、玉米等，有益于大脑健康。

🏺 宜食用鱼类，尤其是深海鱼类，富含二十二碳六烯酸（DHA），可以预防脑部功能退化。

🏺 宜食用坚果类的食物，如花生、核桃等。

❌ 忌食用高脂肪、高胆固醇、高盐食物。忌吸烟、喝酒。

药膳举例

石菖蒲橘皮汁

材料： 鲜石菖蒲、鲜橘皮各25克。

做法： 将石菖蒲洗净，与干净的鲜橘皮一同捣烂，第一次榨取汁液后，再兑入适量温开水捣取药汁。将两次的药汁合并即可。每日1剂，上午、下午分别服用。

功效： 此药膳具有化痰通窍的功效，适用于痰湿阻络，心窍受蒙导致的阿尔茨海默病。但不宜长期大量服用。

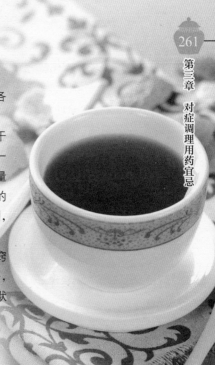

痛经

中医认为痛经主要由先天发育不足、肝肾不足、精血亏少、胃寒饮冷、经血凝涩、情志不调、肝郁气滞等原因引起。可分为气滞血瘀型痛经、寒湿凝滞型痛经、气血虚弱型痛经。

气滞血瘀型痛经： 经前或经期小腹胀痛，按摩小腹症状不可缓解；乳房胀痛、月经颜色偏暗紫色且伴有血块、血块排出后疼痛得到缓解。应选用具有理气化瘀、调经止痛功能类药物。

寒湿凝滞型痛经： 经前或经期小腹坠胀冷痛，按摩无好转，热敷有缓解；月经量少、经色紫黯或夹血块，同时面色青白、四肢不温、舌质黯淡等。应选用温散寒湿、活血止痛类药物。

气血虚弱型痛经： 经前或经期小腹绵绵作痛，有子宫下坠感，按摩可缓解；经色偏淡、质稀薄，同时有头晕心悸、面色萎黄等症状。应选用益气补血、调经止痛类药物。

中药宜忌

气滞血瘀型痛经	✔ 玫瑰花	有理气解郁、和血散瘀的功效，可缓解痛经、月经不调等。
	✔ 艾叶	可理气血、温经、逐寒湿，常用于治疗小腹冷痛、月经不调等。
寒湿凝滞型痛经	✔ 吴茱萸	具有温中止痛、理气燥湿的功效，主治月经期间小腹疼痛。
	✔ 小茴香	可疏肝理气、祛寒止痛。可用于胸胁、脘腹疼痛，经闭痛经等。
气血虚弱型痛经	✔ 黄芪	具有补气升阳、益卫固表等功效，与党参同服，补气效果更佳。
	✔ 川芎	可活血行气、祛风止痛，对于月经不调、经闭痛经等都有很好的疗效。

饮食宜忌

月经来潮的前 1 周及经期的饮食宜清淡、易消化、富含营养。可以多吃豆类等高蛋白食物，并增加绿叶蔬菜、水果的摄入。

宜多饮水，保持大便通畅，减少骨盆充血。

宜多食用具有补气、补血功效的食物，如牛奶、鸡肉、鱼肉等。

宜多吃具有理气活血作用的食物，如荠菜、胡萝卜、佛手、生姜等。

忌食含有咖啡因的食物，如咖啡、茶、可乐、巧克力等，可导致神经中枢兴奋，加重月经期间的不适。

忌食辛辣刺激性食物，如辣椒，会刺激子宫，加重疼痛感，并使经血过多。

忌食生冷、寒凉性食物，如柿子、西瓜等。

药膳举例

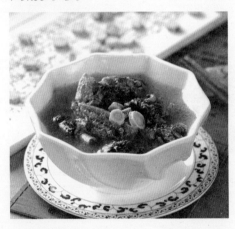

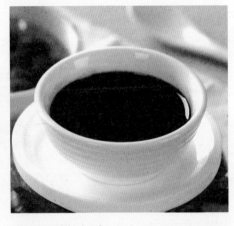

黄芪炖乌鸡——气血虚弱型痛经

材料： 乌鸡 1 只，黄芪 100 克，调料适量。

做法： 1.将乌鸡去杂洗净，黄芪洗净切段放入鸡腹中。

2.将鸡放入砂锅内，加水约 1000 毫升，煮沸后改文火，待鸡烂熟后，调味即可。经前 3 日可食用。

功效： 乌鸡能滋阴补肾、养血调经；黄芪则能补气升阳、益卫固表。两者同食，能补气养血，滋阴调经。

玫瑰花糖膏——气滞血瘀型痛经

材料： 初开玫瑰花 50 克，红糖适量。

做法： 将玫瑰花去蒂、洗净，加入清水500 毫升，煎取浓汁；加入红糖，熬制成膏即可。每日服 2~3 次，每次 1~2 匙，用温开水送服。

功效： 玫瑰初开的花朵及根可入药，有理气、活血、收敛等作用，可缓解痛经症状。

月经不调

月经不调是妇科的一种常见疾病，主要表现有月经周期、经量、经色和经质的异常，包括月经提前、延后或行经期不定，以及月经量过多或过少等。月经不调发生时，常伴有小腹胀满、腰酸痛、心烦易怒、夜寐不安、头晕、心悸、精神疲乏等。中医认为，月经不调多由忿怒郁结、思虑过度损伤了肝、脾、冲、任四脉，或气血虚弱、寒热之邪客于血分所致。治疗月经不调应选用补气养血、滋补肝肾、活血通气类药物。

中药宜忌

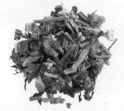

✅益母草

具有活血祛瘀、调经止痛的功效，是活血调经的妇科良药，主治月经不调、瘀血腹痛等。

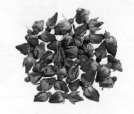

✅玫瑰花

具有理气解郁、和血散瘀的功效，可缓解痛经、月经不调等。

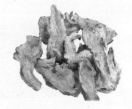

✅当归

具有血虚能补、血枯能润的功效，被历代医家推崇为"妇科之要药"，能调经止痛。

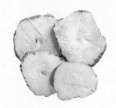

✅白芷

具有祛风解表、散寒止痛的功效，能"破宿血，补新血"，治疗月经不调、痛经等。

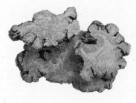

✅川芎

具有活血行气、祛风止痛的功效，对于月经不调、闭经、痛经等都有很好的疗效。

饮食宜忌

✅ 宜食用含铁、维生素 C 丰富的食物，以免发生缺铁性贫血。

✅ 宜多吃富含镁的食物，有调整月经及镇静神经的作用。如乌鸡、羊肉、鱼类、蛋类、奶制品等。

❌ 忌食辛辣、刺激性食物及寒凉性食物。这些类型食物会刺激子宫收缩，影响月经。如螃蟹、田螺、苦瓜、空心菜、西瓜、辣椒、冷饮等。

❌ 忌油腻食物。月经不调者往往伴有消化不良，油腻食物不易消化，应避免食用。

药膳举例

玫瑰花莲子饮

材料： 玫瑰花（干）3 克，莲子 30 克，冰糖适量。

做法： 1. 将莲子用温水浸泡数小时后，加入冰糖炖烂。
2. 将玫瑰花用沸水冲泡 5~10 分钟后取汁，兑入莲子汁中，即可饮用。

功效： 玫瑰花能理气解郁、和血散瘀，能有效缓解痛经、月经不调等。

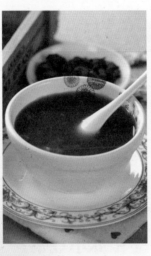
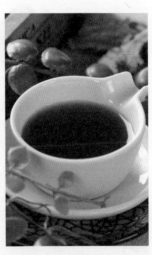

红花糯米粥

材料： 红花、当归各 10 克，丹参 15 克，糯米 100 克。

做法： 先将红花、当归、丹参一同水煎，去渣留汁，加入糯米和适量清水煮成粥即可。

功效： 红花活血，当归补血。此粥具有养血活血、调经的功效，适于月经不调且血虚、血瘀者。

当归延胡汤

材料： 当归 9 克，延胡索 5 克，生姜 2 片。

做法： 将所有材料一起煎水服用即可。连服 3 剂，每日 1 剂。

功效： 此方具有活血、散寒、调经的功效，适用于月经延后者服用。

第三章　对症调理用药宜忌

前列腺增生

前列腺增生，也称"前列腺肥大"，常见于 50 岁以上的老年男性，表现为尿频、尿急、尿液增多、排尿时间长、尿流变细、尿滴沥、间隔排尿等。前列腺增生属于中医的"癃闭"范畴，是由于男子进入"七八"之年，肾气虚衰，膀胱气化无力，加之瘀血、败精、湿热等瘀阻下焦而导致的。治疗时应选用具有清热燥湿、利水通淋功效的药物。

中药宜忌

✅ 玉米须

具有利水渗湿、消肿的功效，可用于治疗湿热下注引起的前列腺增生，小便不利。

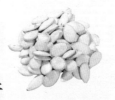

✅ 南瓜子

南瓜子富含锌和不饱和脂肪酸，常食对男性前列腺有较好的保护作用。坚持每天食用 20 克南瓜子（生、炒均可），可以改善前列腺增生导致的不适。

饮食宜忌

- ✅ 宜多食用水果、蔬菜、粗粮、蜂蜜等，多饮水。
- ✅ 宜食用能温阳利水、润燥的食物，如绿豆、南瓜子、葵花子、核桃等。
- ❌ 忌食辛辣肥甘的食物，如辣椒、生姜、猪肥肉、猪排骨、腊肉、火腿等。
- ❌ 少食白砂糖、精制面粉，少饮咖啡。
- ❌ 忌食发物，如羊肉、韭菜、蒜苗等。
- ❌ 忌饮用烈酒。

药膳举例

茅根赤小豆粥

材料： 白茅根 50 克，赤小豆 30 克，粳米 50 克。

做法： 1. 将白茅根洗净切段，放入锅中，加清水 500 毫升，大火煮沸 10 分钟后去渣取汁。
2. 将赤小豆、粳米洗净放入锅中，加入白茅根汁和 200 毫升清水，大火煮开 5 分钟后改小火煮至粥熟即可食用。

功效： 此方具有清热利尿、通淋排浊的作用，适用于湿热内阻型前列腺增生。

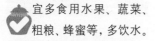

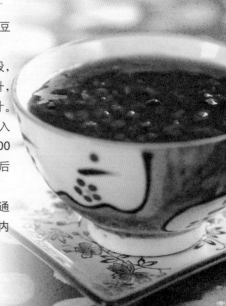

更年期综合征是指妇女在绝经前后，因卵巢功能不断衰退而出现的一系列综合征。通常表现为月经紊乱、头晕耳鸣、面色潮红、燥热盗汗、心悸失眠、神疲乏力等。

中医学认为，妇女"七七肾气衰、冲任虚少、天癸将竭"，导致肾气渐衰，生殖能力降低或消失，从而出现阴阳失衡、脏腑气血不调等症状。

在治疗更年期综合征时，应选用滋阴潜阳、补肾温阳或疏肝解郁的药物。

更年期综合征

中药宜忌

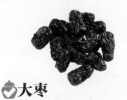

✅ 大枣

具有补中益气、养血安神的功效，能缓解更年期女性心神不宁的症状。

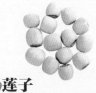

✅ 莲子

具有养肾固精、养心安神、补脾止泻的功效，能缓解更年期女性烦躁不安的症状。

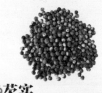

✅ 芡实

具有补脾祛湿、益肾固精的功效，对更年期女性的身体调养有较好作用。

饮食宜忌

- 宜多吃富含钙质、B族维生素、膳食纤维的食物，如牛奶、豆类及豆制品、黑木耳、粗粮及新鲜果蔬。
- 宜多吃安神降压功效的食物，如猪心、芹菜等。
- ❌ 忌食油腻食物。容易引起胃肠功能不适，从而影响心情。
- ❌ 忌饮酒、浓茶、咖啡等刺激性食物。
- ❌ 忌食用咸菜等高盐食物。

药膳举例

莲芡粥

材料： 莲子（去心）、芡实（去壳）各60克，鲜荷叶100克，糯米100克，白砂糖适量。

做法： 1. 将莲子、芡实洗净，鲜荷叶撕成小片。

2. 将处理好的莲子、芡实、鲜荷叶与糯米一起煮粥，待粥熟时加入适量白砂糖即可。

功效： 莲子具有益肾固精，养心安神的功效，在中国自古作为永葆青春活力、防止未老先衰的良物。本方适用于更年期综合征、心烦、失眠。

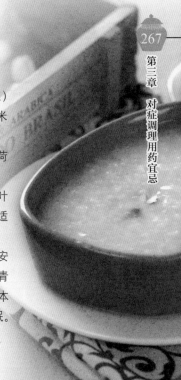

遗精

遗精是指在非性交的情况下精液自泄的现象，属于男性性功能障碍性疾病，也称"遗泄"。在梦中的遗精，称"梦遗"；无梦遗精，称"滑精"。遗精本是一种正常的生理现象，但如果一周数次且出现性交无力、滑流不禁等现象则属于病态，需进行治疗。中医认为，遗精多是由于患者情志失调、饮食失节、房劳过度等引起的肾虚精关不固、心肾不交、湿热下注而导致的。可分为肾阴虚型遗精、肾气不固型遗精、心肾不交型遗精、湿热下注型遗精。

肾阴虚型遗精：情欲亢进、梦遗频发、腰膝酸软、头昏耳鸣、手足心热、舌红少津、烦渴喜饮、潮热盗汗等。治疗应选用益肾固精、滋阴清热类药物。

肾气不固型遗精：滑精频发、形寒肢冷、精神萎靡、面色苍白、余沥不尽、舌淡苔白等。治疗应选用补肾固阳、固精类药物。

心肾不交型遗精：身热失眠、易燥易怒、口舌生疮、小便黄赤、舌红干、苔薄黄等。治疗应选用平肝坠热、镇心宁神类药物。

湿热下注型遗精：遗精频发、茎中涩痛、小便热赤、口苦或渴、舌苔黄腻等。治疗应选用清热利水、固精止遗类药物。

饮食宜忌

中药应该这样吃——家庭中药宜忌全书

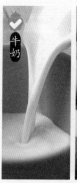
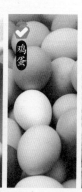
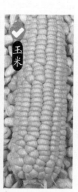
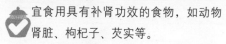
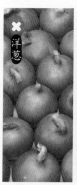
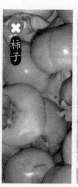
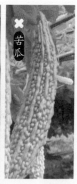

宜食用具有补肾功效的食物，如动物肾脏、枸杞子、芡实等。

宜多吃高蛋白的食物和含锌的食物，如牛奶、鸡蛋、瘦肉、鱼类，以及粗粮、豆制品、花生、芝麻等。

忌吃肥甘厚味、油炸类食物，如肥猪肉、炸猪排、牛排等。

忌吃辛辣刺激性食物，如酒、洋葱、辣椒、胡椒、生姜等。

忌吃寒凉性食物，如螃蟹、柿子、苦瓜、柚子等。

中药宜忌

肾阴虚型遗精	✔ 牡蛎		具有平肝潜阳、软坚散结、收敛固涩的功效，能治疗遗精。
	✔ 鳖甲		具有滋阴潜阳、软坚散结的功效，有利于患者滋阴养血。
	✔ 莲子		具有养肾固精、养心安神、补脾止泻的功效，可治疗肾虚导致的遗精。
	✘ 燥热伤阴类中药		忌用益智仁、锁阳等燥热伤阴类药物。
肾气不固型遗精	✔ 韭菜子		具有补肝肾、暖腰膝、壮阳固精的功效，可有效缓解遗精导致的腰膝冷痛。
	✔ 五味子		具有敛肺滋肾、涩精止泻、宁心安神的功效，是治疗遗精的常用药。
	✔ 核桃仁		具有补肾益精、温肺定喘、润肠通便的功效，能温助肾阳，养血固精。
心肾不交型遗精	✔ 紫花地丁		具有清热解毒的功效，可缓解患者身热失眠的症状。
	✔ 莲子心		具有清心去烦、止血涩精的功效，可用于治疗肾虚遗精。
湿热下注型遗精	✔ 冬瓜子		具有利水消肿、利湿退黄、解毒排脓的功效。

药膳举例

莲子煲猪肚
——肾阴虚型遗精

材料： 猪肚 250 克，莲子 100 克，盐适量。

做法： 1. 将莲子劈开，去莲子心。

2. 猪肚洗净，切成小块，加水适量与莲子同煲汤，待猪肚熟烂时加入盐调味即可。

功效： 此药膳具有益肾、养胃、健脾的功效，适用于遗精患者食用。

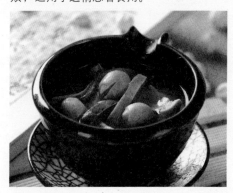

莲心茶
——心肾不交型遗精

材料： 莲子心 6~9 克。

做法： 用沸水冲泡代茶饮，每日 2 剂，可随时饮用。

功效： 莲子心有止血涩精的功效，可辅助治疗遗精。

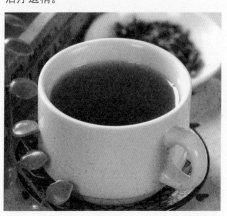

韭菜子粥
——肾气不固型遗精

材料： 韭菜子 15 克，大米 50 克，盐适量。

做法： 1. 将韭菜子用小火炒熟，以水煎汁。

2. 将药汁与大米一同放入锅内，加适量水和盐，小火煮至米开粥稠即可。

功效： 韭菜子具有补肝肾的功效，此粥适合遗精患者食用。

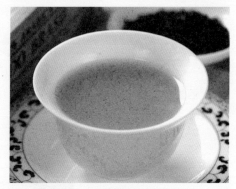

薏苡仁（冬瓜皮）炖鸡蛋
——湿热下注型遗精

材料： 薏苡仁（或冬瓜皮）30~60 克，鸡蛋 2 个，白砂糖适量。

做法： 1. 将薏苡仁（或冬瓜皮）洗净，放入锅内，加适量水煮沸煎汁，去渣留汁。

2. 将鸡蛋打入药汁中，待鸡蛋熟时加入白砂糖搅匀即可。

功效： 此药膳具有清利湿热的功效，适用于遗精患者食用。

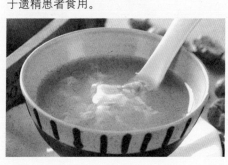

阳痿

阳痿是指男性在有性欲要求时，阴茎不能勃起、勃起不坚或坚而不久，从而妨碍性交或不能完成性交的现象。阳痿分为功能性阳痿和器质性阳痿两种，功能性阳痿往往是因为紧张、焦虑、性生活过度等因素造成的，较为多见，治愈率高。而器质性阳痿则是由生殖器或者其他器官出现问题导致的，较为少见，治愈难度大。

中医将阳痿称为"阳事不举"，主要因体质虚弱、肾阳不足、肝气郁结等导致，应选用具有温补肾阳、疏肝解郁、补益心脾类药物。

中药宜忌

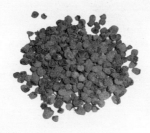

✅ 覆盆子

具有益肾、固精缩尿的功效，对肾虚不固导致的阳痿、遗精等有疗效。

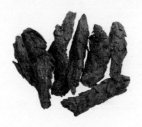

✅ 肉苁蓉

具有补肾益精、润肠通便的功效，可治疗阳痿及不孕等。

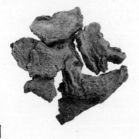

✅ 锁阳

具有补肾润肠的功效，《本草纲目》记载，锁阳"润燥养筋，治痿弱"。

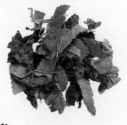

✅ 淫羊藿

具有补肾壮阳、祛风除湿的功效。不宜单独服用，宜搭配熟地黄、紫河车等补血益精的药物，可取得壮阳填精的功效。

饮食宜忌

- 宜多吃补肾壮阳类食物，如韭菜、动物肝脏、羊肉、山药、花生等。

- 宜吃富含锌、精氨酸的食物，如各类海产品、大豆及豆制品等，对提高性功能有帮助。

- 宜吃含维生素 E 丰富的食物，如坚果类、蛋类和全麦食品等。维生素 E 能有效调节性腺。

- 忌食过于油腻的食物，否则会导致病情加重。

- 忌食烟、酒以及辛辣、刺激性食物，如胡椒、辣椒等。

- 忌食生冷性寒的食物，如各种冷饮、田螺、柚子等。

药膳举例

苁蓉核桃粥

材料：粳米 100 克，肉苁蓉 10 克，核桃仁 10 克。

做法：1. 将肉苁蓉、核桃仁洗净，拍碎。

2. 将肉苁蓉放入锅中，加适量清水，煎煮 30 分钟，去药渣留汁液用。

3. 将核桃仁、粳米放入药液中，煮成粥即可。早晚食用。

功效：肉苁蓉有补肾、益精、润燥、滑肠的功效，能缓解阳痿症状。

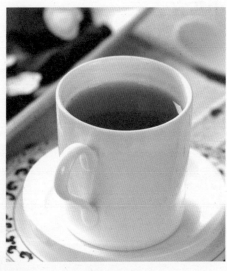

人参苁蓉茶

材料：人参 5 克，肉苁蓉 15 克。

做法：将人参、肉苁蓉水煎，去渣取汁。每日 1 剂，分数次饮服。

功效：此茶具有补气血、固腰肾的功效，阳虚者可经常饮用。

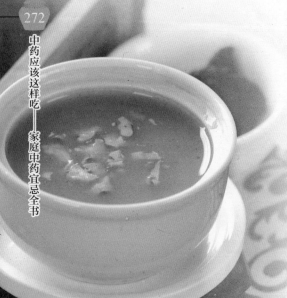

中药应该这样吃——家庭中药宜忌全书

长期疲劳

疲劳是一种最常见的自我感觉，是防止机体过劳的预警。如果疲劳得不到缓解，就会形成慢性疲劳综合征，也是常说的亚健康状态。长期疲劳一般表现为注意力不集中，记忆力下降，工作效率下降，容易出现头晕脑胀、头痛、失眠、乏力等。中医认为疲劳与肺脾气虚、肾精亏虚有关，应选用具有补肺益脾、补肾益精功效的药物。

中药宜忌

✔ 枸杞子

具有滋补肝肾、明目润肺的功效，能显著增加肌糖原、肝糖原的贮备量，提高人体活力，具有显著的抗疲劳作用。

✔ 黑芝麻

具有补肝肾精血、润燥滑肠的功效，能益气力、长肌肉、填脑髓。

✔ 西洋参

具有补气养阴、清火生津的功效，其中的皂苷可以有效增强中枢神经，起到静心宁神、消除疲劳的作用。

饮食宜忌

✔ 宜摄入富含维生素C的新鲜蔬果，维生素C具有抗疲劳的功效，还可增强免疫力。

✔ 宜多吃富含铁的食物，如动物肝脏、红肉类等。铁是红细胞的基本成分，可以保证向身体的器官提供营养。

✘ 忌食用油炸食物、加工肉类、腌制食品和罐头类食物。这些食物含有损害身体的物质，经常食用会加速亚健康状态的到来。

药膳举例

黑芝麻益智仁粥

材料： 黑芝麻 20 克，核桃仁 10 克，益智仁 10 克，粳米 50 克，冰糖适量。

做法： 1. 将黑芝麻、核桃仁捣碎，小火炒出香味。

2. 将益智仁洗净入锅，加适量水大火煎煮 2 次，分别去渣取汁。

3. 将药汁，捣碎的黑芝麻、核桃仁，及粳米放入锅中，加适量水煮成粥即可。每日 2 次。

功效： 黑芝麻能补肝肾精血，经常食用能益气力，缓解疲劳。

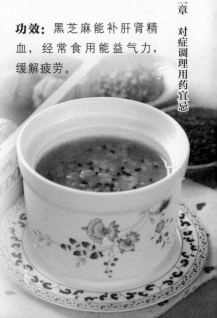

腰酸背痛

腰酸背痛是一种常见的腰部慢性疾病。从事久站、久坐或长期弯腰搬运重物的工作者，由于长期固定姿势或姿势不正，容易引起腰酸背痛。此外，腰椎体骨质疏松、腰部创伤、肾与输尿管感染，以及腰椎间盘突出等疾病也会引起腰酸背痛。中医认为：肾虚骨不健，膀胱经气血不足或气滞血瘀，加之肾阳不足，御寒能力下降，风寒之邪乘虚而入等，均可引发腰酸背痛。治疗腰酸背痛应选用具有补益肝肾、通经活络、强筋骨等功效的药物。

中药宜忌

✔杜仲

具有补肝肾、补精血、强筋骨的功效，其所含的杜仲绿原酸具有增强肾上腺皮质功能的作用，能助阳补肾。

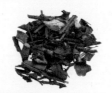

✔桑寄生

具有祛风湿、补肝肾、强筋骨的功效，常用于关节不利、腰膝酸痛的治疗。

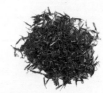

✔红花

具有活血通经、散瘀止痛的功效，能缓解患者腰背酸痛的症状。

饮食宜忌

✔ 宜多食用一些能促进血液循环、活血化瘀的食物，如生姜、莲藕等，能帮助改善疼痛症状。

✔ 宜多食用含钙丰富的食物，如牛奶、豆类及豆制品、瘦肉等。

✘ 避免过多地食用生冷寒湿的食物，如冷饮、西瓜等，否则易加重病情。

药膳举例

羊肾炒杜仲

材料： 羊肾 500 克，杜仲 15 克，五味子 6 克，淀粉、酱油、盐、葱末、姜末适量。

做法： 1. 将杜仲、五味子放入锅内，加适量清水煎煮 40 分钟后去渣取汁。

2. 将羊肾洗净切小块，拌入淀粉、药汁。

3. 将锅烧热，放入油，烧至六成热时放入羊肾，爆炒至嫩熟，放入剩余调料稍炒即可。

功效： 此药膳具有补益肝肾的功效，能缓解肝肾虚弱导致的腰酸背痛。

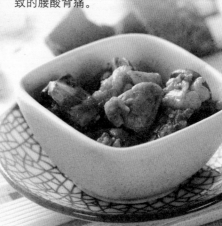

中药应该这样吃——家庭中药宜忌全书

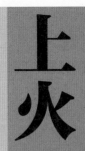

上火是指人体阴阳失衡而引起的内热症，属于中医术语。按照中医理论，"火"可以分为"实火"和"虚火"。

实火是指人体受到风、寒、暑、湿、燥等邪气入侵而导致阳有所增加，使阴阳遭到破坏，出现壮热、烦渴、尿黄便结、舌赤苔黄、口舌生疮等症状的一种身体状态。出现实火，应选用具有清泻功效的药物。

虚火是指人体受到邪气干扰导致阴津减少，从而出现阳气相对较盛的身体状态，常出现潮热、盗汗、五心烦热、口燥咽干、舌红少苔等症状。例如熬夜造成的上火就是阴津受损所致，属于虚火。出现虚火，应选用滋阴潜阳类药物。

中药宜忌

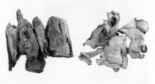

✔ 板蓝根

祛除实火，具有清热解毒、凉血利咽的功效，还可祛湿生津、清火消肿。

✔ 西洋参

具有补肺降火，养胃生津的功效，可用于改善上火导致的口干、心烦等。

❌ 忌用木香、沉香、佛手等性温助火类药物。

饮食宜忌

- ✔ 宜多饮用凉茶类饮品，能有效地预防上火。
- ✔ 宜多饮水，补充机体因上火丧失的水分。
- ❌ 忌过多食用葱、姜、蒜、辣椒等辛辣食物，以及炒制类、油炸类食物。

药膳举例

西洋参茶

材料： 西洋参 5 克。

做法： 将西洋参切片，放入保温杯中，加入 250 毫升沸水，闷泡 15 分钟即可。每日 1 剂，早、晚各冲泡 1 次。

功效： 此茶可以益气生津，润肺清热，特别适合少气、乏力、口干的气阴两亏者饮用。

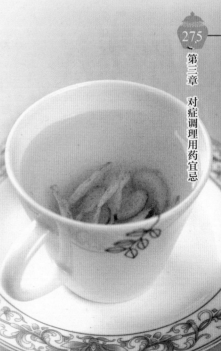

畏寒怕冷

畏寒怕冷是指人体在没有外在诱因、疾病感染的情况下，出现比正常人更为畏惧寒冷、手足发凉的现象，以中老年人居多。中医认为，出现畏寒症状，四肢清冷时，可能是阳虚。《黄帝内经》"阳虚则外寒"。脾肾阳虚的表现有：手脚发凉，怕冷，经常拉肚子，大便稀，小腹冷痛，腰酸没力等。应选用能温中补虚、健脾和胃的药物。

中药宜忌

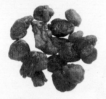

✔龙眼肉

具有补心脾、益气血的功效，可缓解畏寒怕冷的症状。

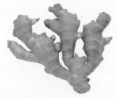

✔生姜

具有温中散寒、发汗解表的功效，可有效缓解怕冷的症状。

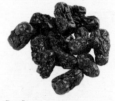

✔大枣

具有补中益气、养血安神的功效，主要用于脾胃虚弱的治疗。

饮食宜忌

✔宜多食用温热滋补类食物，如羊肉、生姜、大枣等。

✔宜多食用高热量的食物，以便增强机体的御寒能力，如羊肉、牛肉等。

✖忌食生冷、寒凉性食物，如螃蟹、柿子、苦瓜、柚子、冷饮等，否则易加重病情。

药膳举例

生姜茶

材料：生姜 20 克。

做法：将生姜刮去表皮后，切成 5 片，放入茶杯中，用开水冲泡代茶饮即可。

功效：此茶有解郁、健胃、温阳的功效，适用于舌苔发白的畏寒怕冷者食用。

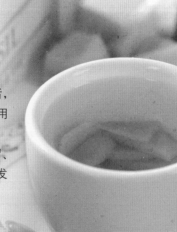

抑郁

抑郁是一种在面临生活中的压力、刺激或身体状态失调时产生的不良情绪，当压力减轻或身体恢复时可以自行缓解，也能够通过自身的调节得到改善。主要表现为自信心下降、兴趣减退、悲观失望、无精打采等。严重时可发展为抑郁症。中医认为情绪抑郁与肝气郁结、疏泄功能失调有关，除进行心理调节外，应选用能疏肝理气、解郁的药物。

中药宜忌

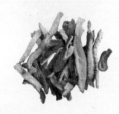

✓橘皮

具有调中理气、燥湿化痰的功效，其所含的挥发油对胃肠有温和的刺激作用，可增进食欲。

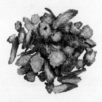

✓丹参

具有活血化瘀、凉血清心、安神消痈的功效，对抑郁导致的失眠有缓解作用。

饮食宜忌

✓ 宜多食用高蛋白、高膳食纤维、富含 B 族维生素和维生素 C 的食物，如豆腐、菠菜、香菇、全麦面包等。

✓ 宜多吃含糖丰富的食物，多糖类食物能提高脑部色氨酸的量，有安定作用。

✓ 宜多饮水，润滑肠道，促进体内有害物质的排泄。

✗ 忌食用富含饱和脂肪酸的食物，饱和脂肪酸会抑制脑部合成神经冲动传导物质，并造成红细胞凝集，导致血液循环不良。如汉堡、薯条等油炸类食物。

✗ 忌过量食用辛辣、腌制、熏烤食物，此类刺激性食物容易引发失眠，加重抑郁。

药膳举例

合欢花水

材料：合欢花 30 克，冰糖适量。

做法：将合欢花与适量水一同放入锅中，用小火煎 20 分钟后去渣取汁，加入冰糖稍煮即可。

功效：此方有疏肝解郁、理气安神的功效，对抑郁有缓解作用。

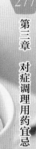

277

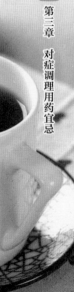

减性退欲

性欲减退是指男性在较长一段时间内，出现在有效的性刺激下，却没有性交欲望，或欲望明显低于正常水平的一种亚健康状态，也称性欲低下或性淡漠。工作压力较大、性交过度、手淫过度或出现慢性疾病、激素分泌不足、药物影响等情形都会引起性欲减退。中医认为性欲减退多由命门火衰、肝郁、肾虚、痰湿等引起，应选用温肾壮阳、填精补气、化痰祛湿功能的药物。

中药宜忌

✅ 菟丝子

具有补肾益精、养肝明目、固精缩尿的功效，能治疗因肝肾不足导致的性欲减退。

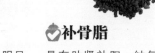

✅ 补骨脂

具有助肾补阳、纳气平喘、固精缩尿的功效，是温脾暖肾的良药。

✅ 锁阳

具有补肾润肠的功效，《本草纲目》记载，锁阳"润燥养筋，治痿弱"。

饮食宜忌

✅ 宜食用具有疏肝解郁、调畅情志的食物，如茉莉花、佛手、小米等。

✅ 宜食用具有补肾、增强性欲功能的食物，如海参、鹌鹑、羊肉、韭菜等。

❌ 忌大量饮用咖啡、浓茶、酒。

❌ 忌吃肥甘厚味类食物，如肥猪肉、牛排等，易消化不良，影响性欲。

❌ 忌吃生冷寒凉的食物，如绿豆、芹菜、冬瓜、黄瓜、冷饮等。

药膳举例

锁阳糯米粥

材料： 锁阳10克，糯米50克，葱花、姜片、盐各适量。

做法： 1. 锅中加水，放入锁阳煎煮20分钟后，加入糯米，用大火烧开后转小火熬成粥。

2. 待粥熟时，加入葱花、姜片、盐即可食用。

功效： 锁阳补肾阳、益精血；糯米补中益气。两者搭配煮粥食用，可缓解肾阳虚导致的性欲减退，以及阴阳两虚导致的早泄。

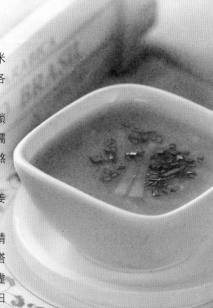

视力减退是由于生活、工作中用眼不当、用眼过度所导致的视力减退，是一种常见的眼部疾患。主要表现为近视、远视、视物模糊、眼睛干涩等症状。中医认为，视力减退多因禀赋不足、肝肾不足、气血虚弱，致使目失所养而引起。在治疗上应选用具有滋补肝肾、益气养血功能的药物。

视力减退

中药宜忌

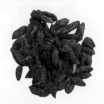

✅ 枸杞子

具有滋补肝肾、明目润肺的功效，对精血不足导致的视力减退有较好的作用，常与山药、菊花等同用。

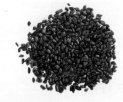

✅ 决明子

具有清肝明目、润肠通便的功效，适用于眼睛疲劳的人群。

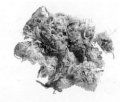

✅ 菊花

具有疏散风热、平肝解毒的功效，对治疗眼睛疲劳、视力模糊有很好的疗效。

饮食宜忌

✅ 宜使用含维生素 A 丰富的食物，维生素 A 可维护眼睛健康并增进视力，如胡萝卜、动物肝脏等。

✅ 宜多饮水，充足的水分能保持眼睛湿润，防止眼睛干燥，影响视力。

❌ 忌吃辛辣刺激性食物，如辣椒、胡椒、茴香等。

❌ 忌吃含有酒精、咖啡因、茶碱的饮品，如白酒、啤酒、咖啡、浓茶等。

药膳举例

菊花决明子粥

材料： 菊花 10 克，决明子 15 克，粳米 50 克，冰糖适量。

做法： 1. 先把决明子放入锅内炒至微有香气时取出，待冷后与菊花煎汁，去渣取汁。
2. 将粳米、药汁一同放入锅中煮粥，待粥熟时加入冰糖，稍煮即可。每日 1 次。

功效： 此粥具有清肝明目的功效，适宜视力减退者食用。

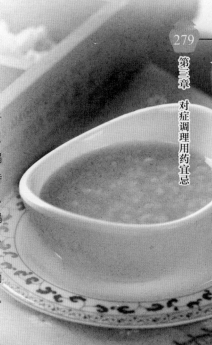

食欲缺乏

食欲缺乏是指对食物缺乏需求的欲望，是一种亚健康的表现。严重者可发展为厌食症。过度的体力劳动、脑力劳动、饥饱不均、情绪紧张、暴饮暴食等都可能导致食欲缺乏。中医认为，食欲缺乏多与人体脾胃功能失调有关，治疗应使用具有行气消食、健脾开胃功效的药物。

中药宜忌

✅ 橘皮

具有理气调中、燥湿化痰、降逆止呕的功效，能促进消化液分泌，增加食欲。

✅ 乌梅

具有生津止渴、开胃消食的功效，其中的儿茶酸能够润滑肠道，促进肠蠕动。

✅ 山楂

具有消食化积、活血散瘀的功效，特别对消肉食积滞作用更好。

饮食宜忌

✅ 宜多吃含维生素丰富的新鲜蔬果，尤其是酸甜可口的水果，开胃健脾。

✅ 宜多吃富含膳食纤维的食物，促进肠道蠕动，如芹菜、菠菜、冬瓜、燕麦等。

✅ 宜多饮水，起到润滑肠道、刺激消化液分泌的作用。

❌ 忌吃肥甘厚味、油炸类食物，影响食欲。

药膳举例

橘皮生姜饮

材料： 橘皮6克，生姜3片。

做法： 将橘皮与生姜片一同放入茶杯中，冲入沸水浸泡10分钟即可，可代茶饮，每日1剂。

功效： 生姜与橘皮均有开胃的作用，饮用此方能增加食欲。

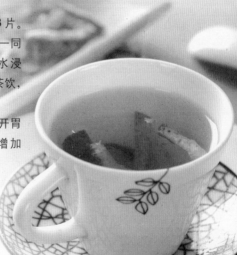

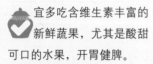

中药应该这样吃——家庭中药宜忌全书

延缓衰老

人到老年，身体器官的各项功能都会衰退，表现为肌肉逐渐萎缩、关节僵硬、心血管功能减退、记忆力衰退、感觉能力下降以及面部皮肤松弛、出现皱纹等。中医认为：精生于先天，而养于后天；精闭藏于肾而养于五脏，精气足则肾气盛，肾气充则体健神旺，此乃延缓衰老、益寿延年的关键。所以，延缓衰老重在食用补精益气、滋肾强身的食物和药物。

中药宜忌

✔ 桑椹

具有滋补阴血、生津润肠的功效。可以调整人体免疫功能，改善皮肤血液供应，使皮肤白嫩，延缓衰老。

✔ 枸杞子

具有滋补肝肾、明目润肺的功效。《食疗本草》记载枸杞子"坚筋耐老，补益筋骨，能益人"。

✔ 龙眼肉

具有补心脾、益气血的功效，能改善心血管循环、安定精神状况，还具有抗癌的作用。

饮食宜忌

✔ 宜适量食用富含胶原蛋白的食物，如鸡爪、海参、猪蹄等。胶原蛋白的摄入能增加肌肤弹性，延缓衰老。

✔ 宜均衡饮食，丰富食物种类，补充多种维生素。

✘ 忌吃高脂肪及油炸食物。高脂肪、高热量的食物容易引发肥胖，增加身体负担，而油炸食物容易产生自由基，会加速人体的老化。

药膳举例

枸杞子大枣粥

材料： 大枣50克（去核），枸杞子15克，大米100克。

做法： 将三种材料一同放入锅内，加适量清水小火煮成粥即可。

功效： 经常食用此粥能使肤色红润、体质强健、神清气爽。

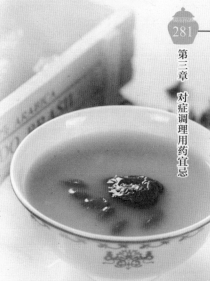

丰胸 健美

丰胸是女性健康美丽的关注重点之一，中医认为，乳房的发育和脏腑、经络、气血密切相关，尤其受肝、脾胃、肾等影响最深。因此，中医丰胸多从补肝益肾、健脾养胃方面入手，通过全面调节机体的内分泌功能，从而使机体雌激素分泌增加，使乳房更加丰满、坚挺。

中药宜忌

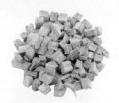

☑葛根

具有解表退热、生津降火、美容等功效。葛根中含有丰富的黄酮类物质和葛根素，能起到丰胸的效果。

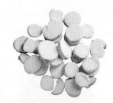

☑山药

山药具有健脾、益肾、补肺的功效，其中含有一种能促进人体雌激素合成的物质，能促进女性胸部发育。

饮食宜忌

☑ 宜食用含蛋白质丰富的食物，如鱼类、黄豆、芝麻、桃仁等坚果类食物。

☑ 宜食用含维生素C、维生素E丰富的食物。维生素C的摄入可以防止胸部变形，维生素E的摄入有助于胸部发育。如番茄、葡萄、西柚、莴笋、菜花等。

✗ 忌食用高含盐量和其他含钠量高的食物，这些食物会增加女性体液分泌，增加乳房不适。

药膳举例

黄芪山药饮

材料：黄芪8克、山药（干品）15克，当归3克。

做法：将所有材料放入保温杯中，冲入沸水，盖上杯盖闷泡约10分钟后饮用即可。

功效：当归、黄芪都是补血益气的良药，而山药益肾健脾，有利于女性体内雌激素合成。饮用此方不仅能改善女性的气血，对丰胸健美也有一定的促进作用。

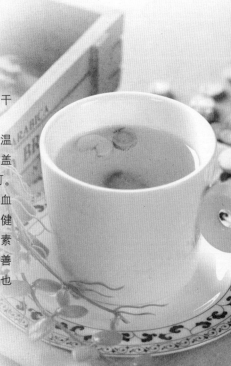

中药应该这样吃——家庭中药宜忌全书

皮肤的好坏能反映身体状况的好坏，以中医的角度来看，如果肤色暗沉，则说明脏腑的气血失调，需要调养。

美润白肤

中药宜忌

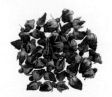

☑ 玫瑰花

具有利气行血、润肠通便、解郁安神的功效。玫瑰花能有效地清除自由基，消除色素沉着，令人焕发青春活力。

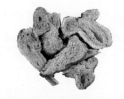

☑ 白术

具有健脾益气、消食利水的功效。白术有抗氧化的作用，能有效抑制脂质过氧化作用，对皮肤有益。

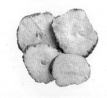

☑ 白芷

具有祛风解表、消肿排脓的功效。白芷与白僵蚕、白附子、菟丝子等共研细末调制成面膜敷面，可柔面增白。

饮食宜忌

☑ 宜饮用花茶，花茶及中药茶中含有各种活性物质以及丰富的营养物质，能补充皮肤生长所需的营养物质。

☑ 宜食用新鲜蔬菜及水果，补充维生素C等营养，如猕猴桃、柑橘类水果等。

✗ 忌吃油炸食物，油炸食物容易产生自由基，会加速老化，导致皮肤出现黑斑、皱纹。

药膳举例

玫瑰花茶

材料： 干玫瑰花3~5朵，蜂蜜或冰糖适量。

做法： 将干玫瑰花放入杯中，用稍凉的热开水冲泡，闷泡3分钟左右，加入适量蜂蜜或冰糖即可。

功效： 玫瑰花能有效地清除自由基，消除色素沉着，长期服用美容效果更佳。

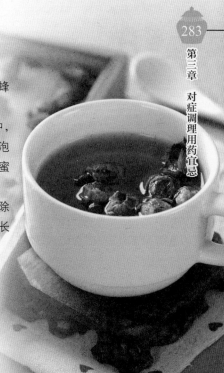

养发秀发护

中医有"发为血之余"的说法，血液供应不足则头发无光泽，干枯易断。血液的运行需要气的推动，只有气血充足，头发才能乌黑亮丽。除此之外，头发与督脉相连，当肾中精气旺盛时，督脉运行通畅，头发营养充足则浓密而有光泽。因此，中医养发应先补肾。

中药宜忌

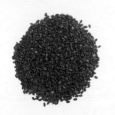

✔黑芝麻

具有补血明目、益肝养发、润肠通便的功效。黑芝麻中富含油酸、维生素E、叶酸、蛋白质、钙等多种营养物质，对改善头发干燥、易断的情况有显著作用。

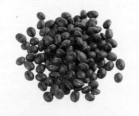

✔黑豆

黑豆中含有丰富的B族维生素及维生素E，具有很好的美容功效，并能防治白发早生。

饮食宜忌

✔ 宜食用含优质蛋白质的食物，蛋白质是头发的助长剂，如鱼类、肉类、豆制品、牛奶等。

✔ 宜食用含锌丰富的食物，能有效减少脱发的症状。如麦芽、南瓜籽等。

✔ 宜多食用含维生素C、维生素B的食物，维生素C可以活化微血管壁，使发根能够顺利吸收血液中的营养；维生素B能促进头发生长。

✘ 忌食过于油腻的食品，否则皮肤腺分泌油脂旺盛会堵塞毛孔，导致头发不健康，如肥肉等。

✘ 忌过多食用辛辣食物，易导致发质干枯，造成头发无光泽，并出现易断裂分叉等现象。

药膳举例

黑芝麻大枣粥

材料：黑芝麻50克，大枣50克，粳米100克。

做法：将炒香后的黑芝麻研末；锅内水烧热后，将粳米、黑芝麻粉、大枣一同入锅，先用大火煮沸，再改小火熬成粥即可。

功效：黑芝麻中富含油酸、维生素E等多种营养物质，对改善头发干燥、易断的情况有较好疗效。

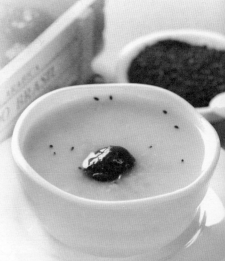

附录　本书中药材快速查找

中药应该这样吃——家庭中药宜忌全书

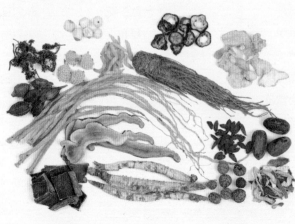

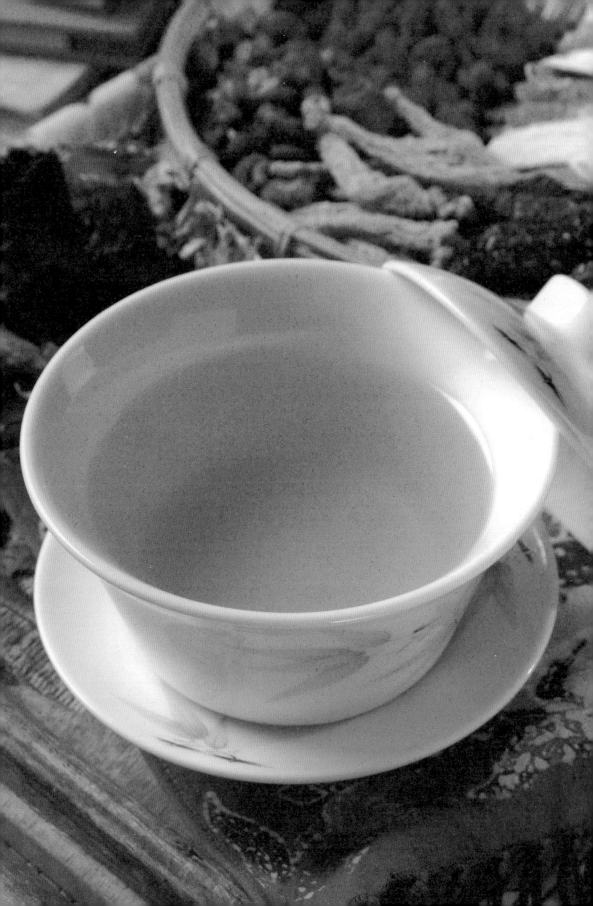

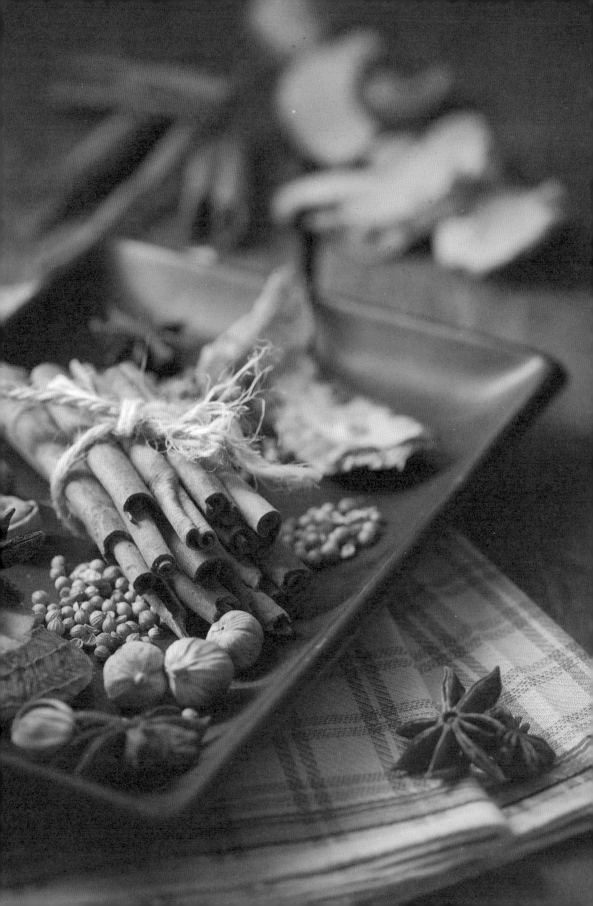